Bonding **Building the Foundations of Secure Attachment and Independence**
Marshall H. Klaus, M.D.　John H. Kennell, M.D.　Phyllis H. Klaus, C.S.W., M.F.C.C.

クラウス／ケネル／クラウス
親と子のきずなはどうつくられるか

著　M.H.クラウス　J.H.ケネル　P.H.クラウス
訳　竹内　徹　前・大阪樟蔭女子大学教授

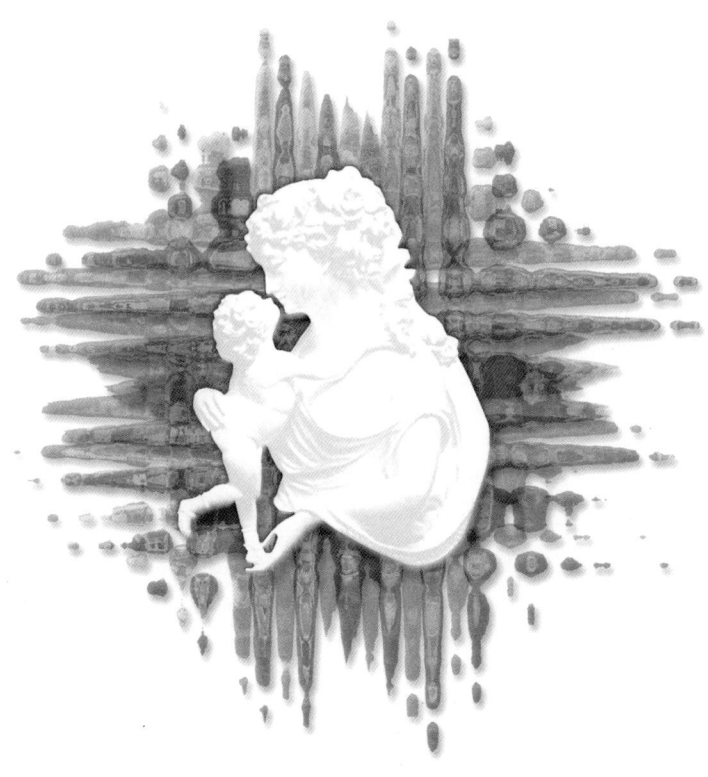

医学書院

□原著者

Marshall H. Klaus, M.D.
John H. Kennell, M.D.
Phyllis H. Klaus, C.S.W., M.F.C.C.

Authorized translation of the original English language edition
"Bonding : Building the Foundations of Secure Attachment and Independence" by
Marshall H. Klaus, John H. Kennell, and Phyllis H. Klaus
Copyright © 1995 by Marshall H. Klaus, John H. Kennell, and Phyllis H. Klaus
First published in the United States by Perseus Publishing, A Subsidiary of
Perseus Books L.L.C.
Japanese translation rights arranged with Perseus Publishing, A Subsidiary of
Perseus Books L.L.C., New York through Tuttle-Mori Agency, Inc., Tokyo
© First Japanese edition 2001 by Igaku-Shoin, Ltd., Tokyo
Printed and bound in Japan

親と子のきずなはどうつくられるか

発　　行	2001年8月15日　第1版第1刷
	2020年11月1日　第1版第10刷
原著者	マーシャルH. クラウス，ジョンH. ケネル，
	フィリスH. クラウス
訳　者	竹内　徹
発行者	株式会社　医学書院
	代表取締役　金原　俊
	〒113-8719　東京都文京区本郷1-28-23
	電話　03-3817-5600（社内案内）

印刷・製本　三報社印刷

本書の複製権・翻訳権・上映権・譲渡権・貸与権・公衆送信権（送信可能化権を含む）は株式会社医学書院が保有します．

ISBN978-4-260-33150-0

本書を無断で複製する行為（複写，スキャン，デジタルデータ化など）は，「私的使用のための複製」など著作権法上の限られた例外を除き禁じられています．大学，病院，診療所，企業などにおいて，業務上使用する目的（診療，研究活動を含む）で上記の行為を行うことは，その使用範囲が内部的であっても，私的使用には該当せず，違法です．また私的使用に該当する場合であっても，代行業者等の第三者に依頼して上記の行為を行うことは違法となります．

JCOPY 〈出版者著作権管理機構　委託出版物〉
本書の無断複製は著作権法上での例外を除き禁じられています．複製される場合は，そのつど事前に，出版者著作権管理機構（電話 03-5244-5088, FAX 03-5244-5089, info@jcopy.or.jp）の許諾を得てください．

● 原著者

Marshall H. Klaus, M. D.

カリフォルニア大学小児医学科非常勤教授．新生児医学の研究者として名を知られている．著書・共著として次のものがある．*Maternal-Infant Bonding, Parent-Infant Bonding, Care of the High-Risk Infant, The Amazing Newborn, Mothering the Mother.* また *Yearbook of Neonatal and Perinatal Medicine* の編集者を務めている．

John H. Kennell, M. D.

ケースウエスタンリザーブ大学医学部小児科教授，クリーブランド大学レインボー小児病院小児発達部部長．ドゥーラについての研究をはじめ，親と子に周産期が及ぼす影響の研究，そして教職と臨床での仕事をつづけるかたわら，医学部学生の助産実習に毎年同行している．共著として次のものがある．*Maternal-Infant Bonding, Parent-Infant Bonding, Mothering the Mother.*

Phyllis H. Klaus, C. S. W., M. F. C. C.

ミシガン州立大学家族医療学部で教鞭をとった後，現在サンタ・ロサのエリクソン研究所に勤務．またカリフォルニア州バークレイで心理療法，特に妊娠・出産期，また出産後の女性の医学的・心理的な悩みの相談に応じている．その活動と研究は国内はもとより，海外へも及んでいる．共著として次のものがある．*The Amazing Newborn, Mothering the Mother.*

● 訳者
竹内　徹

1957年大阪大学医学部卒業．1962年大阪市立大学医学部大学院修了．
1964-65年ロンドン大学医学部新生児学科留学，その後大阪市立小児保健センター第1内科医長，淀川キリスト教病院副院長，大阪府立母子保健総合医療センター病院長，大阪樟蔭女子大学児童学科教授を経て2001年3月退職．
英国MRCPCH，英国新生児学会会員．
著訳書：クラウス/ケネル著『親と子のきずな』（共訳）（医学書院，1985），『周
　　　産期医療の理論と実践』（監修）（メディカ出版，1992），H. クーゼ著
　　　『ケアリング―看護婦・女性・倫理』（監修）（メディカ出版，2000）他
　　　多数．

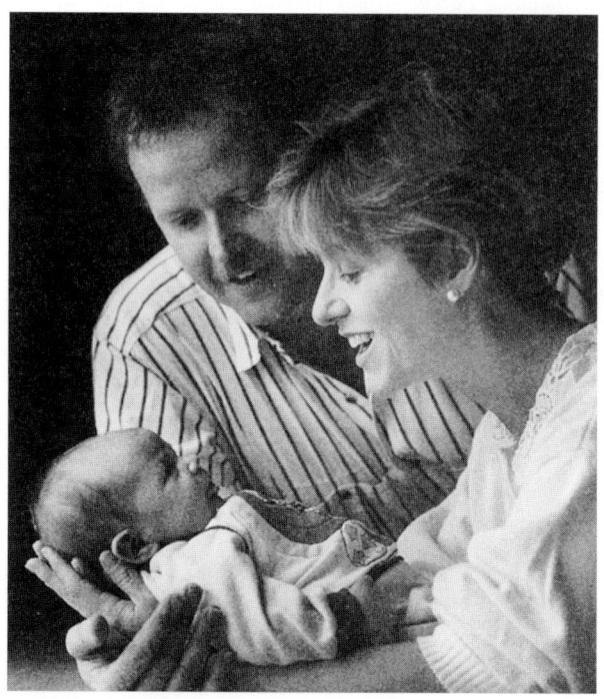

写真はルロイ・ディアカー（Leroy Dierker）による．

訳者まえがき

　本書は，Marshall H. Klaus, John H. Kennell, Phyllis H. Klaus によ
る『Bonding：Building the foundations of secure attachment and
independence』(『絆の形成─確かな愛着と自立の基礎を築く』)
(Addison-Wesley, 1995)の全訳である．本書はその前身『Maternal-
infant Bonding』(『母と子のきずな』,医学書院, 1979)および『Parent-
Infant Bonding』(『親と子のきずな』,医学書院, 1985)につづく第
3版である．第3版は著者らが「日本の読者へ」および「はじめに」
で述べているように，40年近い年月をかけて研究・観察してきた結
果であり，著者らのねばり強い主張に改めて敬意を表したい．
　この長い年月のなかで，特に前半のころは学問的な立場から激し
い賛否両論が出され，厳しい論争がつづいた．しかし後半，特に1990
年以降になり，単にお産直後の母子結合の問題ではなく，周産期と
いう時期の医療内容および医療環境に対する反省から，この時期の
母親と父親には，いかに身体的および情動的支援（emotional sup-
port）が必要かを，徹底的にしかも真摯に研究した結果，具体的な提
案までいくつか挙げられている．なかでも『マザリング・ザ・マザー』
(メディカ出版, 1996)にみられるドゥーラ（doula）の存在の必要
性を改めて詳細に検討しなおしている点である．わが国においても，
助産婦か助産士かの議論が単なる社会学的な論争になりがちな現

v

訳者まえがき

在,じっくりと現場からの声に耳を傾けていただきたいと切望する.

今回も訳者として改めて細部にわたり検討してきたが,特に論調に新しい力点が加わったと思われる点がある.それは,周産期にみられる胎児・新生児の能力と心理に関する記述である.現在親子関係の始まりを論じる場合,特に母親と子どもの間に胎児期・新生児期からすでに発達してくる子どもの能力や心理について,また能力がどのように発揮されるか,それが母と子,父と子の相互作用にどのように働いているかについて論じられることが少ない.しかし本書では特に,子どもの側の視点が強調されている点である.

もう1つの新しい論点は,フィリス・クラウス夫人が精神分析的な心理療法に携わっておられる関係上,産婦・褥婦のみならず妊娠中の女性,育児中の女性の心理的問題について治療的内容も含め論及している点である(特に2章と6章).またM. H. クラウス博士自身にも,有名なイギリスの小児科医・精神分析医であったD. W. ウィニコットに対する傾倒がところどころに伺い知ることができる.

翻訳にあたっては,できるだけ読みやすくするため最大の努力を払った.またbond, bondingの訳語には,東大小児科名誉教授小林登博士の「母子結合」を研究的な記述の部分で採用させていただき,一般的な記述の場合は,「絆」または「絆形成過程」とした.混乱を避けるよう努力したが,ご了承いただければ幸いである.

本書は周産期医療に携わる医療従事者はもちろんのこと,その他部門の医療従事者・関係者をはじめ,心理学,発達心理学,教育関係,保育関係,さらに一般の方々にもぜひ一読されるようお勧めしたい.著者の長年にわたる主張が那辺にあるかご理解いただけると信ずる.

おわりにあたり，本書の翻訳を企画された医学書院看護出版部の石井伸和氏，その後ひきつがれた同社制作部の森本成氏に，出版までの編集・制作に払われた努力に深謝する．また翻訳の原稿の段階で細部にわたり目を通していただいた大阪樟蔭女子大学児童学科助手の赤城惠子姉に心より感謝する．

2001年7月

竹内　徹

日本の読者へ

　本書第3版は，母親のわが子に対する絆形成過程について述べたもので，病気の新生児や奇形をもつ新生児だけでなく，健康な成熟新生児を対象に研究してきたわれわれの成果を記載したものである．また本書は，著者のうち2名（JHKとMHK）がこの研究を始めてから36年後に出版されたものであり，さらに日本語で3度も出版されることは，著者らにとって非常な光栄であり，喜びに絶えない次第である．現在われわれが理解している内容は，行動学的・生理学的事実から成り立っており，多数の有能な研究者や臨床家による詳細な観察・研究の結果によるものである．幸いにも，この数年の間に多様な新事実が発見され，母子結合の生理学的基礎が説明され，両親と子どものケアを改善させる新しい方法が，出産と母子結合を取り扱ううえで生まれてきた．

　最近解明されたことのうち最も重要な点は，ヒト特有の「母親の感受期」（"human maternal sensitive period"）が存在し，それは分娩少し前から始まり，出産後ほぼ10日から14日ごろまで続く期間として強力な証拠が得られたことである．この時期の母親は，特に多様な影響を受けやすい状態にある．たとえば，母児同室制を考えてみると，もし看護や医療的支援，さらに情動的支援（emotional support）が，人間味のある，感受性豊かなものであり，1人ひとり

日本の読者へ

の母親の希望に沿った，自制力が認められたものであれば，その影響によって長期にわたって母親の情動的安定と子育てが改善されていく．事実この重要な結論は，別々に計画された7つの研究と観察結果によって裏づけられている．

　その1例をあげると，南アフリカの産婦を対象として，無作為的に，ドゥーラ（doula）による持続的な情動的・身体的支援を受けた母親と対照群の母親を選び，出産後6週の時点で比較検討した研究がある．対照群と比較してドゥーラのいた女性には，有意の差で，自尊心の向上，不安状態の軽減，産後うつ病テストでの低得点数，育児の容易さがみられ，わが子として受容する時期が早く（2.98日対9.8日），さらに生後6週時の母乳哺育の頻度にも有意の差が認められた（52%対29%）．

　さらに，厳密に統制された研究で，17,000人を越える母親を対象とした研究がある．それには，母親をUNICEFのBaby Friendly Initiative(BFI)＊を導入した群と対照群に無作為的に選んだ，BFI群の女性は，対照群に比較すると，生後1年間の母乳哺育に強い有意差が認められた．さらに，コスタリカ，タイ，ロシアのサンクトペテルブルクの3か所の病院でBFIを導入したところ，BFI導入前後の時期で比較すると，産科病院における子どもの遺棄数が有意に減少した．

　したがって，われわれは周産期の母子のケアには，次のような変更が行われるよう勧告する．本書の読者は，これら勧告の証拠を知ろうと思えば，新版の本書を注意深くお読みいただくよう切望する．

＊訳者注：BFIの1つ「母乳育児を成功させるための10か条」を指す．

日本の読者へ

医療従事者への勧告

　1．分娩中の母親には，パートナー以外の人で，お産に精通したケアのできる女性による持続的な身体的・情動的支援が提供される必要がある（王立カナダ産科学会勧告）．

　2．新生児が出生後正常で，アプガー得点数が良好であれば，出生直後皮膚の水分を完全に拭ったあと，母親の体温と子どもを覆う軽い毛布とで保温に努めながら，肌と肌の接触ができるよう，新生児を母親に手渡すべきである．生後1時間半になるまでは，沐浴，足絞採取，ビタミンKの投与または点眼を理由に子どもを取り去ってはならない．最初の授乳をいつ開始するかは，子どもに決めさせるべきである．

　3．鎮痛剤の投与や硬膜外麻酔は，できるかぎり避けるべきである．そうすれば，新生児は，なんら妨害がなければ，母親の乳房まで這い上がり，自分でくっついていき，まったくの自力で吸啜を始めるようになる．

　4．新生児室は閉鎖すべきである．母親か子どもに疾病がなければ，たとえ短期間の入院であっても，新生児は母親のそばにいて，母児同室形式をとるべきである．新生児室の一部は，母親が病気の場合，その子どものために利用すればよい．

　5．母親全員に対し，産後1時間半以内に母乳哺育を開始し，しかも頻回に授乳するよう勧め，全産科病院はUNICEFのBaby Friendly Initiativeを開始すべきである．

マーシャル・クラウス
ジョン・ケネル
フィリス・クラウス

謝辞

著者らは，ご意見と熱意を惜しみなく与えていただいた多くの方々，医学部学生，看護師，研究助手，および同僚の方々に感謝の意を表する．また，貴重な助言と研究成果について，多くの分野の方々，看護学，小児科，産科，発達心理学，精神医学，精神分析学，社会事業，動物行動学，人類学の研究者および臨床家の方々に感謝する．特に本書の編集にあたってくれたメルロイド・ローレンス (Merloyd Lawrence) 女史には，その忍耐と激励，この分野に対する深い理解とたぐいまれな編集技能に対して深謝する．

ウィリアム T．グラント (William T. Grant) 財団，スラッシャー (Thrasher) 財団，アービング・ハリス・アンド・ピットウェイ (Irving Harris & Pittway) 財団，研究法人，アーサー・ヴァイニング・デイビス (Arthur Vining Davis) 財団，米国教育財団，母子保健局より経済的支援と奨励金をいただいた．また過去13年間にわたるNICHD助成金＃HD16915のおかげでわれわれの研究と本書の出版が可能になったことを感謝する．

献辞

　本書を世界中の母親と父親，そして彼らの新生児に捧げる．彼らとその子どもの行動と言葉によって，生命が誕生してからの数時間，数日，数週間に起こってくることの不思議さと力強さに私たちの目が開かれたからである．

　彼らが示してくれたこと，そして私たちが本書で報告したことは，出産期の母親と父親，そして産褥期初期の家族に，必ずやより人間味のあるケアを提供することにつながるものと期待している．

目次

訳者まえがき …………………………………………………… v
日本の読者へ …………………………………………………… viii
謝辞 ……………………………………………………………… xi
献辞 ……………………………………………………………… xii
まえがき　T. ベリー・ブラゼルトン ………………………… xvii
はじめに ………………………………………………………… xxv

第 1 章　妊娠―新しい関係の始まり …………………………1
　1．妊娠前 ……………………………………………………2
　2．ケアの学習 ………………………………………………3
　3．妊娠に対する反応 ………………………………………6
　4．不安やストレスに対する援助 …………………………9
　5．父親 ………………………………………………………16
　6．最新の医療技術が絆形成に与える影響 ………………17
　7．勧告 ………………………………………………………22

第 2 章　出産 ……………………………………………………27
　1．出産計画の作成と実行 …………………………………29
　2．医療的介入の影響 ………………………………………35
　3．分娩中の情動的支援 ……………………………………39

xiii

4．情動的支援の母親の行動および態度に
　　　　及ぼす影響 …………………………………………46

第3章　新生児の能力 ……………………………………………53
　　1．新生児の意識状態 …………………………………53
　　2．新生児の知覚能力 …………………………………58

第4章　家族の誕生　出生直後の数分間，数時間 ……………67
　　1．愛はいつ始まるのか？ ……………………………72
　　2．早期接触の強さ ……………………………………76
　　3．感受期（sensitive period）とは …………………84
　　4．父親 …………………………………………………89
　　5．母子がともに過ごす最初の数時間 ………………94
　　6．おわりに ……………………………………………106
　　7．勧告 …………………………………………………108

第5章　授乳―親密性の始まり …………………………………115

第6章　絆の形成―生後数日間，数週間 ………………………129
　　1．まず母親を育てる …………………………………130
　　2．生活上の大きな変化 ………………………………134
　　3．母親の原初的没頭
　　　　　（primary maternal preoccupation）…………137
　　4．父親の新しい役割 …………………………………139
　　5．期待に伴う問題 ……………………………………144
　　6．産褥期のうつ病（postpartum depression）……148
　　7．産後うつ病の子どもへの影響 ……………………151
　　8．勧告 …………………………………………………153

第7章　早産児の誕生と親子結合 ……………………159
 1．未熟児の出生に対する両親の最初の反応 …………161
 2．未熟児出産への順応 ……………………………163
 3．未熟児がもつ個別のニーズ ……………………169
 4．どうすれば両親が熱心になるか ………………172
 5．両親の参加による影響 …………………………174
 6．母子同室制 ………………………………………179
 7．カンガルーケア …………………………………181
 8．両親へのケア ……………………………………186
 9．未熟児の発達段階 ………………………………188
 10．過剰補償（overcompensation）………………189
 11．帰宅（退院）……………………………………191
 12．未熟児の社会化（socialization）………………195
 13．勧告 ………………………………………………199

第8章　奇形をもつ子どもと親子結合 ………………209
 1．初期の反応 ………………………………………211
 2．順応の各段階 ……………………………………214
 3．勧告 ………………………………………………226

第9章　親子結合―独立への道程 ……………………235
 1．絆形成と愛着 ……………………………………240
 2．過度の分離ストレスを避ける …………………246
 3．休暇の問題 ………………………………………248
 4．自立 ………………………………………………256

索引 ……………………………………………………263

まえがき

T. ベリー・ブラゼルトン

　高名な臨床医であり研究者であるクラウス（Klaus），ケネル（Kennell）両博士とフィリス・クラウス（Phyllis Klaus）女史の共同による，「絆形成過程」に関する直々の労作を読めることは，世の親にとって誠に幸運なことである．マーシャル・クラウス（Marshall Klaus）とジョン・ケネル（John Kennell）両博士が，全米の分娩方法を変えてしまうような，現在では古典的と考えられる研究を思いたったころのことが思い出される．当時は，健常な母親が健常な子どもを出産するときでも，病理的な医療上のこととして扱われ，まるで危険な結果をまねくおそれのある外科的手術と同じように実施されていたのである．

　母親に対して無菌的で安全な分娩技術を考案し，新生児のケアを安全かつ効率的に行う技術と医療を展開していく過程で，われわれは分娩の全過程に病理的な医療管理の雰囲気を作りあげてしまった．安全性と無菌性の問題をうまく解決できるようになると，今度は両親がもつ個人的な問題を，われわれが無視していたことが明らかになった．両親が新しく生まれたわが子の子育てを始めるようになると，親としての主体性と能力を発揮しようと望む（また努力する）のではなく，自分たちのことを受け身の患者のように感じるようになった．分娩を比較的疼痛の少ない制御可能なものにするため，

まえがき

医療スタッフによって薬剤の前投与が行われ，その結果，分娩後数日間も母子ともに鎮静され，やや反応性が低下した状態になってしまった．そのうえ，薬物による分娩を経験した母親は，自分たちが自力を発揮して有効なお産をしたいと望んでいたのに，むしろ「主体性をなくした」，他人まかせのお産をしたと感じるようになった．長い間分娩全過程から完全に排除されていた父親は，むしろ支援を受けてお産に参加すべきだったのに，無視され無用な存在として，自らを感じていた．

1950年代になり，女性の自覚に「新しい」道が開かれ，分娩過程に関与することが，ヨーロッパから米国にも広がりはじめるようになった．女性はお産の痛みを切り抜け，痛みを克服することさえできるようになり，しかもそれを誇りに感じるようになった！ また出産教育協会（Childbirth Education Association）のグループが全米各地に生まれてきた．看護師，医師および出産を経験した両親によって，支援グループができあがり，親となる人々に対して，出産前教育と分娩中に最小限の支援をすることで，薬剤を使用しない産婦の出産が効果的で感動的なお産方法であることがわかってきた．

私は小児科医として，新生児の刺激によく応答する行動や，たとえ新生児期のごく初期でも，意識が明瞭で両親の心を奪ってしまうような能力をもつことに特に興味をもっているが，両親の積極的な参加が可能な「自然出産」に帰ることを強く支持する1人である．薬剤を使用しない覚醒した母親から生まれた新生児をよく見ると，分娩直後でも，明らかに反応性が高いことがわかる．こういう子どもは，分娩室にいるときからでも，人の声のする方向を向き，人の顔を探そうとする．このような新生児がだれか人の顔を見つけると，顔の表情が明るくなり，「ほうら見つけた！ わたしに話しかけて

いるんでしょ．わたしもあなたのことが知りたいなあ！」と話しかけているように思われる．このような新生児に，男性である私の声と母親の声を選択させると，赤ん坊は必ずといってよいほど母親の顔を探し，そして見つけ出してしまう．この時点で，母親ならだれでも無意識のうちに，わが子のほうへ手を伸ばして抱きあげ，「もうママがわかるのね」と感心するか，言葉に出して言ってしまう．このような場面は，新生児がごく自然に新しい両親の目を奪い感動させる多くの場面のうち，典型的なものの1つである．新生児が自分の親を探そうとし，両親がコミュニケーションをとろうとする努力にうまく応えてくれると，ここでクラウスとケネルが「絆形成」("bonding")と名づけた過程に，両親の気持ちをひき入れていくことになる．本書はこのような機会をできるだけ多くもつため，専門職の人々と両親が共に参加できるような多くの貴重な方法について重点的に述べたものである．

　出産に対する対応の仕方がこのように変化していた時代に，私はボストンのプットマン子どもセンターで精神分析専門家とともに，両親が自分たちの新しい責任に順応していく過程を知るため研究に携わっていた．妊娠の後半になると，両親は共に次のような激しい感情の乱れを経験する．「自分ははたして親になれるだろうか？　親として成功するのだろうか．この子をだめにしてしまうのではないだろうか？　親になれるとしても，はたして自分の親のようになるべきだろうか？　確かにあんな親にはなりたくない！」親子関係に関する過去の経験といえば，自分たちの小さい時からの躾だけではないかと気づいてしまうと，その過程に用心深くなってしまい，これからの課題を達成できないのではないかと心配するようになる．

　このように自問するうちに，疑いを持ちはじめる．「間違っていたの

まえがき

ではないか？　ほんとうにこの子が欲しいのだろうか？」そして自分たちがほんとうに子どもを望んでいたかどうか確信がもてなくなると，自問して，「こんなちぐはぐな感情をもっているようでは，すでに子どもを傷つけてしまったのではないか」と考えるようになる．またわれわれは，親となる人は全員，障害のある子どもが生まれたときの心積もりをしたり，また親になって，子どもに何らかの形で障害がみつかると，それは自分たちの過失と考えてしまうことがわかった．

　われわれはこの妊娠中の心の不安に気づくようになって，今度は，なぜそれがだれにでもみられるのか，また，なぜ妊娠の末期になって感情を支配するようになるのか，疑問をもつようになった．このように普遍的にみられることは，常に適応と関係するところから，この心の不安のめざす目的・目標は，自分のもてるすべての情動的エネルギーを動員して，親としての役割とかけがえのない自分の子どもとの絆形成にうまく適応させていく過程であると理解するようになった．言い換えれば，彼らが自問しているのは，新しく生まれた子どもの独特な能力を探し求め発見するため，またその子どもにうまく親として振る舞えるようにと，自分たちのエネルギーを動員した一種の「警告反応」を問題にしているのである．私はこれを1つの適応過程，すなわち出産時または出産後間もなく親となる「準備」ができるのを助ける過程と考えている．本書の著者は，このエネルギーのことを認識して，それはわが子と絆を結ぶために，両親が分娩時に利用できるエネルギーであることを示している．

　マーシャル・クラウスとジョン・ケネル両博士は，まさにこの親子の絆形成の分野に，普遍的かつ強力なインパクトを与えた方々である．彼らの学術的な研究や両親のフォローアップ研究のおかげで，

母親が分娩中も意識が明瞭であり，分娩室でも新しく生まれた子どもを抱き，巣ごもり行動をし，授乳することができるようになったことは，世界中の病院および分娩に関する診療内容を変えてしまった．ほとんどの病院スタッフが，彼らの研究の意義を知るようになり，ほとんどの人が，分娩の様式および実際を両親が参加できる方向に変えはじめている．われわれにはその成果がみられるようになってきた．両親はより力強く感じ，ますます分娩をコントロールできるようになり，親としての新しい能力に自信をもつようになった．子どもたちを1歳，2歳，3歳および7歳の時点で調査研究すると，いくつかの分野で好成績を発揮できることがわかってきた．私自身どう解釈しているかといえば，両親の高められた自己像（self-image）は，子どもに直接受け継がれていき，その後も諸検査上で，学校で，さらにすべての点で良い成績を発揮できるという形で現れるのだろうと考えている．

　この研究が広く認められるようになって以来，両親を支援していくうえでわれわれに明らかになったことは，初期の絆形成では十分でないということである．絆形成は恋に落ちるようなもので，いつまでもその愛のうちにとどまることは，年とともにますます難しくなってくる．同じように親でありつづけることは，ますます難しく，時の経過とともに危機的になってくる．本書は親であることの変わりやすさのなかにあって，絆を強化しようと努力している両親に必要な支援を与えてくれる．うまく出発できたときの快感は，確かに親になることの期待を促進することはできる．しかしそれは，愛着形成のための唯一のエネルギー源ではない．子どもの発達はたえざる感激の源であり，自分たちの新生児の1つひとつの発達段階をみながら参加できるのは，両親にとって，すばらしいこと，報いの多

いことである．このようにして子どもは，自分自身の発達に力強い参加者となっていき，絆形成に投入された初期のエネルギーは，永続的な愛着の発展へと変換されていく．

このような本書と，本研究に詳しい専門職の人々によって支援されて，両親はますます自分たちの役割をうまく果たすことができ，この感じを自分たちの生まれたばかりの子どもや年長になった子どもにも伝えていく．両親の有能感は，特に他人に与える力，親となる能力，将来の子どもたちとさらによい絆を結ぶ能力を十分発揮できる基礎となる．

ジョン・ケネルとマーシャル・クラウス両博士とフィリス・クラウス女史が研究を続けてこられたおかげで，われわれは両親と子どもの間にみられる絆形成過程で，どのような連続した行動がみられるかを知るようになった．ドゥーラの影響に関する彼らの最近の研究では，──（ドゥーラとは，分娩中の母親に継続的な個人的支援を提供する女性をいう）──分娩全過程を通じこのような訓練された女性の支援があることで，どれだけ決定的な影響が得られるかを教えてくれる．親と子の間の絆形成には感受期があるとするいくつかの「証拠」には，批判があるにもかかわらず，著者らは分娩時をめぐって，病院内により人間的な雰囲気をつくるため，闘いをつづけてきた．この人間的な雰囲気には，新しく親になった男女とその子どもとの間につくられる初期の愛着の時間も含まれている．われわれは，このような尊敬と支援の雰囲気を創り出すこと，また分娩の終わりに最適な状態になる情熱を勝ち取ることがいかに重要であるかを十分理解している．

現在，産科病院では，入院期間を短縮するという方向に厳しく「発展」しつつあるが，献身的な臨床医であり研究者でもある3人によ

る勧告のすべては，ますます重要となってきた．著者の言に耳を傾けるべきであろう．

　　　　　T. ベリー・ブラゼルトン博士（T. Berry Brazelton, M. D.）
ハーバード大学医学部小児科名誉教授，ボストン小児病院小児発達研究部設立者．

はじめに

　世の親は，この世界が自分たちの子どものためにあるように願う．わが子に対して彼らが健康で，幸福で，自立した人間になり，人生に興味をもち，愛情深く思いやりがあり，健全な人間関係をつくりあげ，自信をもち，さらに人生の困難な問題を切り抜けることができるようにと望む．予知しがたい不測の障害によって中断されるようなことがない限り，両親はこのような良い条件を全力をつくして整えようとする．両親にはこのような力強い動機があるので，子どもが自分たちの目的となり，自分たちのもつ未解決な不安や心の痛手を子どもに投影するようなことはしない．両親は単に子どもの気持ちや要求に応える以上の能力があることに気づかされる．子どものために，このような環境を提供することができるとわかれば，子どもはそれに応えて，両親への愛着を確実に育むようになり，この世の中で健全な自信をもつことができるようになる．
　私たちは生涯のなかで，両親がいかにしてこのような養育能力を高めてきたか，またその結果いかに子どもの発達が形成されたかを次第に理解できるようになった．著者らはこの発達の重要な部分として，子どもに対する両親の絆の形成過程を考えている．この過程は，独立して起こるものではなく，連続した経験をもとに起こるのであり，両親自身の生い立ちから始まり，妊娠，出産，産褥期およ

はじめに

び生後数か月間にみられる出来事にまで及ぶものである．またこれらの絆（bonds）が形成され，子どもが正しく養育されるためには，両親には一定の環境と一定の種類のサポートが必要だと考えている．また出産，産褥の全経過を通じて，穏やかで，情動的サポートのある，感性豊かな環境を創りあげることによって生まれる効果は，ケア本来のモデルとも考えられ，事実両親によっては，「再育児」（reparenting）的効果が生まれてくる．このようなケアをすべての両親に行うようにすれば，養育されているという感情，確かな安定感が心の内部に高まってくる．しかもこの体験をさらに自分の子どもにも波及させることができるのである．

親のわが子に対する絆は，おそらく人間の愛着のうち最も強力でしかも最も重要なものであろう．生まれたばかりの赤ん坊は，活発で目覚めていることがあっても，自分では何もすることはできない．ただ養育者，通常は母親であり父親である親の子どもに対する絆が，子どもの生存と発達にとって決定的な意味をもつ．この愛着の力は非常に強く，母親と父親は子どものケアのために必要な犠牲――泣けばすぐ対応し，子どもを危険から守り，真夜中でどうしようもなく眠いときでも，起きて授乳するといったことができるほどである．

用語に関して一般的に合意されていることは，"bonding"（結合，絆）とは，親から子への結びつきを，"attachment"（愛着，アタッチメント）とは，子から親への結びつきを意味するときに用いる．本書でわれわれは，「愛着」という言葉をもっと一般的に理解されている意味，すなわち1人の人と他者とを二方向に結びつける感情を意味するときに用いている．後述するように，親子結合は繰り返し起こるという特徴をもっており，固定的なものでも不変のものでもない．状況や環境により，家族歴や個体差によって，その成立過程は

影響を受ける．この分野の研究で，ある誤解が生まれたのは，"bonding"という用語を，あたかも接着剤を用いた時の様子を表すように，文字どおりに理解したためであった．

　絆とは，2人の間に生まれる特殊な関係，それは特異的でしかも長いあいだ続く関係と定義することができる．この永続する関係が実際どのような形で作動しているか，定義することは難しいが，親と子の間にみられる多彩な行動——たとえばキスする，抱きかかえる，相互に長いあいだ見つめ合うといった接触を維持し，1人の人がある特定の人に向けてもつ愛情を表示する行動——をこの愛着の指標としてとりあげてきた．確かにこのような指標は実験的な場面の観察には有用であるが，絆と絆形成過程または愛着と愛着行動とを区別することは重要である．親の絆は，時間と距離によって長く分離されていても，たとえ絆の存在が見える形では明らかでない場合でも存在し続けるものである．40年たっていても，助けを求める電話がかかれば，母親を子どものもとへ引き寄せ，最初の1年間にみられたような強い愛情と親密さをよび起こすことになる．

　われわれの生活のなかの喜びや悲しみの多くは，愛着をめぐって生起する——愛着の形成と崩壊，愛着の形成準備，さらにまた死別による愛着の喪失への順応などである．われわれはだれもが生涯のうち何百人という知人に恵まれるが，ある一定の時期には，少数の人々と親密な関係をもつものである．人生の豊かさや美しさの多くは，このような親密な関係から生まれるもの，すなわち，母親，父親，兄弟，姉妹，友，妻，息子，娘への愛着であり，また限られた数の親友への愛着である．本書はこのような特別な関係の1つ，すなわち生まれたばかりの赤ん坊に対して，母親または父親の形成する絆について，また子から親への愛着に及ぼす影響について取り扱

はじめに

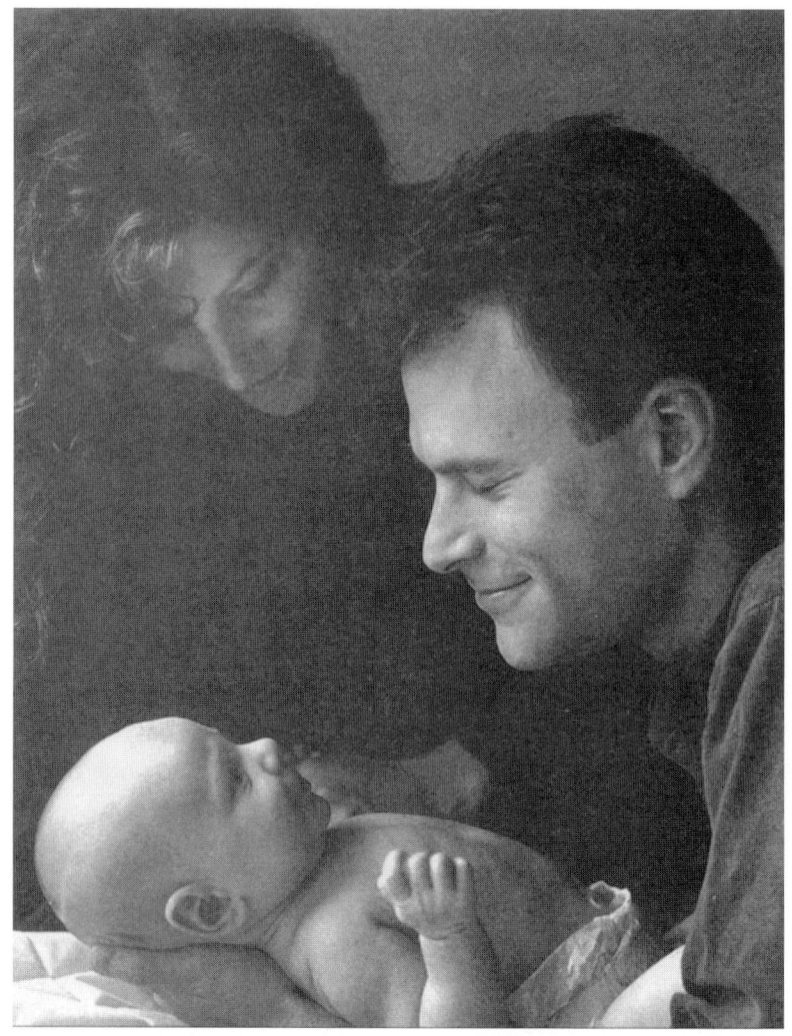

写真はルロイ・ディアカー (Leroy Dierker) による.

うものである.

　この分野における主要な研究者は, 親子関係の愛着について, いろいろな形で述べてきた. 精神分析学者であるジェームス・ロバー

トソン (James Robertson) とジョイス・ロバートソン (Joyce Robertson)[1]は，乳児期を通じて両親が子どもに対して起こす現象は，「関心と愛情の一方的な流れ」として特徴づけられると述べている．彼らは，両親が最初にかかわる度合と絆の強さとは直接的な関係があり，またその絆の強さは，一般には母親の側に強力で，父親ではやや強さが減じ，他の家族の間では次第に弱くなると理解した．英国の小児科医で精神分析医でもある D. W. ウィニコット (D. W. Winnicott)[2]は，この感情の強さをうまく表現しようとして，母親の愛情とは，かなり生々しい営みとして表現している．「母親の愛には，とらわれや欲望，"この餓鬼め"という要素までも含まれている．つまり卑下と同時に，寛大さと力が含まれている．しかし感傷的なことは，まったくその外側にあり，母性性とは対立するものである．」精神科医のジョン・ボゥルビー (John Bowlby)[3]は，愛情的結合 (affectional bonds) を表すのに，もっと一般的表現をして，次のように述べている．

「愛情的結合と，主観的な強い感情状態は併存する傾向があり，これはどの作家や脚本家もよく知っているとおりである．したがって，すべての人間の感情のうち，最も強いものの多くは，愛情的結合の形成期，維持期，崩壊期や更新期に生じる．そのために愛情的結合は，時として情動的結合ともよばれている．主観的経験という点からいうと，結合の形成は，恋に陥ること，その維持は，その人を愛している状態，パートナーを失うことは，親しい人をなくし悲嘆を味わうことを指している．同じように，喪失の脅威は不安をひきおこし，現実の喪失は悲しみをひきおこす．そしてこれらの状況はともに怒りの感情を喚起しやすくなる．最後に，結合が堅固に維持されている状態は，安心感の源として経験され，結合の更新は，歓喜の源となる．」

はじめに

　研究者らが愛着と結合について理解しようと努力した結果，過去50年間に有能かつ独創的な研究者が，これらのテーマについて集中的に研究を行ってきた．画期的な仕事の1つとして，精神分析学者のルネ・スピッツ（René Spitz）の仕事がある．彼は，親の結合の重要さを，その不在の結果を記述することで示している[4]．彼は，孤児院の乳児について，十分な食事を与えられていても，愛情ある思いやりと養育的ケアを欠く場合，子どもの成長発達はみられず，しばしば死亡する子どももいるという事実を観察している．ボゥルビーとウィニコットは，親自身の母親による育てられ方が，自分たち自身の将来の養育態度の内面的モデルになることを詳細に記録しており，精神分析学者のセルマ・フライバーグ（Selma Fraiberg）は，人生初期に味わった（過去の）経験の亡霊がどれだけ親の感情や行動に深く影響を与えるか[5]を観察している．心理学者メアリー・エインズワース（Mary Ainsworth）は，乳児にとって最も必要なことは，その将来の発達のために安定した基礎をきずくには，感受性豊かな応答性のある母親の存在が必要であること，また子どもが愛着と分離を行動に表す仕方は，その子どもが人生初期にどのように育てられたかに関係すること[6]を観察した．

　1950年代と1960年代にはハリー・ハーロー（Harry Harlow），ハリエット・ラインゴールド（Harriet Rheingold），ジェイ・ローゼンブラット（Jay Rosenblatt），T. C. シュナイアラ（T. C. Schneirla），パトリック・ベイトソン（Patrick Bateson）その他の研究者らによって，動物にみられる母仔行動について詳細に研究されたことは，ヒトの母子行動を解明するため研究計画をたてるうえで，刺激となり大いに助けとなった．ほぼ同じころ，精神分析学者のグレタ・ビブリング（Greta Bibring）と，精神分析学の訓練を受けた小児科医の

T. ベリー・ブラゼルトン（T. Berry Brazelton）は，正常な妊婦にみられる不安と無意識下に歪められている問題を明るみにした．ブラゼルトンは，この妊婦のもつ心の動揺が，いかに「ケア行動をしようとする積極的な力を動員させる」[7]かに注目した．ブラゼルトン，ダニエル・スターン（Daniel Stern），コリン・トレバサン（Colwyn Trevarthan），ルイス・サンダー（Louis Sander）らによる乳児研究によって，母親と子どもの間に開始される親密な相互作用が次々と解読されるようになってきた．このようなすばらしい研究成果を背景にして，われわれは，親子結合およびそれを成立させる環境と，それを促進させるケア内容に関心をもつようになり，1970年代初期から，その解明に努力してきた．

　われわれが研究を開始したころの状況を理解してもらうためには，当時行われていた産科病院と新生児室の運営状況を知ってもらう必要がある．当時危険性の高かった伝染性疾患から患者を守るためには，時には極端な隔離対策をとらざるを得なかった．また感染が広がるのを恐れた結果，大きな総合病院では，産科棟と小児病棟を物理的に分離することになった．小児病院や産院では，下痢の流行のみでなく，呼吸器系感染も悩みの種であった．感染が問題となった結果，産院では正期産児をあたかも防衛堅固な要塞のような形の新生児室に，ひとまとめにして入れるようになった．細菌はまさに敵であり，そのため両親や家族は保菌者と考えられ，締め出されてしまった．

　新生児室に関するこのような規則は，1970年代の初期まで守られてきたが，当時は産科棟で家族中心のケア（family-centered care）が導入されると，両親は未熟児室まで入室が許可されるようになった．その後，産科棟の門も開放されて，父親や他の身内のものまで，

はじめに

母親の部屋にいる新生児にも長時間面会することが許されるようになった．1980年代には，徐々にではあるが，乳汁分泌の促進とわが子をよく知る目的で，母親には長時間子どもと一緒にいることが奨励された．さらに1990年代になると，入院期間が24時間ないし48時間と短縮化されるようになって，産科棟は新たに母子同室制がとれるよう改築され，従来の新生児室は，小さくなって，病気の母親の子どもや観察の必要な数人の新生児のケア用として用いられるようになった．

1970年代初期以来，医療には別の重要な変化がみられるようになった．愛着と愛着剥脱(死による)をめぐる人生の決定的な出来事は，家庭から病院へ移されてしまった．今や病院は生と死をめぐる手続きを決定的なものにしている．人間の生涯で起こるこの2つの出来事をめぐる経験を通して，かつては最も意義深いこの変遷期に家族を助けるため，何世紀にもわたって築き上げてきた長い伝統と支援システムがあったが，今やそれが剥脱されてしまったのである．

本書の2人の著者ジョンH.ケネルとマーシャルH.クラウスは，何年間にもわたって，新しい両親が適応していく過程を観察する機会にめぐまれた．彼らは健常な正期産児とその母親，新生児集中治療室の疾病新生児と母親と彼らから分離されてしまった父親について，小児科医の立場から研究を行ってきたが，そのうち次のような疑問をもつようになった．すなわち，「父親や母親がわが子に愛着をもつようになるのは，どのような過程によるのか」ということである．この疑問は，現在なおひきつづいている疑問であるが，本書では現在までわれわれの学んできたことについて述べるつもりである．愛着成立過程の複雑さについては，われわれがますます関心を

抱いている点である．それと同時に，われわれが新たに感動を覚える点は，両親にとってわが子の出生はともに大きく心理的な成長をとげる機会であること，また多くの生物学的システムが総合的に調和して働き，愛着形成過程に統合されていく様子である．

　フィリス H. クラウスは，本書のもう 1 人の著者であるが，彼女は心理療法士としての広範な臨床経験から，新しい子どもに適応していく両親や，妊娠中や周産期に医学的・心理学的問題をもつ女性を取り扱ってきた．彼女は新しく親になる人達を含む成人について，彼らが子ども時代に経験したトラウマから回復する方法を提供してきた．結合形成や愛着に関する疑問は，彼女の仕事の上で，当然同じように興味をそそる研究課題となってきた．

　親子結合には，何がきっかけになったり，促進したり，阻害したりするのであろうか．この疑問に答えるため，われわれは，次のような広範囲にわたる情報源から必要な情報を集めてみた．それは，①医療処置を実施中の臨床的観察，②親業（parenting）に関する自然環境内での観察，③主として心理学者および精神分析医による少数の母親について長時間にわたる詳細なインタビュー，④指示的インタビューまたは観察，そして⑤未熟児および成熟児の両親に関する綿密な対照研究の結果，などである．

　この観察結果・研究結果はすべて，社会的背景の枠組み内で考えなければならない．母親間および観察者間の文化的影響，価値観および期待内容，また病院の構造や方針に至るまですべて，最終結果に影響を与える．われわれの近代的な最新の健康ケアシステム内部においてさえ，出産をめぐる行動や医療内容は，幅広く変化してきた．ある人々に対してうまく働いているような内容も，別の文化の人々にとっては，必ずしも最適な解決策とはいえないし，また「自

はじめに

然」と思われることが，すべてに「良い」とは必ずしもいえない．

われわれはこのような前提をもとに，母親，父親と子どもの間にみられる愛情的結合の構成要素を組み合わせて全貌を明らかにし，絆の形成を変化させたり歪めたりする可能性のある諸因子を明らかにしようと考えている．新生児は，自分の肉体的・情動的要求をすべて満たそうとすれば，自分の母親か父親に全面的に依存した存在であるので，両親の絆の強さと永続性によって，子どもが最適な発育をとげられるかどうかが決まってくるであろう．

親子の絆形成上重要な出来事としては，次のものが含まれる．

- 妊娠の計画
- 妊娠の確認
- 妊娠の受容
- 胎児の動きに気づく（胎動確認）
- 胎児を１人の個人として認知する
- 陣痛を経験する
- 出産
- 赤ん坊を見る
- 赤ん坊に触れる
- 赤ん坊のケアをする
- 子どもを家族の独立した一員として受容する

これらの各段階で，母親と父親を観察し研究することによって，親子関係の基礎となる連動する各要素をうまく組み合わせていくことができる．

われわれは絆形成過程のなぞを解明し理解するため，初期のころは試行錯誤を繰り返しながら，今日の理解に到達したのであるが，その理解も今なおたえず発展しているものである．初期のころの行

動観察が刺激となって，いくつかの研究を行いそれなりの成果を得てきたが，特殊な現象を理解する上で，しばしば誤った解釈を下したこともある．例をあげると，母親が最初保育器内の子どもに触れるため，未熟児室に入室を許されたときのことである．母親は子どもの手足を指先で触れるとき，ケーキの出来上がり具合をみるような手つきで，わが子をつつく様子に気づいた．われわれは当初，この行動の理由がわからなかった．集中治療室と正常新生児室を往復するうちに，われわれの考え方や見解が次第に変化してきた．第 7 章に述べたように，母親が未熟児をつつくのは，弱々しくみえる子どもに対して，また接近するのを邪魔している保育器に対して，正常な母親の行動に変化がみられたのであろうと考えるようになった．成熟児と母親がお互いを知るようになる場合は，はるかに良い状況下で行われるので，これと同じ行動は，接触の最初の数分間にだけ観察できることがわかった．

　第 1 章「妊娠――新しい関係の始まり」では，妊娠によって愛着形成過程がどのように変わるか，また超音波診断技術や羊水穿刺といった新しい生殖医学の技術によって，将来の関係にどのような影響を与えるかについて探る．同じ見地から，先天奇形の頻度を減少させるために行われる受胎前の特殊なケアについても検討する．

　第 2 章「出産」では，分娩中の母親に対する情動的・身体的ケアが親子関係に及ぼす二重の影響をとりあげる．このようなケアは，帝王切開など多くの分娩合併症を有意に減少させるばかりでなく，親子の初回対面をも変化させるが，さらに女性のわが子やパートナーに対する感情にも直接影響を与える．

　愛着とは一方通行の現象ではないことから，第 3 章「新生児の能力」では，母親と父親が新生児に初めて面会するとき，新生児がど

れだけ多くの臨機応変の才能を発揮するかについて論及する．両親がこの事実を知れば，わが子のすばらしい能力やユニークな特性を見いだしたり，子どものニーズにすばやく対応する方法を発見するのに役立つであろう．

　第4章「家族の誕生——出生直後の数分間・数時間」では，出産場面では，内分泌系および免疫系，嗅覚・触覚・視覚，さらには相互に示す最初の信号行動のきっかけなど，多くの身体的および情動的な出来事が母と子の間に開始する様子について述べる．またごく最近実証された新生児の能力，すなわち新生児は何も手助けをしなくても母親の乳房に這い上がっていき，乳首に吸いつくという事実は，初期の母子の結びつきを最大限にするケア内容の1つとして組み入れることができるであろう．以上の意義をよく考えてみると，われわれの視野には，生後最初の1時間という，新しい家族だけで過ごす時間の重要性がみえてくる．この問題については，多くの研究結果を詳しく記述するつもりである．

　生後数日間，数週間以内の哺乳行動は，母親と子どもが共に過ごす時間として最も中心的な役割を演じるので，第5章「授乳——親密性の始まり」では，授乳を楽しみ，成功させ，さらに母子関係を促進させるような簡単な手技を取り上げる．

　第6章「絆の形成——生後数日間・数週間」では，産後のうつ状態を軽減するため，また新しい家族の誕生に適応するのを助けるため，母親と父親に対する特別なサポートシステムがなぜ決定的に重要なのか，その理由を詳細に検討する．この時期にすべてのことがうまくいけば，親と子の絆は次第に強固なものとなっていく．

　第7章「早産児の誕生と親子結合」では，早産というまったく違った環境下における親子関係を取り上げる．われわれは両親が未熟児

に適応するのを助けるため，いくつかの新しいケア内容，母子入院，カンガルーケア，退院前の母子同室制などについて述べる．小さな未熟児は，成熟児と比較してどのように発育するかを理解すれば，親子関係の成立にも役立つであろう．

第8章「奇形をもつ子どもと親子結合」では，先天異常をもつ児の出生後，両親はどのように取り組み，また何が両親の適応を助けたり阻害したりするかについて述べる．

第9章「親子結合──自立への道程」では，親子結合が強化されるのは，出生前後の時期を通じて継続的な情動的サポートが与えられることによるのであり，その結合によって，両親が子どもの複雑なニーズにうまく応答でき，一方子どもの両親に対する愛着が強化される様子について，われわれの見解を解説する．また早期から親子関係を結ぶことの難しい両親と子どもについて，また親の愛着に問題があっても，比較的短期間で是正し解決できる方法について述べる．

● 文献

1. J. Robertson, *A Baby in the Family*：*Loving and Being Loved* (London：Penguin Books, 1982).

2. D. W. Winnicott, *The Child, the Family, and the Outside World* (Reading, Mass.：Addison-Wesley/Lawrence, 1987).

3. J. Bowlby, "The Making and Breaking of Affectional Bonds." *British Journal of Psychiatry* 130 (1977)：201-10.

4. R. Spitz. "Hospitalism：An Inquiry into the Genesis of Psychiatric Conditions in Early Childhood," *Psychoanalytic Study of the Child* 1 (1945)：53-75.

5. S. Fraiberg, E. Adelson, and V. Shapiro, "Ghosts in the Nursery：A Psychoanalytic Approach to the Problems of Impaired Infant-Mother Relationships." *Journal of the Amemican Academy of Child Psychiatry* 14 (1975)：387-421.

6. M. D. S. Ainsworth, M. C. Blehar, E. Waters, and S. Wall, *Patterns of Attachment* (Hillsdale, N. J.：Erlbaum, 1978).

7. T. B. Brazelton, *On Becoming a Family* (New York：Delecorte Press/Lawrence, 1981).

第1章
妊娠
新しい関係の始まり

　1人の女性がパートナーと一緒に，妊娠していることを告げられたとき，一度に感情の高まりを覚える．カップルによっては，有頂天になって喜ぶが，一方，複雑な反応をする人もいる．

　しかし，どんなに感激したカップルでも，興奮が覚めてくると，必ず次々と疑問がわきあがってくる．これから自分の仕事のことはどうしたらよいか．生まれた赤ん坊をどこで育てようか，大学を卒業できるだろうか．経済的にはどうなるのか．自分たちははたして子育てができるだろうか．今の生活を捨て去る勇気があるだろうか．パートナーは，はたして赤ん坊のことをどう思っているだろうか．前回の妊娠で問題のあった女性には，さらに多くの疑問がわいてくる．なかなか妊娠しなかったのだから，はたして最後まで妊娠がつづくだろうか．赤ん坊は正常だろうか．自分の家族に話す前に，スクリーニングテストや羊水検査の結果を待つべきだろうか．

第1章　妊娠—新しい関係の始まり

　妊娠はすべての人にとって1つの重要な発達段階であり，最初の妊娠か否かにかかわらず，人生の重要な出来事であり，妊娠を契機にして，覚えていたり忘れていた多くの記憶や経験がよみがえってくる．どの家庭においても，生まれてくる子どもとの関係は，それぞれ違った物理的・情動的環境のなかでできあがってくる．

1．妊娠前

　妊娠に対するカップルの反応は，積極的な影響を多く受けるものであるが，なかでも最も一般的な感情は，子育ての心積もりができているかどうかということである．2人は一緒になって，お互いに十分納得したうえで妊娠を決断したのだろうか．最初の子どもか，3人目の子どもかにかかわらず，子どもをもとうと決心したとき，はたして互いに助け合えると思えただろうか．2人目の子どもを計画するときは，どちらか一方がなかなか決心のつかないことが多い．家族のだれかが重篤な病気にかかったときや死亡したときに妊娠すると，必要以上にストレスが加わってくる．2人とも，新たに子どもができても経済的には問題がないと感じているだろうか．妊娠中絶，死産，流産あるいは分娩外傷を経験したことのある場合，カップルはできるかぎり，互いに前回の妊娠・出産に関する問題点について医師と相談し，また必要なら臨床心理士ともよく相談する必要がある．前もって計画することで，健康上の多くの心配事は軽減されるものである．たとえば，糖尿病の女性の場合，妊娠前に血糖値を厳しくコントロールすれば，先天奇形の児の生まれるリスクは，健康妊婦の場合以上に高くはならないこと[1]を知っておく必要がある．他の例として，妊娠を計画した女性は，全員1日 0.8 mg の葉酸の内

服を受胎の3週ないし4週前から開始する．これによって，児にみられる一定の奇形（神経管奇形）の発生頻度が有意に下がることが証明されている[2]．

　身体的障害をもつ女性や，家庭内に支援者のいない女性は，前もって自分自身のケアについて，また新たに生まれてくる子どもをケアするうえで，何らかの援助体制をつくりあげておくとよい．妊娠前にそうしておけば，妊娠期間中のストレスはずっと少なくなる．喫煙，飲酒，薬物乱用などをやめたいと希望しており，妊娠前にまずこのような習慣をなくそうと思えば，援助が必要である．そうすれば，新たに生まれてくる親子関係に対して，母親としての罪責感に更なる罪意識が加わるのを避けることができる．幸いなことに，現在はこのような習慣から回復させる技術がいくつか開発されている．小児期に性的虐待を経験した女性で，親になりたいと思う人は，妊娠前にこの問題を専門家に打ち明けて心配事をすべて解決するよう，特別な援助を受けておくことが大切である．

2．ケアの学習

　母親と父親の養育的な役割づくりの上で，過去の経験は重要な決定因子の1つである．子どもたちは大人，なかでも自分の愛する頼りがいのある大人を，自分の行動モデルとして利用する．「ままごと遊び」は，就学前の女の子が昼間好んで行う遊びの1つであるが，それは20年30年後，実際の子どもの養育を前もって準備しているかのように思われる．そういう子どもたちを親が眺めていていつも驚くことであるが，わが子が自分たちの動作や身振り，表情までもごく細部にわたって模倣していることがある．次の事例にみられる

第1章 妊娠—新しい関係の始まり

ように，多少珍しい例かもしれないが，1人の子どもの初期の養育内容が複雑な心的過程を経て，その子に取り入れられ，後年自分自身の親業（parenting）のなかに1つのひな型として残っていた例である．

モニカは，先天性食道閉鎖をもって生まれてきた[3]．直接胃内へ細管を通じて栄養しなければならず，授乳時だれからも一度として抱かれたことがなかったという．生後21か月のとき，モニカの口と胃を連結させる手術が行われた．その後30年間にわたって撮影された映像をみると，授乳場面では毎回，自分の経験した初期の授乳体験を繰り返していることがわかった．また少女時代には，一度も人形を抱いたことはなかった．その後，彼女が思春期にベビーシッターとして赤ん坊の世話をしていたときや，自分の4人の子どもを育てていたとき，一度も子どもを抱くということはなかった．人形をソファの上において乳を飲ませていたし，また4人のわが子を育てるときは，自分のほうを向くようにして膝の上に乗せていた．またモニカは自分の子どもと遊ぶときも，同じようにして，しかもおむつを換えたり沐浴させるときなど，子どもをあお向けにしたときだけ子どもと遊んでいた．彼女の周囲には，参考にできる他の人の例があり，勧めもあったにもかかわらず，乳児のときに自分が育てられたのと同じように，人形もわが子も同じように取り扱った．彼女自身が乳児期に経験したことが，ベビーシッターや母親になったときも，変わらないまま育児のモデルとなって続いていたのである．この育児法は，さらに次の世代にも受け継がれていった．彼女の4人の娘は，それぞれ人形で遊び始めたときも，同じようなやりかたで人形を取り扱った．興味あることに，この4人の女の子は，1日1回父親に抱かれて授乳された．その結果，どの娘も5歳になるまでに

2. ケアの学習

は,普通みられるような身近に抱く形で,人形を抱くようになっていたという.

このように,1人の女性が母親になるずっと以前に,自分が母親に育てられた方法から,また観察や遊び,実践を通じて一連の母親らしい行動を学習するのである.したがって女性は,子どもが泣いたとき,抱き上げるかどうか,またどれだけ抱いていてよいか,また子どもがどこまでまるまる太っていてよいか,やせていてよいかを学んでいるわけである.これらの「事実」は,子どもがごく幼少のころに十分受けとめられていれば,生涯にわたって,疑問の余地のない規範となる.大人は,このようにして学習した態度や行動を意識して,入念に再検討しないかぎり,親となったときに,無意識のうちにそのまま繰り返すことになる.

小児期や思春期の子どもに親となる準備をさせるためには,小さい子どもか赤ん坊のケアや養育法を実際に体験させる必要がある.多くの青年男女は,自分たちが子どもをもつ前に子育ての場面を経験することがまったくない.乳幼児を取り扱ったりケアする機会がないまま,母親や父親になって自分の生まれたばかりの子どものケアを始めたとしても,経験がないので,何もできないことがある.われわれは実際,親となる男女に対して2回ないし3回だれか友人の小さな子どもの世話をするように勧めてきた.たとえば初めは半日,ついでまる1日に拡大,さらにできれば1泊する方法である.このことは,わが子を本格的に取り扱うようになったとき,非常に貴重な経験となり,友人のほうも,わが子を世話するという責任から解放されて,夫婦で2人が一緒に外出できるため,大いに感謝されることになる.

このように計画的に育児経験をすることは,発展途上国の多くの

第1章 妊娠―新しい関係の始まり

若い女性が伝統的に経験しているのと同じような効果が期待できる．大家族では，女子は自分の子どもを出産するまでに，幼ない子どもの世話をするよう期待されることがよくある．このような経験によって，自分たちが母親になる前に，母親業のやり方にうまく適合し，豊かな自信が得られることになる．どの文化においても，親が育てられてきた方法には，その文化の慣習や自分の両親の子育ての特異性が含まれているが，それが自分の子どもの育児法にも大いに影響してくる．

　大抵の人は，親の子に対する絆はごく自然に生まれてくるので，絆をあまり強調しすぎるのは間違いであると考えている．一般的にいって，この意見は正しいかもしれない．しかし多くの女性（さらに男性）は，この状況に順応し，絆をもつようになるまでには，なかなかうまくいかない[4]．妊娠はまったく正常な出来事であるが，また同時に「危険な機会」にもなる．何か重大な変化が起こった場合と同様，妊娠は，特に初回妊娠の場合は，個人の人生における1つの転換期となるからである．この危機は成り行きによっては，親子関係の成立過程に強い影響を与えてしまう．したがってわれわれが親子結合の始まりを十分理解できれば，新しい両親が必要とする援助やふさわしい環境を提供することができるであろう．

3．妊娠に対する反応

　妊娠中女性は，2つの発達上の変化を同時に経験する．その1つは自分の肉体的・情動的変化であり，もう1つは，子宮内の胎児の成長である．このような変化の受けとめ方は，それが計画された妊娠であったかどうか，パートナーの有無，父親の同居，家庭内の支援

者また他の子どもの有無などによって大いに変化する．さらにまた，他の子どもの年齢，自分の仕事または仕事をもちたいという希望，自分自身の少女時代の記憶，自分の両親に対する気持ちによっても影響される．ほとんどの女性にとって，妊娠に対する気持ちは，積極的にも消極的にも激しく変化し，しばしば両面価値（アンビバレンス）を感じる．しかし女性は，間もなく自分も子どもをもつのだと実感できるようになると，特に初産の場合は，まず自分自身のことを思う個人から，子どもの生命と健康を気遣う1人の親に変化しつつ，自分のライフスタイルに起こった劇的な変化に適応しはじめる．父親もまた，自分の優先するものが変わり，将来加わってくる経済的負担を予測しながら，大きな情動的変化を感じるようになる．

　女性によっては，次の月経が来なくなる前に，受胎の瞬間から生じる変化を感じとり，妊娠したことがわかる人がいる．また懐妊したという実感がもっと徐々に生れてくる人もいる．胎内の子どもとの結びつきができあがってくるきっかけとしては，このほか超音波映像として妊娠初期から子どもの動きを見るか，5か月ごろに「胎動」と呼ばれる胎児の運動を直接感じる場合がある．妊婦はこの時点で，子どもの顔つきを想像したり，特徴や個性を想像したりしながら，初期の絆の感情を育てていく．その結果，妊婦は自分の妊娠として受容するようになる．このころになると，計画しなかった子ども，望まなかった子どもでも，次第に受け入れられるようになってくる．両親は，いよいよ子どもを迎える準備をするようなる．すなわち着物やベビーベッドを購入したり，名前を選んだり，家庭内に育児場所を工夫したりする．

　オーストラリアで行った研究の1つに，30名の初回妊娠の母親について，妊娠をどのように感じているか調査したものがある[5]．8週

ないし12週で行った第1回のインタビューでは，70%の女性が，胎児がおなかの中にいるとは信じられないし，実際想像したこともないと述べている．彼女たちには，胎児は1人の人間ではなかった．しかしその他の人には，胎児は1人の人間であり，次第にその外見を想像するようになったという．この母親たちは，胎児のことを述べるのに，心配しながら話す傾向がみられた．もし流産でもしたらと，前もって悲嘆を予測した．妊娠による身体的な問題が大きい場合や，夫が子どもに興味を示さなかったり，情動的サポートをしない場合，絆の感情は抑制された．インタビューのあとで母親に胎児のイメージを実際に描いてもらったところ，妊娠8週から12週では，胎児は形態のないものとして，また妊娠が進むにつれて，胎児は人間らしい形で表現されるようになった．

　T.ベリー・ブラゼルトン（T. Berry Brazelton）は，妊娠中に起こる変化と心の動揺は，新しい子どもに対する愛着のその後の形成についていかに重要であるかを明らかにした[6]．彼は，初回妊娠の女性に特徴的な不安に注目して，女性がまず最初にもつ心配，すなわち母親業に自分が適応できるかどうかという問題を取り上げている．問題は，この不安は，破壊的な力をもつのではなく，むしろこれからの大きな仕事に必要な「エネルギーを動員する」力をもっているという．彼は妊娠によって起こる大変革とは，新しい愛着に対する回路を準備することであり，「母親」がすすんで行う多くの選択に備えることであり，子どもとその子の要求に対する感受性に向け回路を開く1つの方法として理解している[7]．彼によると，これら妊婦の反応はもっと的確に表現すれば，正常な不安といえる場合でも，医師が「不安な」母親または「援助の必要な」母親と分類してしまう一例だという．さらに彼は，このような母親の気持ちは，子ども

のケアにとって正常で健康なしるしであると安心させることが，新しい親としての自信と覚悟をもつための大切な第一歩であると考えている．

4．不安やストレスに対する援助

　ブラゼルトンらは，妊娠に順応していく過程は，たとえ多くの不安の原因になっても，正常な過程であると考えているが，明らかに不安そうな女性や，ケア提供者に対して不安を表明する女性には，それを解消するために特別な援助が必要となってくる．不安をもったりストレスを感じることによって，妊婦は自分自身や子どもに対する考え方に影響され，ストレスホルモンを分泌する．その結果，妊婦をびっくりさせるような症状や，感情をコントロールしにくくさせるような症状が出現して，妊娠に影響を与える．

　妊婦の不安を軽減させ，ストレスを受けたときにそれがわかるよう援助するためには，とにかく妊婦の心配事に十分耳を傾けて聞くことが大切である．話を十分聞くだけで不安が軽減し，不安の内容も妊娠しているときにみられる正常な反応として組み替えられることがよくある．しかし今日，女性の生活のなかでストレスをひき起こす刺激は，不安を増強させるため，その原因を明らかにする必要がある．同時にまた妊娠は，母親と父親双方に異常な開放性（openness）が存在する時期である．女性は，胎児を引き受けるためには，「生理学的に開放」されており，わが子となる個体を受け入れるためには，「心理的に開放」されている必要がある．父親もまた心理的開放を経験し，それによって自分自身に対する複雑な感情がひき起こされる．この開放性によって，無意識下の未解決な過去の問題がわ

きあがってきて表在化し，圧倒的な不安感情が生まれ，時には徴候となって現れるので，その原因を追究し解決することが必要となる．

いろいろなストレス――たとえば新しい場所への移転，不倫，親友または親族の死亡，流産，または前回の死産など――によって，母親がだれの愛も受けず支援もない状態になったり，子どもや母親の健康と生命について心配が増強されることがあると，子どもを受け入れる準備が遅れたり，絆形成が後退してしまう．妊娠初期を過ぎると，ストレスに対する反応であったり，妊娠の拒否を意味するような行動がみられる．それは，自分の肉体的な外観あるいはネガティブな自己像へのとらわれであったり，過剰な情動的引きこもりまたは気分の著しい変化，異常な不安またはうつ状態，過剰な身体症状の訴え，胎動への反応欠如または無反応，さらに妊娠末期に入っても子育ての準備行動が欠如するなどである．

妊婦がどのように感じ，生活しているのか，心配や不安をもっているか，どんな問題に直面しているのかを尋ねることで，内在化した恐怖や他の感情を自分から話し始めるようになれば，それらを表在化させることができる．慎重に共感をもって聞きだすことで，妊婦の感情を正しく評価し，彼女の言うことに耳を傾け理解してくれる人がいることを知らせるとよい．ほかの場面でも，聞いてくれる人がいて援助してくれるとわかれば，自分の心配事をはっきりさせ，解決に向けて努力し始める．不安が軽減されない場合は，この分野の専門家による心理相談を受ける必要がある．

過去数10年の間に，精神が肉体に与える影響について更に理解が深まってきた．まったく新しい分野，たとえば精神神経免疫学（psychoneuroimmunology）によって，これらの影響に関する研究が進んできた．研究結果によると，個体がうつ状態になると，その

免疫学的防御能は著しく弱くなり,感染にかかりやすくなるという.恐怖やストレスが,心拍数を上昇をさせたり筋肉を硬直させるように,同じ感情によって,それが意識的または無意識的なものであっても,妊娠や出産にかかわる肉体的な機能が影響を受ける.いくつかの妊娠合併症,たとえば妊娠悪阻(持続する嘔吐に対して静脈内輸液を行うため入院が必要となる疾患),早産,出血,子宮内発育不全,その他の疾患[8]でも,心理療法や催眠療法の技術によってうまく治療されるようになった.次の事例はわれわれの経験した例であるが,未解決な心理的問題の影響力や,また難しい妊娠でもその経過をよくする可能性のあることを知るうえで役立つであろう.

　患者名はデブラ.妊娠5か月のとき,産科医に紹介されてきた.彼女は「赤ん坊のいる感じがしない」のと,胎児の発育不全が紹介理由であった.彼女の気持ちについて話し合ううちに,夫に対する怒りと失望感を口にするようになった.彼女は過去5年間,家の経済を主として支えてきたが,現在妊娠しており,夫が彼女の世話について積極的な関心を示さないばかりか,責任も感じていないので,心を傷つけられていた.しかし彼女は,そのことを夫と話し合ったり,自分から進んで悲しみや怒りを表現しようとはしなかった.同時に彼女自身のことについても適切なケアを受けていなかった.なぜこんなことが起こってきたのか理解しようとするうちに,自分の今までの生活にあった重要な出来事を思い出すようになった.彼女がごく幼少のころ,実の父親に厳しく叱責されたことを思い出した.彼女は屈辱感と恐怖感を味わい,その後男性に対して決して口答えしてはならないという信念をもつようになった.それほど恐ろしい体験であった.この恐怖のため,デブラは自己防衛をして,父親だけでなく,後年になっても,どの男性に対しても自然に振る舞

うことができなくなった．彼女は問題が発生するといつも，気に入られるように努力し，本当の気持ちを話し合うことを避けてきた．

彼女が11歳になったとき，実の母親が末期癌になってしまった．そこで彼女は，毎日学校から早引きして帰宅し，父親が帰ってくるまで，母親の面倒をみるよう父親に頼まれた．そのため彼女は放課後の活動に出席したり，同年齢の子どもたちと遊ぶことも許されなかった．彼女はこのころ母親の様子におびえて，心配ばかりしており，そのうえ彼女の年齢以上の責任をもたされていた．彼女は一生けんめいに働き，なんとか助けようと努力したが，母親は死んでしまった．デブラは自分が至らなかったためだと考えたり，また母親の世話をするかわりに，ときどきほかのことをしたいと思ったことに対して，いつまでも罪責感をもつようになった．彼女は当時，自分は人に面倒をみてもらえるような人間ではないと感じていた．

以上のような出来事を思い出していくうちに，彼女はさらに年少のときの一連の思い出までさかのぼっていった．彼女がごく幼少のころ，母親はデブラが誕生したころは絶望的な状態であり，「赤ん坊を生む余裕なんかなかった」と言っていた．このメッセージはデブラの心深く残ってしまったが，自分が最初の子どもを妊娠したときによみがえってきた．彼女は母親の言ったことを，母親は自分の生まれるのを望んでいなかったという意味に解釈した．現実のところ，彼女の家族は，小さな家屋の中で数家族が混みあって住んでいる状態であった．したがって，文字どおり「赤ん坊のための部屋（余裕）がない」状態であったが，デブラが望まれない子どもだったという証拠は何もなかった．

この時点で考えられることは，デブラの妊娠中の出来事について彼女の意識下にあったことは，自分の幼少時の思い出に由来するも

のであった．彼女は子ども時代の自己を誤解し，また同一視していたので，現在の妊娠によってそれが再現されたのである．治療中は，彼女の母親が妊娠中に経験した喜びを想像することによって，自分の幼少時代の経験を再構成することができ，また夫とは新しい生活を始めることができるようになった．3回にわたる外来治療後，デブラは夫に自分に必要な援助のことを話したり，亡き母について悲嘆を表明したり，母親の死に対する罪責感の重圧から彼女の幼少時代の自己を解放し，自分を妊娠していたときに感じていた母親の喜びを確認することができるようになった．彼女は自分の身の回りのことができるようになり，食欲も改善し，自分の子どもが胎内で成長している状態を想像できるようになった．その後間もなく，胎児は急に成長しはじめ，デブラは3,830gの健康な成熟児を産んだ．彼女のわが子に対する認識や生後の数週間は，上記のようなサポートによって明らかに変化した．

　もう1つの事例は，コリーンという若い女性で，妊娠32週のときに不安を訴えるようになった．助産婦のすすめで，彼女の不安について専門家と相談することになった．彼女は2回目の妊娠で，順調に進んでいたが，母乳哺育することに決め，健康回復に十分時間をとり，産後はずっと子どもと一緒にいたいと考えて，どうすれば仕事量をカットできるかを心配するようになった．彼女は心配について話しつづけているうちに，子宮の緊張感と収縮を感じるようになった．彼女は非常な恐怖を覚えた．治療専門家は，これらの思いに自分自身をまかせて，心の奥深くにまで達し，心配し始めた時期まで戻るように命じた．

　彼女は，記憶をたどってみると，数日前に助産師の外来にいる自分の姿を思い出した．そのときに尿に糖が出ていることを指摘され，

産科医に精査してもらうよう指示された．産科医に診てもらったところ，尿糖は食事療法でうまくコントロールできるが，もしだめならインスリンが必要になるといわれた．彼女が恐怖心を抱くようになったのは，まさにこの瞬間だったことに，やっと気づいた．彼女は注射針に対する恐怖を持っていたこと，その恐怖は彼女がごく小さかったころに始まり，よちよち歩きをする幼児期に切り傷を縫合し，また抜糸をしたときにまで，記憶をさかのぼることができた．心象法 (mental imagery) を用いることにより，彼女は，子ども時代の経験を自分で抑制できるところまで，心の中で再体験できるようになった．彼女は同時に，自分の腕が想像によって無感覚になる方法も学んだ．このようにして彼女は，過去のトラウマを解放し，将来注射の必要な場合でも自己麻酔法 (self-anesthesia) が使えるようになった．

　彼女は注射針恐怖症を一たび克服できるようになると，自信ができリラックスできるようになり，子宮収縮も止まってしまった．彼女は自分の無意識の力によって身体に影響をうけていたことが，はじめて理解できるようになった．コリーンは最初のころ自分の現在の仕事量が不安の原因だと話していたが，心の探索を深く行うことにより，それ以前のトラウマを発覚することができたのである．この初期の出来事は未解決のまま，妊娠するまで問題とならなかったが，妊娠してはじめて，注射針への想いが強い恐怖心をひき起こし，妊娠に対する投影として表在化したのである．彼女はリラクセーション技法を学び，将来緊張が起こるようなことがあっても，それを軽減させることを知って喜んだ．彼女はまた，妊娠がうまく経過して成熟児の出産を視覚化することができ，実際2か月後には，それを体験することができた．

4．不安やストレスに対する援助

　妊娠中，母親はときどき，生活のなかで経験するストレスについて，またそのストレスが子宮内の胎児に影響を与える様子について，過度の不安を表明することがある．母親が極端に不安状態になると，胎児の心拍数が上昇することが証明されている．しかし大切なことは，ある程度のストレスは，人間の生活や順応の過程で正常にみられることであり，また胎児は母親の行動や子宮内生活の色々な変化に適応することができるという点である．このようにして胎児は，うまく正常な適応を行っているのである．しかし一方，重篤な慢性化した母親のストレスや不安は，無視できない問題であり，母親にはこの不安状態から解放されるために，援助と支援が必要である．異常なストレスを感じている母親には，緊張を緩和したり，ストレスの原因を調べるため，ある程度静かな時間を自分からもつようにすべきであろう．

　妊娠中，最もよくみられる心理的変化の1つに，妊婦の関心が内面的なことに集中することである．この様子をウィニコット（Winnicott）は，次のように美しく表現している[9]．「妊婦はよく自分の興味が次第に焦点が絞られてくるように感じるという．言い換えると，彼女の興味の方向が，外部から内部へ向かうようになるということであろう．女性は徐々に，しかし確実にこの世の中心が彼女自身の体内にあると信じるようになっていく．」

　アメリカ合衆国以外の国，たとえばタイでは，この順応過程の取り扱い方について，興味ある慣習が行われている．何世紀もの間，タイの母親は，妊娠すると，粘土でできた母子像を購入したという．出産すると，その母子像は川に捨てられてしまう．こうして出産前の母親と子どものイメージは，文字どおり破壊され，現実がそれに取って代わることになる．

第1章　妊娠—新しい関係の始まり

5．父親

　父親となる男性は，母親の場合と同様，心理的な激しい変化を経験する．妊娠は，父親にとっても，自分たちの役割すなわち家族の養い手，生まれてくる子どもの役割モデル，主要な再調整過程を経験している妻を支援する人として，自ら役割を拡大し再評価する時期である．父親は，当然自分の父親との経験に頼ろうとするが，いつも満足な結果が得られるとは限らない．アメリカの典型的な核家族内では，若い父親は身内の人と地理的にも心理的にも気楽に行き来できる距離内で生活しなくなってしまったので，妻にとって唯一の支援者は，若い父親であることが多い．さらに父親にも心配事やニーズがあるので，妊娠に対する態度は影響されてくる．

　父親にはほとんど援助がないので，妻と子どもに対して積極的な役割を果たすことができない．これは最も不幸なことである．なぜなら今日新しく父親になった男性の大多数は，熱心にこの役割を果たしたいと願っており，またこのことは絆形成にとって貴重なエネルギーであり，むだにすべきでないからである．人類学者のマーガレット・ミード（Margaret Mead）は，数年前，これを父子結合の潜在的能力と理解し，次のように述べている．「発展途上にある社会では，若い男性は，社会のため家を出て仕事をすべきで，家にいて生まれたばかりの子どもの世話をしたり，触るようなことは許されていない．それは常にタブーである．というのは，もしそうすると，父親はすっかり"夢中"になってしまい，出かけていって"まともに仕事"をしなくなってしまうことを，何となく知っているからである．」[10)]しかし現在の孤独な核家族社会では，父親としての最高

の"仕事"は，妻と新しい赤ん坊にもっとかかわりあいをもつことである．産科医，助産師また小児科医が，出産前受診の際に，父親にもいくつかの質問をして関心をもつようにすれば，父親の自尊心を高めることになる．このことがわかれば，分娩中もまた子どもが生まれた後も，自分の果たす重要な役割に熱心に興味をもつようになるであろう．

　かつては伝統によって注意深く考え出された支援が得られた過渡期が，現在では危機的な時期となり，何ら社会的仕組みもなく，両親は深刻な変化と発達上の葛藤に対処しなければならなくなった．すでに述べたように，アメリカ合衆国の孤立した少人数家族では，女性，更に男性は，赤ん坊や子どもの生まれる親たちとは面識がないし，また妊娠していても，妊娠にかかわりのあった人と相談したり，その人を訪問することもできなくなっている．

6．最新の医療技術が絆形成に与える影響

　羊水穿刺や超音波診断法の使用によって，両親の胎児に対する理解が，いろいろの形で変わってきた．検査によって異常の有無がわかるので，不安はある程度除かれるという点では，積極的な意味がある．超音波検査のあとに子どもの名前を考えたり，小さな胎児の写真を持っている両親をよく見かけることがある．しかし一方，子どもの性別がわかってしまうと，神秘性は半減してしまい，失望したと話してくれる両親もいる．

　過去20余年間，胎児が正常かどうかを調べるため，熱心な努力がつづけられ，現在は非常に複雑なスクリーニング検査法が利用されるようになった．それには，胎児の超音波画像法，脊椎奇形および

第1章 妊娠―新しい関係の始まり

中枢神経系の異常を発見するための α-フェトプロテイン血液検査，ダウン症候群その他の検査などがある．最近では，この方法に2種類のホルモンの検査が加わった．検査対象になるほとんどの妊婦は，上述した諸検査の結果は正常となるので，検査することで，母親を安心させることができる．しかし同時に，検査によって一時的ではあっても，不必要な不安をひき起こすことがある．なぜなら最初のスクリーニング検査が異常を示し，それについて，以後さらなる検査で確認できないことがある．たとえば，1,000人の妊婦のうち，最初の検査で，30人の母親に異常の可能性ありとわかったとする．さらに検査することで，正常児が生まれるのは，30名中29名だと判明しても，母親は当然のことながら，極端に不安になってしまう[11]．1,000人の胎児の中から異常のある子1人（ダウン症または脊椎奇形）が発見されても，29人の母親は，さらに精密な検査法で確認されなければ，1週間以上にわたって不安にさいなまれてしまう．また，たとえ再確認されたとしても，29名の母親と父親のうち1人か2人は，「あなたの子どもは正常です」と何度説明されても，何かあるのではないかと，いつまでも信じられないことがある．

テレビや新聞では，奇形をもった子どもについて多く報道されているが，大切なことは，先天異常は比較的まれなことであると理解してもらうことである．大奇形は，100名中1〜2名に発生するが，その多くは外科的に治療できるものである．妊娠中の母親には，ごく普通にみられることであるが，とてつもないことを考えたり恐怖心をもっており，ときどき非常に恐ろしい夢を見たりする．実際，たいていの母親は，異常のある子どもの夢を見る．しかしまた，多くの新しい検査法で，多数の奇形を除外できても，母親の不安はかえって増強されることがある．

6．最新技術が絆形成に与える影響

　母親が妊娠中または出産後も子どもの健康について心配し，診察しても何ら異常が見つからないときは，その不安に何か意味があるのか，あるいは何かを象徴していないかどうか診査すれば，これからの養育に役立つことがある．このような不安感情を解消する場合，控えめの診査で十分なことがある．われわれが経験した次の事例では，以上のような不安感を起こしてきた典型的な例である．

　ベッキーが受け持ちの小児科医に訴えたことは，自分の6か月になる女の子が，何となく変で，身近に感じられないということであった．小児科医が赤ちゃんはまったく正常な発育をしていると伝えても，母親のベッキーには赤ちゃんのブリジットは，何も問題ないとは思われなかった．彼女はその子はおとなしくて，活発な3歳の上の男の子と比べると活気がないという．

　ベッキーの妊娠は，計画的な妊娠であったが，妊娠初期に出血が起こり，指示により3週間のベッド安静を行った．この3週間の安静後は，妊娠は正常に経過し，お産も正常で，健康な女の赤ちゃんとして生まれた．ブリジットについて心配しだしたのは，実は3週間の安静を開始したときからで，母親はそれ以来ずっと，ほんとうにこの子は正常だろうかと疑っていたという．胎動を感じるようになって，ベッキーが気づいたことは，動きが前回妊娠時より少なく，しかも強いことで，そのため彼女の心配は強くなったが，そのことはだれにも話したことはなかったという．

　元気な成熟児であるのに，ベッキーは，彼女自身の体に何か悪いことがあったので，子どもがどこかで傷害を受けたのではないかという恐れを払拭することができなかった．治療者が，気持ちを十分理解しながら彼女の不安によく耳を傾けていくと，ベッキーは徐々にではあるが，この不安をごく妊娠初期からもっており，自分の体

力に原因があると感じていたが，そのことをだれにも話しだせなかったという．しかしそのことを明るみに出すようになると，彼女は次第に治癒しはじめた．彼女の不安が，妊娠中のもっと早い時期に軽減されていれば，さらに治癒しやすかったかもしれないし，原因も明らかになって，不安の感情も消すことができたであろう．ベッキーが自分の気持ちを聞いてもらえるようになってはじめて，自分の赤ん坊は単に少し変わった気質の子で，もともとあった心配事も，全く根拠のないものだという小児科医の意見を「受け入れる」ことができた．母親に心配事，取越し苦労やまた何かの症状が続いている場合でも，できるだけ早く話し合えば，それだけ母親は妊娠中ずっとリラックスした自信に満ちた生活を送ることができる．

　妊娠が進行するにつれて，ほかにもハイテクを利用した評価が行われ，胎児の成長・発達，胎児の適応生理，胎盤による栄養素や酸素運搬能，炭酸ガス除去能力などの機能検査が行われる．現在のところ，これら検査結果の解釈は，すべて完全に解明されているとはいえない．したがって疑いのある結果が出ると，多くのカップルはいつまでも心配することになる．

　不必要な不安を避けるため，カップルは検査に対してどのように対応すべきだろうか．それにはまず最初に，特に「この検査結果は正確ですか」と尋ねてみるとよい．ある親の会では，母親も父親も自分たちでできることは，繰り返し質問することだと主張している．両親学級の会合の終わるころに，われわれは，スクリーニングの結果は確実でないので，その問題点や解釈について説明を行ってきた．そのときわれわれにわかったことは，検査についてどこまで理解しているのか，彼ら自身の言葉で説明してもらう必要があるという点である（たとえば，「問題点をどう理解しているか説明してく

れますか」とか、「私の説明したことからあなたたちがどう理解されたか説明していただけますか」)．こうして両親とやりとりした結果わかったことは、われわれがあまりにも速くしゃべり過ぎたり、難しい言葉を使うということである．印象深かったことは、両親はごく簡単に誤解してしまうこと、また内容に驚いて質問すらできなくなってしまうことである．

　不妊症については、最新の複雑な技術的アプローチが行われているが、数年間治療を受けた結果妊娠に成功しても、両親には特別な不安が生じてくる．それには長い間の苦しい体験、たとえば精子の数量検査、直腸温測定、婦人科的精査、妻に対する外科的治療または夫の精索静脈瘤に対する手術、人工授精術、および体外受精などがある．また心理的に副作用の強い薬剤も使用される．やっと妊娠したとしても、女性とパートナーは、心の高揚と懸念、希望と不安、熱心な期待と用心深さを経験する．妊娠がうまく経過するようになってはじめて、リラックスし、少し自信を感じることができるようになる．

　両親は、次々と行われる不妊治療によって、肉体的にも精神的にも痛めつけられる結果、自分たちの欠点に対する口では表現できない不安、また子どもに異常の発生する可能性について隠された形で不安感をもっている．母親には妊娠が順調に経過していることを、たえず確認し支援することが必要である．子どもをもちたいと努力してきた両親でも、何回となく流産や死産を経験した人は、長期間にわたる悲嘆過程を経験する．集団治療を行うと、悲嘆反応をすべてうまく切り抜け、新たに生まれた子どもの世話をうまくできるようになることが多い．しかし悲嘆過程が十分体験されないと、亡くした子どもにもちつづけていた多くの心配や悩みを、新しい子ども

に負わせてしまう危険がある．その結果，新しい健康な赤ん坊のことを心配し過ぎたり，過保護になってしまうことがある．

7．勧告

1．互いに接触を保つこと．両親は今後の問題について，お互いに話し合う時間を努力してもつようにすべきである．妊娠によって，すでに解決したと思われていた問題が，男性にも女性にも出現してくることがある．少なくとも1週2〜3回は一緒に話し合えば，お互いにどう考えているかが理解でき，2人の心を豊かにし元気づけることになる．

2．病歴．両親は妊娠初期には，医師や看護婦に情報を提供し，家族内の病気，流産，死産，新生児期の死亡や疾患，前回の妊娠・出産に関する経験について知らせておくことが大切である．もしこのような問題やそのほか根深く残っている心配事が，しばしば表在化したり，また完全に解決されていない場合は，心理治療士を探して，問題を解決してもらっておくとよい．

3．問題の解決．医療上の問題，たとえば早産，入院を要する重症の嘔吐は治療の対象となっているが，症例によっては，心理療法や催眠法によって軽減することがある．このような技術を用いると，妊婦は自分の問題の原因が理解できたり，解決できることがある．自己催眠法であれば，数回の外来受診で習うことができる．もちろん，医学的チェックを並行して行いながら，すすめていく．

4．分娩時の支援．両親は分娩中に継続的支援が得られるよう手続きを考えるとよい．経験のある女性（ドゥーラ，doula）による継続的な情動的サポートがあると，分娩時間，帝王切開率，そのほか

分娩合併症が減少することが証明されている．妊娠末期になれば，すぐ分娩時の支援に経験のある女性を自分たちの地域で探し，前もって打ち合わせをしておくとよい．各地域のドゥーラは，北米ドゥーラの会（DONA, Doulas of North America, 1100 23rd Avenue East, Seattle, WA98112, 1-500-448-DONA）に頼めば見つけてくれることになっている．出産教育者（childbirth educator）も同じように希望の地域でだれか適当な人を見つけてくれる．さらに産科的にも役立つことであるが，ドゥーラを利用した母親や父親は，個人的にもまた自分たちの結婚にとっても，いかに精神的に得るところが多かったかを，熱心に報告している．第2章と第4章では，ドゥーラの仕事内容と，パートナーの役割をいかに助けるものであるか詳しく説明する．

5．産前学級．われわれは，産前学級（prenatal class）の有用性を大いに支持するものである．すなわち教室では，両親2人が他のカップル同様一緒になって，多くの個人的な経験や，心配事，ニーズ，疑問点を互いにわかち合えるからである．この学級に出席すると，自分たちが心配していることは，よく考えてみると正常な妊娠の一部にすぎないことが十分納得がいくようである．重要なことは，出産教育者から最新の情報を得る機会があるということである．父親と母親がグループの会員と仲良くなれば，お産という最も大切な時期だけでなく，赤ん坊の取り扱い方や母乳哺育についても助け合うことができる．地域の出産教育クラスの大きな利点の1つは，病院で行うクラスとは対照的に，出産様式には多くの選択肢があり，自分たちに最もふさわしい方法を選ぶ機会があるという点である．このグループの目的は，公的には両親に実際のお産の準備をさせることであるが，もう1つの重要な効用は，お互いの希望，期待，恐れ，

疑問を共有し合えるという点である．新しくできた友人は，拡大家族にかわる役割を部分的に果たしており，新生児の取り扱いに慣れるのを助けている．お互いに苦労を分け合うことで築かれた絆は強く，その後何年にもわたって互いに友人関係を保つことが多い．

6．院内の見学． ほとんどの病院は，定期的に陣痛室・分娩室領域と産褥棟への院内見学を行っている．このように自分たちの子どもが生まれてくる環境を前もって見学し，実際おこる内容について質問する機会があることは，特に貴重なことである．

7．帝王切開． 帝王切開でお産すると決まった場合，母親は，手術に関連した医療的処置について，詳細な準備をしておく必要がある．父親が手術室にいて，母親や生まれた子どもと親密な接触を保つことは，家族の結びつき，家族の「誕生」を促進するように思われる．家族中心の産科的ケアを帝王切開による出産にまで適用している病院があるが，そこでは参加者のだれかに有害な影響があるという証拠はなく，むしろ有益であると考えられている．父親が母親のそばにいると決めた場合，手術室で起こることに綿密な準備をしておく必要がある．父親は寝ている母親の頭部の近くにいて，彼女の手を握り，元気づけるため，簡単な言葉，「愛しているよ，全部うまくいっているから」などと話しかけてあげる．これは何も「写真入りのエッセイ」を書くためのチャンスなどではない．お産の翌日にはドゥーラと父親が分娩に立ち合った経験を見直し，何が起こっていたかを明確にし，誤解はすべて正し，母親には彼女が最善をつくしたことを告げて安心させるようにする．

8．異常なストレス． 家庭内の大きなストレス，たとえば肉親（父親か母親，兄弟か姉妹，あるいは夫など）の重篤な病気や死亡は，妊娠，母親による初期の養育，生まれた子どもとの愛情ある相互作

用に対して悪影響を与えることがある．両親は，このようなストレスが強く影響することに気づいていれば，潜在的な諸問題や不安を予防し，また軽減することができる．

9．長期入院．妊婦に中毒症，糖尿病，高血圧，子宮内発育不全など疾病があれば，ハイリスク妊娠として周産期センターに入院する必要がある．その時には病院の環境に順応するよう，また病院のガイドライン以内で家族の支援が受けられるよう努力することが必要である．母親と父親は，ほかの子どものために病院の面会方針を尋ね，妻と一緒に泊まり込める余分のベッドや，家族で一緒に食事のできる特別な食堂があるかどうか聞いておく．

病院という場所を家庭に似た環境にするためには，上記のことやその他の変更点を病院当局に強く要求すべきであろう．

● 文献

1. J. M. Steel, F. D. Johnstone, D. A.：Hepburn, and A. F. Smith "Can Pregnancy Care of Diabetic Women Reduce the Risk of Abnormal Babies ?" *British Medical Journal* 301 (1990)：1070-74. See also J. Kitzmiller et al., "Preconception Care of Diabetes：Glycemic Control Prevents Congenital Anomalies," *Journal of the American Medical Association* 265 (1991)：731.

2. A. Czeizel and I. Dudás, "Prevention of the First Occurrence of Neural-Tube Defects by Periconceptional Vitamin Supplementation," *New England Journal of Medicine* 327 (1992)：1832-35.

3. G. L. Engel, F. Reichman, V. T. Harway, and D. W. Hess, "Monica：Infant-Feeding Behavior of a Mother Gastric Fistula-Fed as an Infant：A Thirty-Year Longitudinal Study of Enduring Effects," in *Parental Influences in Health and Disease*, ed. E. J. Anthony and G. H. Pollack (Boston, Little Brown, 1985), 29-88.

4. T. B. Brazelton, quoted in *Parent-Infant Bonding*, 2nd ed., M. H. Klaus and J. H. Kennell (St. Louis：Mosby, 1982), 12.

5. J. Lumley, "The Image of the Fetus in the First Trimester," *Birth and Family Journal* 7 (1980) 5-14.

6. T. B. Brazelton and B. Cramer, *The Earliest Relationship：Parents, Infants, and the Drama of Early Attachment* (Reading, Mass.：Addison-Wesley/Lawrence, 1990).

第1章　妊娠―新しい関係の始まり

7. T. B. Brazelton, "Effect of Maternal Expectations on Early Infant Behavior," *Early Child Development of Care* 2 (1973) 259–273.

8. D. B. Cheek, *Hypnosis : The Application of Ideomotor Techniques* (Boston：Allyn & Bacon, 1994).

9. D. W. Winnicott, *The Child, the Family and the Outside World* (Reading, Mass.：Addison Wesley/Lawrence, 1987).

10. T. B. Brazelton, quoted in *Parent-Infant Bonding*, 2nd ed., M. H. Klaus and J. H. Kennell (St. Louis：Mosby, 1982), 16.

11. J. E. Haddow, G. E. Palomaki, G. J. Knight, J. Williams, A. Pulk-kinen, J. A. Canick, D. N. Saller, Jr., and G. B. Bowers, "Prenatal Screening for Down's Syndrome with Use of Maternal Screen Markers," *New England Journal of Medicine* 327 (1992)：588–93.

第2章
出　産

　母親と父親そして生まれたばかりの子どもとの間の結びつきを理解するためには，特に母親が陣痛・分娩という危機的時期にどのようなケアを受けるかを検討しなければならない．確かにお産は重要なことかもしれないが，人の一生からみれば，わずか1日の出来事であると言う人がいる．また，お産はヒトの発達という面からみれば，意義深い瞬間であると考える人もいる．さらに出産の経験は，母親と子どもにとって，またしばしば父親にとっても，人生のうちで最も影響の強い瞬間であるとみる人もいる．われわれはお産を非常に有意義な経験とみており，しかもほかのことと無関係な経験とは考えていない．多数の因子，たとえば母親の過去の経験，現在の生活状況，病院の背景などが，凝縮してお産というわずか数時間の成り行きを形成し，発達に決定的な影響を与える．
　子どもが生まれてすでに年月が経過していても，母親は，お産の

ときに自分の主体性が発揮できたか，あるいは発揮できなかったかをよく覚えているものである．すなわち敬意をもって正当に取り扱われたと感じたかどうか，また無視されたり，言いなりにさせられたり，あるいは不適切に扱われたと感じたか，さらには自分の選択が取り上げられなかったり，多くの介入によって侵害されたと感じたかどうかである．母親は自分に話しかけられた消極的な言葉や積極的な言葉を1つひとつ覚えている．また自分のパートナーが分娩中，ほかのことに気をとられずに，ずっと一緒にいて情動面で力になってくれたかどうか，ケアする人が自分たちだけのために立ち会ってくれたのか，あるいは産婦とそのパートナーが長時間放置されていたかどうかなどである．何年もたった後でも，出産直後に赤ん坊を抱かせてくれたかどうか，それとも長いあいだ別々にされていたかどうかを思い出す[1]．しかしながらケア提供者は，母親と父親には，出産をできるだけ意義深いもの，合併症のないもの，力を与えるものとして，また生まれてくる子どもには，出産をできるだけ正常なものとして計画できるよう援助することができる[2]．

　女性の体は，出産の準備が十分整っているものであり，女性がリラックしており，体自身が自らの機能を発揮できるよう援助されておれば，体全体がうまく働くものでる．リラクセーション，心身視覚化法(多くのオリンピック選手が用いている方法と同じもの)，情動的サポート，その他の技法によって，お産の経過を助けることができる．一方，医療上の介入がどうしても必要になる場合や，実際に提供される場合があるが，両親はその内容について基本的な知識をもっていなくてはならない．そこで，両親は出産計画を作成し，産科医または助産師と前もって話し合い，完全に合意が得られるようにしておく．たとえ自分たちの選んだ分娩方法が利用できない場

合でも，支援するケア提供者の同意が決定的に重要である．

1．出産計画の作成と実行

　典型的な体験の一例として，次に述べる事例は，著者の多くの外来症例に基づいて作成されたものである．

　パトリシアとジムは，最初の子づくりの計画をするにあたって，一緒に出産計画を作るのに賛同してくれる医師を見つけた．この2人は，本をたくさん読んでおり，自分たちの子どもの出産について，はっきりした考えと希望をもっていた．たとえば，妻のパトリシアは，陣痛の間は歩行を行い，それによって，子宮の収縮と胎児の下降を促進させるような重力と体位をできるだけ長く保ちたいと希望した．そこで医師は，胎児モニタリングを連続的に行うのではなく，15分ごとに胎児心音をチェックする方法に同意した．モニタリングであれば，どうしてもベッドにいる時間が必要になる．医師は2人の考え方は，お産が正常に経過するならまったく問題ないと考え，何か問題が起こった場合は，医師の医学的決断に従うことに3人が同意した．

　医師は，分娩支援者であるドゥーラがいることは，すばらしい考えだと心から賛成してくれた．そこでパトリシアとジムは，出産教育学級を通じて名前を聞いていた何人かの女性と面談した．気に入ったドゥーラを選んだ後，彼らは出産まで3回彼女に会い，体のリラクセーション練習，視覚化技法，陣痛時の体位変換，娩出時に役立ついくつかの代替体位，たとえば両腕を支えられた中腰（半蹲踞(そんきょ)）の姿勢について学習し練習した．

　話し合いのなかで，パトリシアから疼痛を恐れているという話が

第2章　出産

出た．そこで，「お産の痛みはとても強いのよ」などといった何の助けにもならない人の言葉を，心の中から消し去る方法と，それよりも子どもを生む女性の体力と強さに精神を集中させる方法について，ドゥーラから学んだ．また夫のジムが陣痛について感じていることや，支援者としての夫の役割について話し合った．パトリシアにとって最も大切なことは，夫のジムが彼女の主たる支援者となることであり，もっと経験のあるケア提供者に邪魔者扱いされたくないということであった．そこでお互いに話し合って順番制をとることにし，チームを組んでやっていくことにした．ここには全く競争意識はなく，ドゥーラは2人に対してあくまでも支援する立場をとる，言わば，助け合う関係だということを話した．リラクセーション技法を実際に練習していたときに，パトリシアには心に何か不安があると，筋肉が緊張することをよく理解できた．また呼吸法とイメジャリー法によって緊張をほぐすことも学習した．

　陣痛が開始したとき，3人で準備してきたことは，非常にうまく効を奏した．体のリラクセーション法（各筋肉群の緊張を弛緩させる方法）は，考えていたほど役に立たなかったが，子宮収縮中の呼吸法と心的視覚化法を用いると，陣痛のストレスと強さが著しく減少することがわかった．またパトリシアには，夫とドゥーラは陣痛の間じゅう，立派にやってのけ，たえず支援し指導してくれたと思った．少し驚いたことに，わずか3時間半後には，元気な3,400gの男の子が産まれたが，小さな裂傷ができただけで会陰切開は不要であった．お互いに準備したことはすべての点で役立ったと思った．

　お産の際に受けた身の回りの世話や心の支えによって，2人には深い達成感と相互に対する信頼感が生まれた．彼らは，主体性をもつことができたと感じ，敬意をもって取り扱われ，心から支援され

ていたと感じた．わが子を抱き上げたとき，圧倒的な愛情の結びつきを感じあうことができた．両親が分娩中，温かいケアを多く受ければ受けるほど，わが子を容易に受け入れ，絆を築きはじめ，子どものニーズを感知しやすくなるということを経験し印象づけられた．

不幸にも，すべての分娩がまったくスムーズに行われるとは限らない．分娩経過は，やむをえない状況によって変化することがある．以下に述べるような出来事もあるが，これは両親と医療スタッフとの間の協力によって回避できることである．

メアリーには子宮収縮が始まり，5分ごとに起こるようになった．病院に電話すると，来院するようにとのことであった．病院に着くとすぐ収縮は遅くなり，散発的になった．産科医によると，帰宅してもらって収縮が再開するかどうかをみるか，あるいは破膜して陣痛が再開するかどうかをみるということであった．彼女は満期で，すでに病院にも来ており，陣痛も開始するように思われたので，医師は破膜することにした．数時間後，収縮は少し回数が早くなったが，強さがなく，子宮口の開大には何ら変化がみられなかった．

この時点で，産科医はオキシトシンの静注（オキシトシンとは陣痛を促進する天然のホルモン）を開始することに決めた．徐々にオキシトシンを増やしていったが，子宮口開大は少しも進行しなかった．薬を増量したため，収縮が強くなり，痛みが激しくなった．メアリーは鎮痛剤の使用は計画していなかったけれども，予想以上の苦痛になってきたので，硬膜外麻酔法を申し出た．彼女は陣痛時には歩行するよう計画していたが，硬膜外麻酔とオキシトシンの点滴静注のため，ベッドで安静を守らざるを得なくなった．お産の進行はゆっくりとなり，陣痛も長くなった．時間の経過とともに，メアリーと夫は次第に落胆し疲れてきた．

第2章 出産

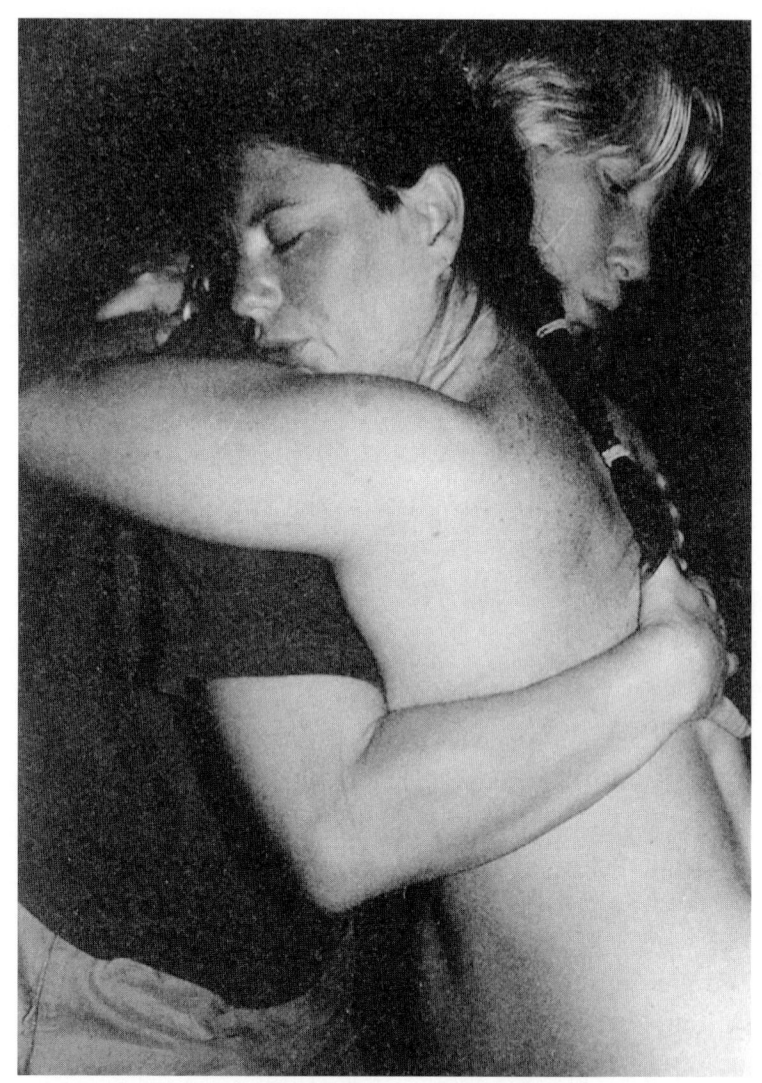

子どもを完全に娩出するためには，すべてをゆだねられるような支援が必要である．写真はパティ・ラモス(Patty Ramos)による．

1．出産計画の作成と実行

　陣痛が20時間近くにもなっていたので，産科医は，すでに破水もしていることだから，24時間前には必ず赤ん坊を出さなければならないと伝えた．またメアリーには発熱がみられた．カルテを見ると，すでに8時間以上前から，彼女の体温が上昇してきていることがわかった．もちろん，これは硬膜外麻酔によることも考えられたが，産科医は発熱の原因が感染による可能性があると考え，胎児も感染するかもしれないと心配した．医師が再び現れて，このことを両親に告げた．この段階で，感染のリスクを考えると，帝王切開をするほうがより安全だろうとのことであった．ここで両親の計画はすべて根本的に変わってしまった．しかも，はたして正常で元気な子どもが産まれるのかどうか，また母親の体は大丈夫かと，だれもが心配していた．

　帝王切開は何ら問題なく行われたが，出生時子どもには多呼吸がみられた．そのため，新生児科医が呼ばれた．その医師の意見では，赤ん坊は元気だが，観察のため集中治療室へ移り，呼吸困難と母親の発熱は感染による可能性があるので，血液培養と腰椎穿刺をする必要があるということであった．その結果，母親と子どもとは分離されることになった．メアリーには，集中治療室での子どもの面会は許可されていたが，帝王切開後の痛みと硬膜外麻酔後の頭痛のため，翌日の朝まで面会はできなかった．翌朝，子どものもとへ連れていかれたとき，すでに子どもの状態は良くなっていたが，まだ保育器内に入っていた．メアリーは子どもを抱くことはできたが，痛みのため，また新生児室という人目のある場所であることから，この時点で母乳哺育を開始する気にはなれなかった．彼女は数か月も前から母乳哺育を計画し，ビデオですでに見ていたように，生まれたらすぐに子どもを抱こうと思っていたので，がっかりしてしまった．

メアリーに起こったことは，今日合衆国では，必要以上によく起こっていることである．母親は，すべてがうまくいくし，受持ちの産科医はとても評判が高いので，特別な支援や前もって計画をたてる必要はないと期待するであろう．しかし陣痛を促進するため，あるいは娩出を調節するため，また正常な生理的メカニズムを変えるような医療的介入をする場合には，前もって話し合い，注意深く意思決定しておく必要がある．

　メアリーには子宮収縮は起こっていたが，子宮口は開いておらず，頸管の展開もなく，分娩開始の徴候（しるし）もみられず，自然に破水も起こっていなかったので，一応定義に従えば，陣痛期ではなかった．後から考えると，彼女はおそらく，実際の陣痛発来にまで至っておらず，自宅へ帰って真の陣痛が開始するまで待っていればよかったのかもしれない．もし彼女が受持ちの産科医と出産計画を一緒に準備しておれば——緊急事態を除けば，硬膜外麻酔もせず，モニタリングやオキシトシンを使用しないとはっきり決めておけば，選択の余地が残されていたと思われる．陣痛発来まで自宅で待機できていたかもしれない．そうすれば，自宅で夫のそばにいて歩き回り，陣痛がいよいよ本格的に開始したら病院へ戻ればよかったのである．そういう場合，帝王切開や硬膜外麻酔の必要はなかったと思われる．

　技術的介入に関してはすべて，その内在する危険性と受益性だけでなく，出産経験に与える影響，ひいては親と子の最初の対面場面に与える影響についても，比較し十分考慮する必要がある．1つ介入すれば，ひきつづき別の介入が起こってくるので，産婦のために選択権を行使するか保留するかも，考慮されなければならない．介入によって，各自の命にかかわってくることもある．1つの介入に

よって次の介入が必要となり，必然的に次つぎに介入が起り，危険度は高まっていく．

2．医療的介入の影響

われわれが1993年に発行した『マザリング・ザ・マザー』には，各種医療的介入による帝王切開率と出産経験に対する影響を詳細に検討しておいた[3]．以下，その概略について述べる．

a．破水

分娩中に人工破膜を行うと，分娩所要時間は約40分から120分間短縮される[4]．しかし，この処置によって，子どもの娩出までに，細菌による子宮内感染や胎児感染を起こさないよう，通常はわずか24時間しか作動しないようにできているタイムレコーダーをスタートさせてしまうことになる．また破水をしていない羊膜は，分娩中胎児の頭部に対してクッションの役割をする一種の障壁として働く．児頭が産道を下降していくとき，頭皮と頭蓋骨の間に出血を起こすことがある．これは「頭血腫」と呼ばれるもので，分娩中羊膜のクッション効果がなくなった場合によくみられる．これは何も危険な合併症ではなく，後遺症もないため，特別な治療は必要としないが，両親はそれを見て驚いてしまう．最後に，人工破膜の手技そのものが痛みを伴うもので，母親にとっては苦しいことである．

多くの母親の意見であるが，破膜後は自分で陣痛をコントロールする力がなくなったように感じるという．お産は自然なもので我慢できる範囲のことだという感じが失われ，母親はさらに無力になってしまう．これに対する最善策は，特別な医学的適応がない限り，

破膜を行わないことだと，われわれは考えている．

b．胎児モニタリング

　両親にもまた産科医にとっても大切なもう1つの決断は，胎児心拍モニタリングをルーチンに行うかどうかである．世界中で9つの研究があるが，正常妊婦の出産では，モニタリングによる改善は何らみられなかったという[5]．この研究結果にもかかわらず，胎児モニタリングはアメリカ全土を通じて，子どもに何か問題があった場合に訴訟を起こされるおそれを少なくするため，一般的に行われている．連続的なモニタリングを行うと，分娩中のほとんどの時間，産婦は歩行することが許されなくなる．そのため重力の効果が減少し，しばしば分娩時間は延長する．モニタリングに関する9つの研究すべてにおいて，モニターされた群では，帝王切開の数は倍になっている．大抵の分娩室では，母親はモニタリングに対してはある程度の柔軟性をもっていた．母親が健康で胎児が順調にいっていれば，モニターなしで分娩できるし，胎児心拍数は10分から15分ごとに聴診器でチェックしてもらうか，半時間か1時間ごとに短い胎児モニターの記録をとってもらえばよい．この問題について研究したほとんどの専門医は，何ら合併症のない妊婦や正常な成長・発達をしている胎児の場合は，モニターによる利点は何もないと信じている．

c．オキシトシン（ピトシン）

　第3の医療的介入として，子宮収縮の強さと頻度を増強する目的でよく使用される天然のホルモン，オキシトシンの問題がある（ピトシンはオキシトシンの商品名）．通常行われる方法は，子宮収縮が十分な強さになるまで，用量を増加していく方法である．それまで

の正常な子宮収縮に伴う痛みや，前回分娩時に経験した陣痛の痛さ程度なら，なんとか切り抜けてきた母親でも，痛みが増強されると，かえって強い痛みとして感じてしまう．そのため，薬剤の使用は避けようと決めていた自分たちの最初の計画とは違って，強制されたという感じを拭いきれなくなってしまう．こういう場合，普通行われる薬剤投与法は，持続的な硬膜外注入法である．母親によっては，オキシトシンを使用すると，子宮収縮が強くなりすぎて，投与を中止するか，中和用薬剤を使用せざるをえないことがある．多くの母親は，子宮収縮があまりにも強い持続的な痛みになるので，陣痛を切り抜けられなくなってしまうと述べている．

d．硬膜外麻酔

硬膜外麻酔は，子宮収縮の疼痛をうまく軽減させるため，よく用いられる方法である．しかし，状況によっては，収縮時の痛覚があまりにも強いため，耐えられなくなることがある．硬膜外麻酔を経験した母親の感想は，多種多様である[6]．またこの麻酔を受けた母親には，帝王切開の頻度が有意に高くなる．そのことは，母親が分娩第2期に発揮する自然な娩出力を感じられなくなることと関係している．

残念なことであるが，分娩初期から硬膜外麻酔を受けると，3分の1の産婦および新生児に，39〜40°C近い高熱がみられることである[7]．胎児の正常体温は，母体より約0.3°C強である．このように発熱した子どもが生まれると，高熱の原因が感染の結果なのか，硬膜外麻酔の副作用なのか，医師でも判断できないことがある．したがって，新生児を保育器内に収容し，髄液と血液の培養を行い，培養結果が陰性と判明するまで，抗生物質の点滴を行う．さらに，母

第2章　出産

親が硬膜外麻酔を受けた新生児の約25%に，母乳哺育の際，乳頭にすばやく，確実に，うまく吸い付くことができなくなることがある．また母親によっては，子どもを産み出したという実感がもてず，分娩をうまくコントロールできなかったこと，また達成感が得られなかったため，お産の経験を剥奪された感じがすると述べている．硬膜外麻酔は，出産時に起るオキシトシンの正常な分泌をある程度抑制したり，母親のわが子に対する感じ方にまで影響する可能性がある．

e．帝王切開

　帝王切開は，ある一定の条件になれば，明らかに適応となり，またそれによって多くの生命が救われてきた．しかし，帝王切開を行うと，新生児や母親の死亡率が高くなるだけでなく，母と子の罹病率も高くなる．したがってわれわれは，予定帝切に対しては，たえず反対する意見を述べてきたし，できれば避けるべきだと考えている．帝王切開は，腹部に行う大手術の1つであり，強い疼痛を伴い，正常な機能を回復するまでは，1か月以上かかる．これらの影響は，母親が新しく生まれたわが子のため，全面的に力を発揮しようと計画していたこの時期には，最も不利な条件である．

f．会陰切開

　最後の問題として，妊婦と医師は，会陰切開術についてよく話し合う必要がある．会陰切開は，母親に強い不快感を与えるので，生後数日は子どもの世話がうまくできなくなってしまう．多数の女性を対象にしたクライン（Klein）らの研究によると[8]，会陰切開は，実施した腟開口部にさらに拡大した裂傷をつくることがわかった．

この部位の傷では不快感が延長され，通常なら放置しても自然に治癒するような，もっと小さな自然の裂傷よりも，治癒に長い時間を必要とする．会陰切開は，分娩後数週間にわたって機能障害を起こしてくる．会陰切開の代替法とは，頭部娩出を慎重に調節する方法である．オイルを用いた温罨法を会陰部に行えば，ほとんど痛みを感じなくなる．これを行えば，表面粘膜に普通小さな裂け目か亀裂が起こっても，小さな縫合ですむ程度のものである．この程度の裂け目であれば，産褥期の母親を悩ませるほどのものでなく，すぐ自然に癒着治癒してしまう．

現在，産後の入院日数が一般的に短縮されているので，帝王切開や会陰切開に関する問題が強調されるようになった．会陰切開術の疼痛，帝王切開分娩に伴う腹部の大手術による疼痛や全身的な影響は，帰宅後の自分の体や新しく父親になったパートナーとの関係を悪くさせたり弱らせるような影響を与える．

3．分娩中の情動的支援

産科的諸問題と医療的介入を著しく減少させる方法は，母親またはカップルに対して，間断なく持続する情動的支援を行うことである．助産師や病院スタッフがこのような支援を提供できないときは，妊娠後期の数か月間にカップルはドゥーラを1人雇い，一緒に出産計画をたて，分娩全経過を通じてカップルまたは母親を中断することなく援助してもらうことである．継続的な情動的支援のもう1つの利点には，人として，母親として，また将来の養育者として真価の発揮できる女性に対して基本的なメッセージが含まれていることである．たとえどのような処置を経験しても，自分が完全に女性と

第2章 出産

して認められていると感じれば，生涯にわたって自分の能力に確信をもちつづけることができるであろう．

多くの資料から得た証拠からわかることは，母親が分娩中に受ける情動的・身体的支援の程度は，わが子のケアをし始めるにつれて，母親としての自分を心にどう描くか，また母親としてどう感じるかを象徴することになる．われわれの考えている支援とは，出産経験のある養育的なケア提供者，すなわち看護師，助産師またはドゥーラによって与えられるものである[9]．

ドゥーラの主な働きについては，われわれの著書『マザリング・ザ・マザー』に書いたが[10]*，それは分娩中の女性のために「抱き込むような」環境をつくり出し，何ら介入することなく，身体的だけでなく情動的にも母親を支援することである．もう1人女性が一緒にいて安心感をもつことができれば，一種の内的な力が生みだされ，自分の能力の限界に挑戦し，おそらく今まで意識しなかった次元——たとえ意識していてもあえてリスクを冒さなかった次元まで体験できるようになる．このように自己自身になれるという自由さによって，可能性，創造力を感じるようになる．ある母親が，ドゥーラに次のように語っている（これはすでにわれわれの著書に引用した）．「あなたがずっと一緒にいてくれたこと，全面的にサポートしてくれたこと，しかも私を完全に信頼してくれたことで，私には，これからの人生に何があっても十分立ち向かう力があると思えるようになりました．」

女性は分娩を経験し親となる過程で，重要な発達上の変化を通過

＊訳者注：M. Hクラウス/J. Hケネル/P. Hクラウス著（竹内徹監訳）：マザリング・ザ・マザー（ドゥーラの意義と分娩立ち会いを考える）．メディカ出版，大阪，1996．

していくときに，異常なほど依存的に，また開放的になる．また女性は自分自身に向き合う自由——自分の体がしようと欲することに応えて本能的に行動する自由を必要とする．これは，まさに1つのパラドックスである．分娩中の女性は，子どもを完全に娩出するため，全身を出産する力に順応させ反応するためには，全面的なサポートが必要である．この複雑な要求は，母親自身にとっても混乱をまねくものであり，他の人には理解しにくい．ケア提供者も，しばしばこの状況の理解に苦しむことがある．

　継続的な情動的サポートは，状況によっては，深い治療的効果をもつことがある．分娩中の女性には，彼女自身の出産や，彼女の本質的な脆弱性にまで心理的に退行する現象がみられる．自分の母親から不十分な取り扱いしか受けていなかった女性の場合，分娩という特別な時期に養育的ケアを受けると，母親を"remother"(「再育児」)するのを助け，初期体験をある程度癒やす効果がある．このような効果が起こるためには，分娩に立ち合うケア提供者に特別なスキルと洞察力が必要である．それには自分自身を投げ出すことを快く思い，人を愛することを恐れないような人でなければならない．また，母親の空間に入りこみ，そのニーズや気分，変化，内に秘めた感情をよく感知し，それに応えることができなければならない．また同時に，この過程で柔軟性をもち，抑制することなくそれぞれの母親のニーズに順応できる必要がある．彼女は真の意味で「母親を母親らしくする」ので，この意味からいえば常に受容的であり，自分の意見を押しつけることはない．母親はわが子と関係をもつにつれて，このすべて受容されているという感情が母親に残っていく．

　分娩を経験するすべての母親に，また父親にも，情動的支援と援助が必要である．しかも夫婦であれば，情動的に十分支え合うこと

は可能であろう．母親は，父親である夫の気遣いや愛情を感じ，自分たちが共に力を合わせて，わが子をこの世に送り出すのだという気持ちをもつことが大切である．父親は母親となる妻のためにお産に参加し，力となり積極的に役立ちたい，自分が必要とされたいと心から希望している．しかしながら，2人に感情的な結びつきができ，親しい関係ができあがりつつあるときは，常に客観的になり冷静さを保ち，妻の不安感，恐怖や危険からある程度距離を保つことは非常に難しくなる．多くの場合，何度言っても言い過ぎることではないが，父親は口には出さない疑問，しかも心の奥深く感じている疑問，「ほんとうに全部うまくいくのだろうか？」と疑っている．また実際のところ父親には，出産過程に関しては，まったくといってよいほど経験がないのである．

　以上のような理由から，お産をする女性には，父親である夫の存在が必要なだけでなく，分娩に対処するため冷静に熟練した技で援助し，母親と父親を共に勇気づけ，絶えずそばにいてあげることのできる経験豊かな指導者が必要である．この場合，支援の程度は，分娩中の女性と親密な関係にある人の場合とは異質のものである．このように支援には2種類あるが，それらは互いに補足し合うものである．助産師か看護師またはドゥーラは，陣痛にうまく対処できるよう産婦を助け，陣痛が本格的になるまで，家庭にとどまり，どうすれば気楽にリラックスできるかを指導していく．彼女は，妊婦自身のために擁護者としての能力と自信を持っていることを，妊婦に安心させることができる．病院であれば，彼女は父親や他の支援者ができるだけ不安にならないよう援助し，経験の少ない人のために役割モデルとして役立つことができる．

　カップルがよく心配することであるが，分娩の介助が行われる場

3. 分娩中の情動的支援

合,院外の分娩支援者であっても,多くの人が伝統的に行ってきたように,お産を管理するかのように取り扱い,コントロールしてしまうのではと考える.しかし,経験豊かなドゥーラや助産師,看護師であれば,分娩時,女性に自然に備わっている能力を冷静に自覚させ,その能力を高めるよう努力し,さらにカップルは,お産の経験を生涯忘れずに覚えているという事実を十分心得たうえで行動する.またこのような支援によって,父親は勇気づけられ,自分がどうすれば妻を最もよく援助できるかを教えられるようになる.

父親は自分の役割について不安がなくなり,夫婦が互いにリラックスして,ドゥーラの専門家としてのケアに信頼していれば,それだけ母親は,夫から自信に満ちた落ち着いた情動的支援が得られるようになる.分娩中の女性の気持ちは急激に変化するので,未経験な父親(またはパートナー)に警戒心を起こさせると,母親の恐怖心を倍増させてしまう.かつてある1人のドゥーラが次のように語ったことがある.「もしあなたが妻をわずか5分間でも1人にしてしまうと,たちまち不安が高まってきます.妻の気持ちは乱れて,自制力を失い,たとえあなたが戻ってきても,彼女の気持ちが落ち着くには30分はかかってしまうでしょう」.

かつてお産に立ち合ったことのある父親は,妻なら今回のお産もうまく切り抜けられると思ってしまい,妻が心に深くもっている欲求や不安を十分認識していないことがある.2回目のお産を迎えることになった1人の父親が,今度も妻のお産はうまくいっていると思い込んで,陣痛室へラジオを持ち込み,好きなフットボール試合の放送を聞こうとした.そのとき彼女はどれだけ見放された気持ちになったか,また彼女は,「どうすればよいか,私にはすでにわかっているものと思われていた」ので,どうしても夫に気持ちを伝える

ことができなかった，と後日語っている．最初の赤ん坊の時は，夫はいつも彼女のために役立ってくれ，育児にも参加してくれたという．この話をしている時彼女が気づいたことは，最初のお産の時は1人の産科の看護師が全経過中ずっと2人と一緒にいてくれたのに，2回目の出産の時は，だれもそばにいてくれなかったことである．「おそらく私たち2人なら，何とか切り抜けられると思われていたのでしょう．事実そうしたわけですから．私は気持ちがすっかり転倒していたので，その後数週間，気分が滅入ってしまいました．」もう1人の女性は，「お産のコーチ」("labor coach")をしてくれる友人がいた．この友人は，自分から最善の支援を提供できると真面目に信じて，お産の取り扱いを引き受けた．後日この母親が明かしたことは，自分はお産をもっと違ったように経験してみたかったのに，友人の気持ちを損なわないよう，ずっと気遣っていたという．こういう状況の場合は，ドゥーラ（または他の熟練した出産介助者）であれば，母親にすすんで自分の希望を表明させ，パートナーの考えや援助したいという希望を確認させ，それらを調整できるので，両親には互いに分娩をもっと違った形で受け止めるよう援助できたかもしれない．

　われわれの著者『マザリング・ザ・マザー』[1]で指摘しておいたように，このような継続的な情動的支援には，非常に高度な産科的利点のあることがわかった．通算すると7個の研究があるが，それらをまとめた結果，ドゥーラの存在は，帝王切開率を50%，分娩時間を25%，オキシトシンの使用を40%，鎮痛薬の使用を30%，鉗子の使用率を40%，硬膜外麻酔の使用希望を60%，それぞれ減少させることがわかった．

　助産師，出産看護師（childbirth nurse）またはドゥーラは，女性

3. 分娩中の情動的支援

であると想定されており，またその結果としていくつかの利点が生まれてくると考えられている．分娩中の女性には通常，そばにもう1人女性がいれば，心理的な抑制が少なくなるという．同性の人がいれば，生理的な機能について気安く話し合うことができるものである．その上，「母親らしさ」という，優しい，平静な，温和な，感受性のある，慈しみ深い特性は，われわれの文化では女性に由来するものである．

　実際の分娩となると，医療提供者が責任をもつようになる．看護師，助産師または産科医が分娩を介助する一方で，ドゥーラは父親と一緒に母親のそばにずっととどまっている．出産後は，参加した者全員が両親に，特に新しい母親に，お産をやりとげたことに対して祝福をおくることになる．

　理想的には，分娩翌日にドゥーラまたは看護師が新しい家族と面会し，お産に関する記憶，疑問や心配事がないかどうかを尋ねてみるとよい．両親にとって大切なことは，出産経験を話し合い，積極的な感情を全部，また適切と思われる場合は，否定的な感情までわかち合うことである．またほとんどの母親は，お産の経験には多くの欠落部分があるので，話し合うことで詳細な事実を知ることができ，自分たちが参加したお産について新しい認識を得ることができる．母親はよく自分には十分なお産ができず，なにか間違ったことをしたのではないかと思うことがある．お産全体をもう一度話し合うようにすれば，自分たちの陣痛・娩出の時期になにが起こっていたかを理解することができる．母親の発揮した力や，その体が大古の昔から続いてきたお産という生物学的過程をうまくたどることができた事実を指摘してあげれば，母親としての自己像を高めるよい機会となる．たとえ合併症が発生しても，母親はお産の体験を全体

第2章　出産

として見直し，さらにその経験を再構築できるよう援助してもらうことができる．

4．情動的支援の母親の行動および態度に及ぼす影響

　われわれは，出産という女性の生涯で最も意義深いしかも短いこの時期について，徹底的に研究を行ってきた．その理由は，分娩中に受けるケアが，家族，自分自身，特に新しく生まれた子どもに対する態度や感情および反応の仕方に著しく影響するからである．これらの影響について行った研究の1つに，ドゥーラ支援のない場合とある場合の母親を対象に，分娩直後と6週後にインタビューを行った研究がある．ドゥーラ支援のあった母親の場合，女性として

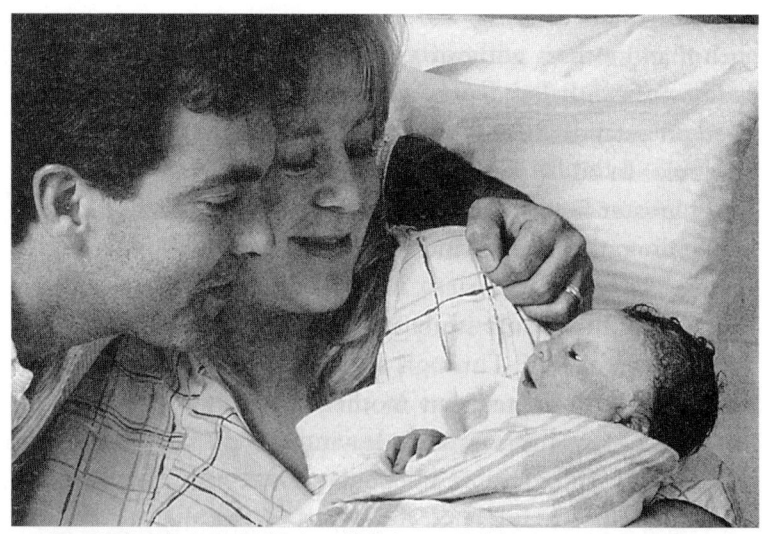

長いお産のあとのすばらしい贈りもの．写真はルロイ・ディアカー (Leroy Dierker) による．

の高揚した自尊心が生まれ，分娩にうまく対処できたと確信し，自分が想像していた以上にお産が軽かったと思うようになる．このような支援を受けた女性は，ドゥーラのいなかった母親よりは，出産後24時間は心配事が減少したという．ドゥーラ支援のあった母親は，なかった母親に比較して，産褥6週後，抑うつ症状を知る標準テストを施行してみると，あきらかに低い得点であった．さらにドゥーラ支援のあった母親は，補充用のミルクなしで母乳哺育をしかも自律授乳を高頻度に行っており，さらに長期間にわたり母乳哺育をつづけていたという[12]．

　中米グァテマラでわれわれが行った研究では，ドゥーラ効果のいくつかを予知することができた．グァテマラ人の母親を2群に分けて，標準化した条件の下で，分娩室から出た後の24時間，子どもと一緒にいるところを，一方向鏡を通して観察した．ドゥーラの援助を受けた母親は，ドゥーラのいなかった母親と比較すると，子どもとの間に情愛深い相互作用が多くみられ，子どもに微笑みかけたり，話しかけ，またよく愛撫する行動がみられた[13]．支援を受けた母親は，自分自身に対する考え方が変わったばかりでなく，自分の子どもに対しても違った見方をするようになった．もう1つの研究では，支援を受けた母親は，わが子との関係ができあがるのに，平均2.9日かかったのに対し，支援のなかった母親は9.8日間を費やしたという．このように愛着感情が生まれ，早くからわが子に一目惚れしてしまうので，母親は子どもとできるだけ一緒にいたいと思うようになった．また支援のなかった母親と比較すると，子どもが泣いたとき，頻回に抱きあげたと報告している[14]．

　この同じ研究をみると，ドゥーラ支援のあった母親は，支援のなかった母親よりも，子どもの特徴を描写するのに，あらゆる面で積

第2章　出産

極的な表現をしている．より多くの母親が，自分の子どもを，きれいで，賢そうで，元気で，扱いやすい子どもと感じているだけでなく，他の子どもよりあまり泣かないと思い込んでいたという．事実，支援を受けた母親は，「標準児」と比較して自分の子どもは「優良児」と思い込むが，一方支援のなかった母親は，「標準児」より「やや少し劣る」とか「それ以下」と感じていた．「支援群の母親はまた，対象群の母親よりも，赤ちゃんをより身近く感じており，うまく取り扱っているし，子どもとの交流がうまくできている」と報告している．またドゥーラ支援のあった母親は，高い率で子どもができたことを喜び，想像していた以上に母親になることが楽だと感じ，他のだれよりも子どもの世話がうまくできると思っていると報告している．それとは対照的に，ドゥーラなし群の母親は，母親業への適応が難しいと感じ，自分と同じ程度なら他の人でも自分の子どもの面倒がみられるのではと思ったという．

　出産に対する情動的支援で最も重要なの側面の1つは，全く予想していなかった内在化した部分であろう．すなわち両親のために備えられた，平静で養育的，受容的かつ「抱き込むような」モデルとしての側面である．母親らしいケアには，モデル化されたものが必要である．すなわち各世代は，前の世代が受けたケアから多くの恩恵を受けているのである．

　最近生後3か月になる双生児の母親がわれわれに話したことであるが，分娩中受けたドゥーラのケアが，自分の子どものケアに非常に強い影響を与えたという．その母親のお産が難しい段階に入った時でも，ドゥーラは常に冷静で気配りがいきとどいたという．この母親は，双生児のわが子が興奮しても，ドゥーラが示してくれた模範に倣って，自分も冷静を保っていることに気づいた．「私は2人の

4. 情動的支援の母親の行動および態度に及ぼす影響

子どもが興奮して暴れても、無我夢中であれこれ努力するようなこともなく、ドゥーラが分娩中私に対応してくれたと同じように、わが子に対応していることに気づきました。あの子たちは、私が冷静に応じているから、静かになれるのでしょう。今までの私なら、どう取り扱ってよいか困り果ててしまったと思います。不安が伝染する代わりに、冷静さが伝染したのでしょうか」と述べている。

われわれは、分娩中の支援があれば、以上のように非常に有利な影響が得られるという事実について、更に多くの研究が行われるよう希望する。情動的支援は、産婦1人ひとりにとってお産の本質的な構成要素であると確信している。それは、まさに出産時の母親の身体的および情動的健康を強化するばかりでなく、両親同士また親

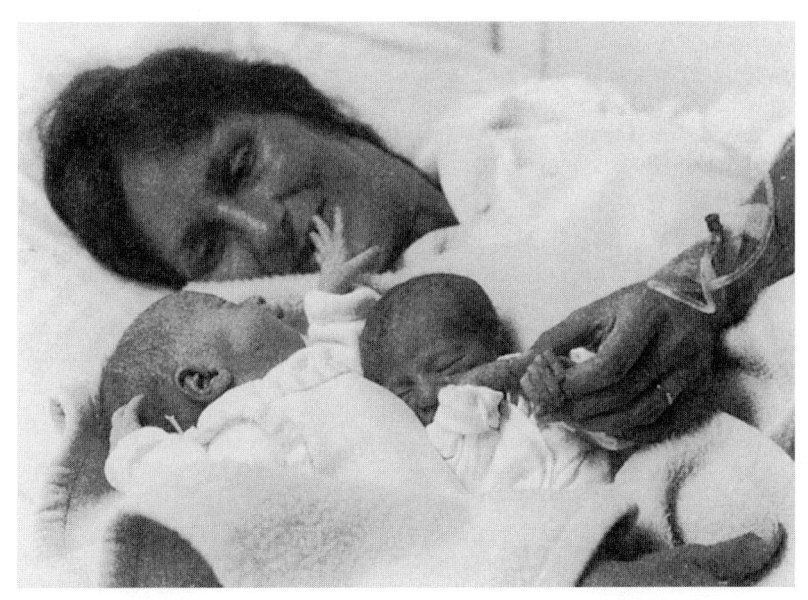

母親は双子の1人ひとりをよく知ろうとしている。写真はピーター・フリッツ (Peter Fritz) による.

第2章 出産

子を結びつける特別な関係を強めるためには,欠かせないものである.

● 文献

    1. P. Simpkin, "Just Another Day in a Woman's Life? Women's Long-Term Perceptions of Their First Birth Experience, Part 1," *Birth* 18 (1991): 203-10. P. Simpkin, "Just Another Day in a Woman's Life? Part 2: Nature and Consistency of Women's Long-Term Memories of Their First Birth Experience," *Birth* 19 (1992): 64-81.
    2. D. Korte and R. Scaer, *A Good Birth, a Safe Birth* (Boston: Harvard Common Press, 1992).
    3. M. H. Klaus, J. H. Kennell, and P. H. Klaus, *Mothering the Mother* (Reading, Mass.: Addison-Wesley/Lawrence, 1993).
    4. W. D. Fraser, S. Marcoux, J. M. Montquin, J. M. Christen, and the Canadian Early Amniotomy Study Group, "Effect of Early Amniotomy on Nulliparous Women," *New England Journal of Medicine* 328 (1993): 1145-49; J. F. R. Barrett, J. Savage, K. Phillips, and R. J. Lilford, "Randomized Trial of Amniotomy in Labor vs. the Intention to Leave Membranes Intact until the Second Stage," *British Journal of Obstetrics and Gynecology* 99 (1992): 5-9.
    5. I. Chalmers, M. Enkin, and M. J. N. C. Kierse, *Effective Care in Pregnancy* (New York: Oxford University Press, 1989).
    6. J. A. Thorp, H. Hu, M. Albin, J. McNutt, B. Meyer, G. R. Cohen, and J. West, "The Effect of Intrapartum Epidural Analgesia on Nulliparous Labor: A Randomized, Controlled Prospective Trial," *American Journal of Obstetrics* 169 (1993): 851-58.
    7. L. Fusi, J. A. Maresh, P. J. Steer, and R. W. Beard. "Maternal Pyrexia Associated with the Use of Epidural Analgesia in Labor," *Lancet* 333 (1989): 1250-52.
    8. M. C. Klein, R. J. Gauthier, S. H. Jorgensen, J. M. Robbins, J. M. Kaczorowski, B. Johnson et al., "Does: Episiotomy Prevent Perineal Trauma and Pelvic Floor Relaxation?" *Journal of Current Clinical Trials* (serial on-line, July 1, 1992), Doc. No. 10; Argentine Episiotomy Trial Collaborative Group, "Routine vs. Selective Episiotomy: A Randomized Controlled Trial," *Lancet* 342 (1993): 1517-18.
    9. P. Simpkin, *The Birth Partner* (Boston: Harvard Common Press, 1989).
    10. K. laus, Kennell, and Klaus, *Mothering the Mother*.
    11. Ibid.
    12. W. L. Wolman, "Social Support during Childbirth: Psychological and Physiological Outcomes" (master's thesis, University of Witatersrand, Johannesburg, 1991).
    13. R. Sosa, J. H. Kennell, M. H. Klaus, and S. Robertson, "The Effect of a

4. 情動的支援の母親の行動および態度に及ぼす影響

Supportive Companion on Perinatal Problems, Length of Labor and Mother-Infant Interactions," *New England Journal of Medicine* 303 (1980) : 597-600.

14. W. L. Wolman, B. Chalmers, G. J. Hofmeyr, and V. C. Nikodem, "Postpartum Depression and Companionship in the Clinical Birth Environment : A Randomized, Controlled Study," *American Journal of Obstetrics and Gynaecology* 168 (1993) : 1388-93.

第3章
新生児の能力

　絆は2人の人間の間に生まれてくる．出産直後から両親と子どもの間に何が起こるのかを十分理解するためには，両親の経験だけでなく，生後数分間・数時間および数日間に示す新生児の応答性とすばらしい能力について知る必要がある．

1．新生児の意識状態

　新生児を理解するためのカギは，ハインツ・プレヒトル（Heinz Prechtl)[1]とピーター・ウルフ（Peter Wolff)[2]が新生児を忍耐強く観察した研究に始まる．彼らは新生児について，覚醒時と睡眠時の1つひとつの動きを，昼夜にわたり長時間詳細に記録した結果，新生児の正常な行動を6つの異なった意識状態にまとめあげることができた．この6つの異なる意識状態（state）は，覚醒と睡眠の程度によ

第3章 新生児の能力

るもので,各意識状態には,それぞれに特異的な行動がみられる.

自分の赤ん坊を注意深く観察してみると,この6つの意識レベルがよくわかるようになる.2種類の睡眠状態,すなわち静睡眠と動睡眠,3つの覚醒状態,すなわち静かに覚醒した状態,活発な覚醒状態および啼泣である.もう1つのもうろう状態は,睡眠と覚醒間の移行的状態である.

生後最初にみられる意識状態では,新生児は静かでしかも覚醒した意識状態を保っている.この静かに覚醒した状態(静覚醒,quiet alert state)は,友人が自分の話に耳を傾けているときのように,注意力を集中している状態によく似た意識状態である.赤ん坊の上体と腕は,両親の抱き方に応じた形をとり,小さな手は,親の肌に触

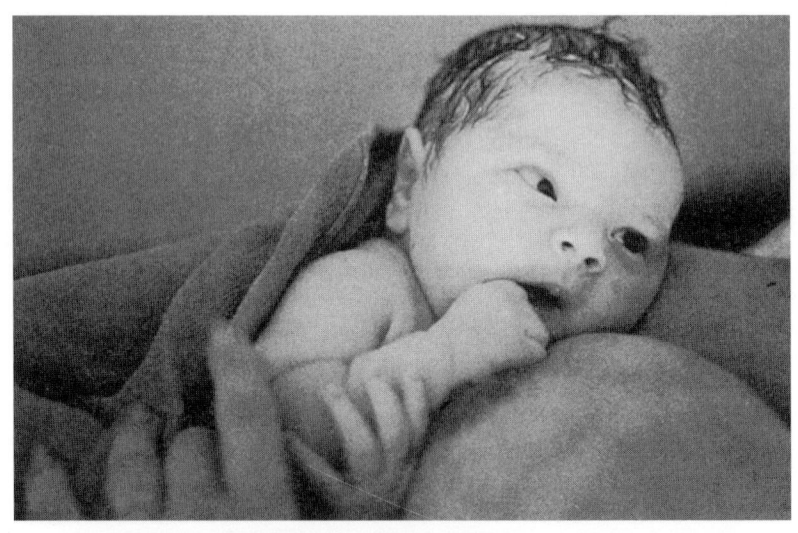

これは生後2分以内の新生児が静かに覚醒している状態で,母親と目と目を合わす視覚接触を行っている様子を示す.写真はスーザン・アームズ(Suzanne Arms)による.

れ，母親や父親をまっすぐ見つめている．この意識状態では，新生児は両目を大きく開き，生きいきと輝いており，特に子どもと遊ぶのが楽しくなる．赤いボールを目で追い，画像を選択したり，また母親の表情を模倣したりする．

正常な新生児であれば，出生直後，最初の1時間以内に，静覚醒の状態が平均40分間にわたって続き，この間に母親や父親の顔や目を見つめたり，声に反応する[3]．それはあたかも新生児が両親との出会いに備えて十分習熟してきたかのように思われる．（これはおそらく事実であろう．睡眠と覚醒状態は，出生のはるか以前から始まっているからである．この意識状態では，運動は抑制された状態で，子どもの全エネルギーは，見ること，聞くこと，反応することに集中されていく）．

生後1週間は，正常新生児は1日24時間のうち約10%がこの覚醒した刺激を受けいれやすい状態にある．新生児はこの覚醒状態にあるときに，自分の周囲の環境を受け入れ，その環境に反応し順応していく．赤ん坊がこの状態にあるときには，子どもが周囲の世界を探索するかのように，ごく自然に好奇心を示す様子がよく理解できるであろう．

活発な覚醒状態（動覚醒，active alert state）にあるときは，子どもの様子は全く違ってくる．子どもは盛んに動き回り，少し声を出し，部屋中を見回している．この状態は，赤ん坊が食べ物を欲しがっているか，泣き始める状態にもみえる．よく観察すると，赤ん坊は連続的な動きをするのではなく，ある特定のリズムをもった運動をときどき示すことがわかった．約1〜2分ごとに，腕，足，体，顔を動かす．これらの運動は，外界へ順応しようとする動きのようにみえる．研究者によっては，これは赤ん坊のニーズを両親に知らせる

第3章　新生児の能力

糸口として働くものだと考えている．また，これらの動きは見ていて興味深いので，両親と赤ん坊とのごく自然な交流を促しているのだと考える研究者もいる．これに似た突発的な体の運動は，妊娠の終わりごろの胎児にも認められ，母親の腹壁に感度の高い計測装置を当てておくと，検出することができる．

　もうろう（朦朧）状態（drowsines）と呼ばれる意識状態は，子どもが目覚めだしたとき，または睡眠状態に入っていくときにみられる．このとき赤ん坊にはたえず体動がみられ，時には微笑したり，しかめつらをしたり，口唇をすぼめたりする．目つきはどんよりした状態で，輝きがなく，見つめるようなことはない．眼瞼は垂れ下がり，目を閉じる瞬間，眼球は上方に回転する．

　静かな睡眠状態（静睡眠, quiet sleep state）では，子どもの顔面はリラックスし，眼瞼は閉じて動かない．体動はみられず，まれにびっくりしたような動きがみられ，ごくわずかな口の動きがみられる．この意識状態では，子どもは完全に安静状態であり，呼吸運動は，呼吸ごとに一定の空気を吸い込んでいるかのように，非常に規則的である．

　活発な睡眠状態（動睡眠, active sleep state）では，子どもの目は閉じているが，時には閉眼から開眼状態へまばたきがみられる．また，まぶたの下でよく眼球が動くのがみられる．急速眼球運動（REM；rapid eye movement）という用語は，この動睡眠状態で観察される眼球運動に由来するものである．動睡眠では，ときどき手足を動かす程度から，全身を動かすほどの体動がみられる．この意識状態では，睡眠中に奇妙な表情——しかめつら，微笑，眉間にしわを寄せるなどがよくみられ，物をかむような運動や，突然，吸啜運動が出現してくる．赤ん坊が目覚めるとき，それまでは，静睡眠

1. 新生児の意識状態

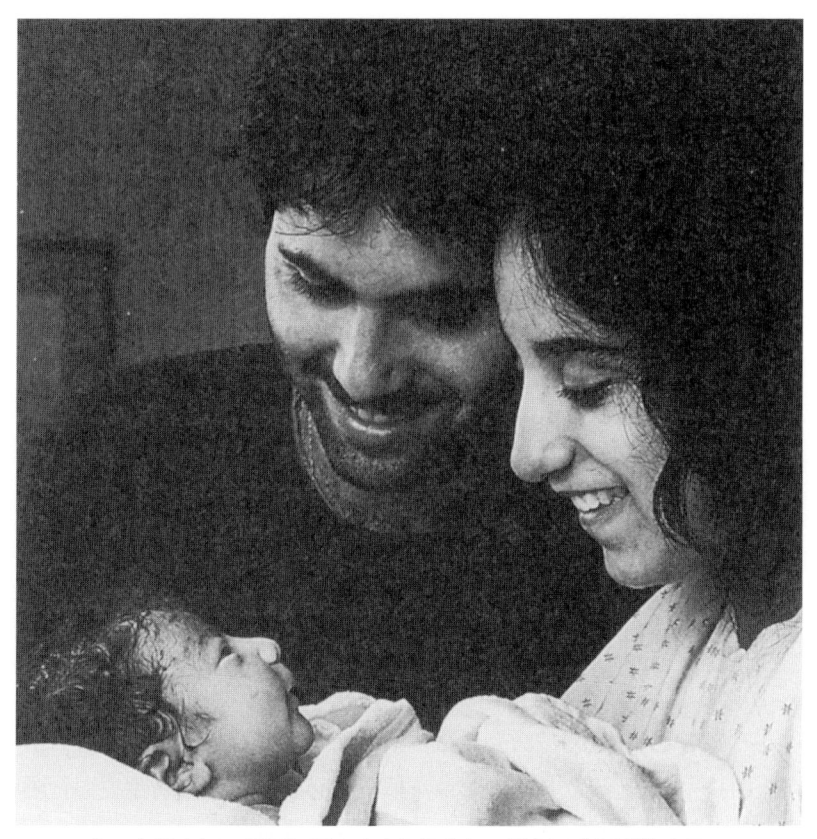

うっとりとして相互に目つめ合ううちに,最初の会話が始まる.
写真はスーザン・アームズ (Suzanne Arms) による.

より動睡眠状態がつづいているのが普通である.成人が夢をみているときは,このような REM 睡眠の状態である.この特徴的な睡眠状態のとき,はたして子どもが夢をみているかどうかはわからない.

新生児期では,子どもはほとんどの時間,昼夜の別なく約 90% は眠っており,母乳を飲ませるとすぐ寝入ってしまうことが多い.この睡眠時間の半分は,静睡眠に費やされ,あと半分は動睡眠に費や

される．この2種類の意識状態は，睡眠中約30分ごとぐらいで交互にみられる．

啼泣状態（crying state）は，子どもにとっては明らかなコミュニケーションの方法であるが，これは空腹か不快なときにみられる．大抵の母親は，この啼泣状態を変えるため，子どもを抱き上げてなだめ，肩まで抱き上げると泣きやむことを知っている．母親が泣いている子どもを抱き上げると，静かに目覚めた状態になるだけでなく，子どもが部屋中を見回して，周囲の世界を眺めるチャンスを与えていることになる．

それぞれ違った意識状態をよく知り，どういうときにその状態が起こっているのか，またそれぞれの意識状態で，どのような反応が期待できるかがわかれば，子どもをよく理解するようになるだけでなく，子どものニーズに微妙に応えることができる．たとえば，動睡眠にある新生児が，少しぐずり始め，体動がみられても，両親がこの状態は30分サイクルで起こっていることを知っていれば，優しい動きが覚醒状態で活発になってきたり，啼泣状態にならない限り，急いで授乳したり，おむつを換える必要はない．新生児の行動について，この6つの意識状態の型を十分理解すれば，新生児の不思議な世界が理解できるようになってくる．

2．新生児の知覚能力

a．視覚

新生児は出生直後から目が見えており，視覚的に反応することに，母親は早くから気づいていた．しばらくのあいだ，医師にはそのことが信じられなかった．しかし，30～40年前，研究者は，母親が間

2. 新生児の知覚能力

違っていなかったことを発見した．新生児は静かで意識がはっきりしているとき，絵を見せられると，それを眺め，ときどき1つの写真を注視することがわかった．研究者は新生児の瞳孔表面に反映する像がみられたとき，注視が起こっているのを認めたのである．

この方法を用いると，新生児は，抽象的な模様をみても，その中から好きなものを選択し，明暗のはっきりしたものだけでなく，明確な輪郭の模様に特に注目することがわかった．新生児が模様の端または輪郭を対比させて見ている場合は，眼球は網膜に最大限の刺激を受け入れるように動く．実際には，両眼は模様の方向をまともに見ており，単に眺めているだけでなく，上眼瞼をあげたり，目を「輝かせて」きたり，吸啜を止めたりして，注視している様子を示す[4]．赤ん坊は色彩を認識したり，特に人間の顔に注意を向ける．

赤ん坊が物を見たり注視する能力は，主として静かで意識がはっきりしているときに認められるので，子どものしぐさ (cues, キュー) に気づかない人には，見逃されてしまう．新生児に物が見えていることがわからなかったもう1つの理由は，新生児は生まれつき近視で，最初は遠方の物を見るように目を調節できないという事実と関係がある．新生児の視覚は，顔面から20～25 cmの範囲内なら最もよく見える．興味あることは，この距離は，母乳哺育の際に，子どもが母親の顔を見ているときの距離とほぼ同一だということである．物体が顔に接近しすぎたり，離れすぎると，焦点が合わず，ぼけて見えてしまう．新生児が物を注視したり追視するのを両親がテストしたいと思うときは，物体を20～25 cmの範囲に保てばよい．そしてその物体をゆっくり移動させる前に，子どもが注視していること（新生児はその物を直っすぐ見ていなければならない）を確認しなければならない．

動く物体に注目すると，それに焦点を絞ろうとする．新生児は目でそれを追い，ときどき頭も一緒に動かす．顔の前で25 cm ぐらいの距離を保ちながら，赤いボールをゆっくり動かすと，まず最初は目で追い，ついで頭を水平方向，時には垂直方向にも顔を向けていく．赤ん坊は，最初は一生懸命に注目するが，数分後には，少し興味を失ってしまう．そして他の方向を向いて，時にはもうろう状態となって，寝てしまうか，明らかに興味のなくなったイメージを，あたかも「消してしまう」かのような行動をする．

研究者によると，新生児は模様の内部にある細部よりも外側の輪郭をなぞる傾向があるという．同じように，新生児が人の顔を眺めるときには，普通は輪郭をなぞり，ついで目や口の方へ目を向けていく[5]．特に目を夢中になって眺める．新生児は視覚的反応を活発に示す．意識がはっきりしていれば，ごく自然に周囲を見回す．また新生児は，奥行もわかるようで，接近してくる物体に対して，明らかに防御するような反応を示す．新生児は複雑さ，多様さ，また動きに好んで注目し，視覚的に記憶することができる．

また新生児は，視覚的な情報を処理することができ，自分が見たことを覚えており，その情報を利用することができる．新生児に同じ絵を長時間見せると，あたかも退屈したかのように，眺めている時間が短くなってしまう．しかし，新しい違った絵を見せられると，新たに興味を示すようになる．この現象は，「目新しさへの反応」（"response to novelty"）と呼ばれ，すでに見ていた絵を記憶する能力のあることを示している．最新の研究成果によると，新生児は母親を認識し，実際その顔を覚えているという．新生児にこのようなすばらしい視覚的認知と記憶力があるということは，子どもの視覚能力は，単なる目の動きではなく，さらに高度な大脳機能に基づい

2. 新生児の知覚能力

ていることを示している．

　静かな覚醒状態では，新生児の目が輝き，大きく見開いていると，体動や吸啜運動が止まり，じっと動かなくなる．このような生きいきした視覚的注目の時間は，ごく短く，出生直後にみられたり，新生児期初期を通じてみられ，ヒトの相互作用にとって最も大切な要

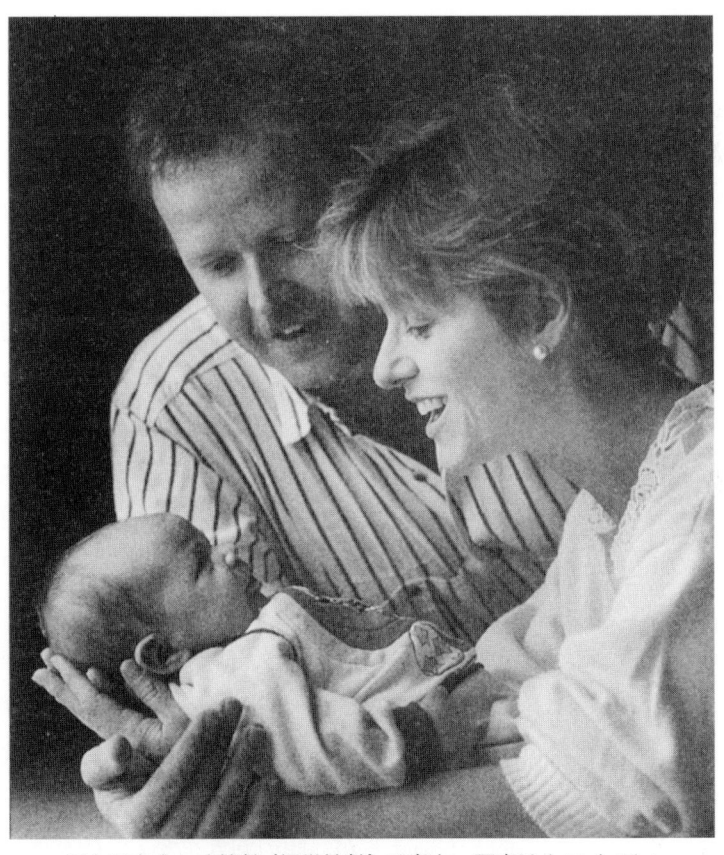

目と目を合わす接触（視覚接触）の魔力．写真はルロイ・ディアカー（Leroy Dierker）による．

素である目と目を合わす接触に，新生児をひき込んでしまう．このように見つめ合いながら，最初の対話が始まる．すなわち両親と子どもは，磁石でひきつけられるように，コミュニケーションにひき込まれていく．

b．聴覚

　胎児は，生まれる数か月前から，すでに聴力が十分発達している[6]．出生後は，音の種類（たとえば，ブザーの音，ベルの音），音の強さと高低，声の違い，聞き慣れた音とそうでない音などを，それぞれ区別することができる．新生児は音の聞こえてくる方向を確定することすら可能である．

　小さいベルを鳴らしてみると，まず目を向け，ついで音のする方向へ頭を動かして，音の方を向く．音のする方向を向くのは，人間が何気なく行う行動であるが，新生児には出生直後からこの行動がみられる．すなわち右側から音がすれば，右側を見て，左側から音がすれば左側を見る．このように音源のほうを見る能力は，うまく受け入れられようとする新生児の試みの一部であるのか，またはこの目と耳による反応は，2種類以上の知覚間に存在する多数の神経連絡の1つとも考えられる．これは環境をできるだけ十分体験できるようにした一種の適応性反応であろう．

　新生児は，人の声に最もよく反応を示す．両親は，子どもが静覚醒の状態のときに，高い調子の声で，一方の耳の近くで話しかけると，いろいろおもしろい行動を観察することができる．新生児はまず最初に，両親の声のする方向に目を動かす様子が観察される．その後，ほとんど同時的ともいえるが，頭の向きを変え，顔全体に輝きがみられ，目はやや少し大きく見開く．さらに新生児にアピール

するのは，話しかけることと顔を眺めることを同時に行うことである．新生児は，調子を高くした声によく反応する．多くの文化圏でも，母親と父親はお産のあと，子どもに最初に話しかけるときは，本能的に調子の高い声で話しかける．ノース・カロライナ大学の心理学研究者アントニー・デカスパー（Anthony DeCasper）は，天才的な一連の研究を行っている．彼は新生児が男性の声より女性の声を聞くと，よく反応することを発見した[7]．新生児は他の女性の声より，母親の声によく反応するが，新生児期のごく初期は，他の男性の声より父親の声によく反応するということはない．父親の声を認めるようになるのは，もう少し後になってからである．新生児が母親の声を好んで選択的に反応するのは，おそらく胎児期にたえず母親の声を聞いてきた結果と考えられる．また新生児は，胎児期後期に繰り返し聞いていた物語や音楽を記憶している．

C．触覚（タッチ）

皮膚は，体の中で最も大きな感覚器官である．触覚が早期から機能しているのは，胎児が胎児生活の初めから，暖かい羊水と組織に囲まれ，愛撫されているからである．新生児は，密着，暖かさ，触覚的な慰めを好む．一般に抱き締められるのを好み，あたかも巣ごもりするかのように，両親の体にぴったりはまり込むような姿勢をとる．世界中どの国の両親でも，ごく自然にわが子を抱き上げたり，抱擁したり，愛撫したり，揺り動かしたり，歩いたりする．しかもそれだけでなく，わが子をなだめるのに手の接触による愛撫運動を使用する．両親と子どもは，初めから互いにこの体験を楽しめるよう準備されているといえる．

新生児は，このほかいろいろな触覚にも反応を示す．温度の変化，

肌ざわり，湿度，圧力，疼痛などである．口唇と手は，最も感度の高い触覚受容器である．新生児が自分の指を吸うのを楽しむのは，おそらくこのためであろう．超音波映像法によると，胎児は24週頃からすでに自分の拇指を吸っている様子がわかっている．触覚は，新生児が自分を慰め，周囲の世界を探索し，接触を開始する重要な知覚手段の1つである．

d．味覚

新生児では，他の知覚器官と同じく，味覚も高度に発達している．新生児の好んで吸啜するものを観察した結果，微妙な味の区別ができ，食物中の化学物質をごく少し変えただけでも，舌でよく味わい分けるという．甘味を増すと喜ぶようで，ごくわずかでも，塩分や酸度や苦味のある液体に対しては不快感を示す[8]．

e．嗅覚

新生児は，違った匂いを区別したり，嗅ぎ分けることができる．最初は新しい匂いに反応するが，すぐ慣れてしまって，その匂いがなじみの匂いになると，反応するのをやめてしまう．新しい匂いが提示されると，その匂いのほうへ頭を動かすことで興味を示す．そして活動レベルや心拍数が変化する．生後6日の新生児は，自分の母親の匂いを嗅ぎ分けることができる[9]．

このように，新生児には信じられないような能力が備わっている．それは，家族との相互作用のため，この世界で生きていくため，新生児に準備された特性と考えられる[10]．赤ん坊は，両親を見つめ，親しく抱き締められ，両親の声に耳を傾け，母親から授乳してもらえるように生まれてきたのである．

● 文献

1. H. F. R. Prechtl and M. J. O'Brien, "Behavioral States of the Full-Term Newborn : The Emergence of a Concept," in *Psychobiology of the Human Newborn*, ed. P. Stratton (New York : Wiley, 1982).

2. P. H. Wolff, *The Development of Behavioral States and the Expression of Emotions in Early Infancy. New Proposal for Investigation* (Chicago, Ill. : Chicago University Press, 1987).

3. R. N. Emde, J. Swedburg, and B. Suzuki, "Human Wakefulness and Biological Rhythms after Birth," *Archives of General Psychiatry* 32 (1975) : 780-83.

4. R. L. Fantz, "Visual Experience in Infants : Decreased Attention to Familiar Relative to Novel Ones," *Science 146 (1964)* : *668-70.*

5. M. M. Haith, T. Bergman, and M. J. Moore, "Eye Contact and Face Scanning in Early Infancy," *Science* 198 (1977) : 853-55.

6. J. C. Birnbolz and B. R. Benacerraf, "The Development of Human Fetal Hearing," *Science* 222 (1983) : 516-18 ; P. G. Hepper and B. S. Shahidullah, "Development of Fetal Hearing," *Archives of Diseases of Childhood* 71 (1994) : F81-F87.

7. A. J. DeCasper and W. P. Fifer, "Of Human Bonding : Newborns Prefer Their Mothers' Voices," *Science* 208 (1980) : 1174-76 ; A. J. De-Casper and P. A. Prescott, "Human Newborns' Perception of Male Voices : Preference, Discrimination, and Reinforcing Value," *Developmental Psychobiology* 17, no. 5 (1984) : 481-91.

8. E. M. Blass, V. A. Ciaramitaro, *A New Look at Some Old Mechanisms in Human Newborns : Taste and Tactile Determinants of State, Affect, and Action*, Monographs of the Society for Research in Child Development, no. 59, serial no. 239 (1994).

9. A. Macfarlane, "Olfaction in the Development of Social Preferences in the Human Neonate." In *Parent-Infant Interaction*, Ciba Foundation Symposium 33 (New York : Associated Scientific Publishers, 1975).

10. M. H. Klaus and P. H. Klaus, *The Amazing Newborn* (Reading, Mass. : Addison-Wesley/Lawrence, 1985).

第4章
家族の誕生
出生直後の数分間，数時間

　「女のお子さんですよ!!」「男のお子さんですよ!!」新たに親となった者は，この言葉を聞くと，抗しがたい感情の高まりを覚え，安堵と喜びのため涙を浮かべる．赤ん坊がこの世に生まれたというこの瞬間，母親にも父親にも，なんとも形容しがたい何かが心に深く刻み込まれる．赤ん坊の体がぬぐわれ，外界に順応してしまい，母親は分娩第3期を終えると（胎盤の娩出，縫合が必要な場合はそれを終了したあと，ベッドにゆったりと落ち着いた段階で），両親と子どもは互いに知り合おうとする．母親，父親，子どもが共にいることで，子どもに，また母親の体に，そして両親の心と感情に，劇的な変化が起こってくる．われわれはこの瞬間を広範に研究してきたし，他の多くの学者も研究成果を残しているが，生後数時間以内に何が起こるかについて，いくつかの事実が次第に明らかにされてきた．

第4章 家族の誕生―出生直後の数分間,数時間

　それを明らかにする重要なカギの1つは,母親が最初に子ども抱き,手で触り,子どもをひそかにすみずみまで調べ始める時期,母親の様子と語りかける言葉について行った観察内容である.2人で一緒にして残されると,母親の関心は赤ん坊の目に集中し,あたかも「目を開けて私を見てちょうだい」と話しかけているように見える.赤ん坊の方も,両親に興味をもっているように見える.すでに前の章で述べたように,生まれて最初の45分間は,ほとんどの新生児は,静かで意識がはっきりしており,部屋の光が明る過ぎないときは,両目は輝き大きく開いた眼差しをする.新生児のその様子

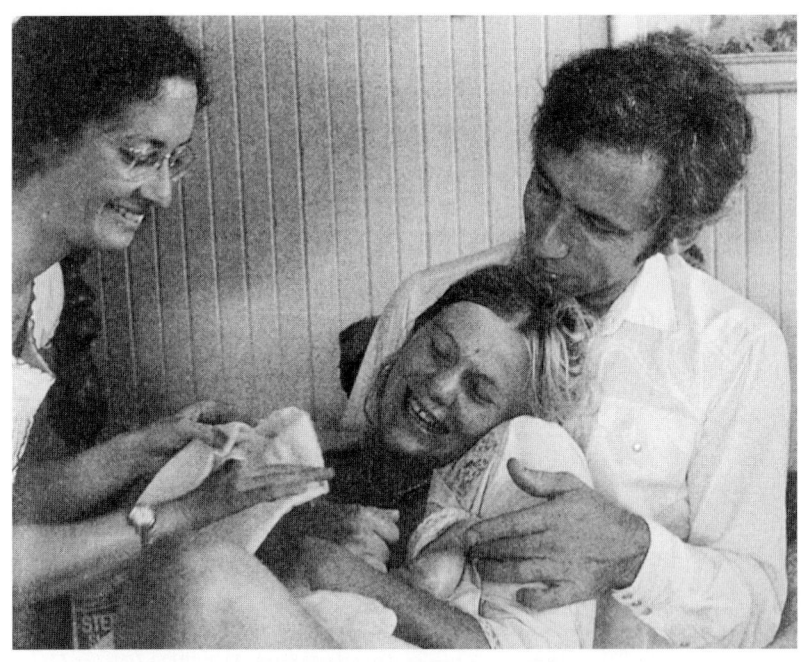

母親になったときの込み上げてくる喜び.写真はスーザン・アームズ (Suzanne Arms) による.

は，初めから両親と挨拶できるよう特別に準備されていたようで，両親とは，いろいろな形で相互作用が可能である．写真を用いた研究結果によると，赤ん坊の顔の特別なプロポーション——たとえば，広い額，ぽっちゃりした，丸い頬，そして輝くようなぱっちりした目などは，特に大人の興味をそそるという．

　生後にみられる活発な覚醒状態では，新生児には並みはずれた能力がみられるが，われわれの経験したいくつかの例に，その様子がうかがわれる．生後30分たったある1人の女の子が母親の腕に抱かれ，母親の顔を見つめていた．約15分後，母親は赤ん坊をもっとよく見ようとして鼈甲(べっこう)の眼鏡をかけた．その後赤ん坊は非常に奇妙な顔つきで母親を眺めるようになった．その子は明らかに母親の変化した様子を理解しようとしているようであった．母親はこの変化に驚きまた喜んで，眼鏡を取ってみた．すると，たちまち子どもの顔がリラックスするように見えた．ここでわれわれは，新生児には少なくとも3つの能力があることを認める．すなわち生後1時間の新生児には，見る，思い出す，変化に注目する能力がある．

　もう1つの例を見てみよう．男の子と両親が分娩室でお互いを見つめ合いながら，非常に親密で静かな時間を過ごしていた．その子は母親の腕の中に静かに横たわっていた．1人の看護師が入ってきて，やさしく告げた．「さあボビーちゃんを渡してください．体重を測りますから」母親の腕から子どもを受けとると，すぐ赤ん坊は訴えるように大声で泣き出した．その子はずっと静かな子だったので，皆はびっくりした．もう1人の看護師は，「ボビーちゃんをお母さんに返してあげたらどう？　その子は違いがわかっているようよ．体重なら後で測定したらよいから」と言った．母親の腕の中に戻った子どもは，再び静かになり，まったく満足げに落ち着いて，

第4章 家族の誕生―出生直後の数分間，数時間

再び母親を眺めだした．だれかが「この子は違いがわかるのよ．もう一度やってみましょう」と言った．同じように一連のことを繰り返したが，子どもは泣き叫び，母親と一緒になると再び静かになった．部屋に居合わせた医師や看護師は，子どもはお母さんに抱かれているほうがよいのだと全員同意した．「この子は，どこにいるのが一番ハッピーなのか，われわれにメッセージを伝えているようです．同じことを2度としないように」と看護師の1人が言った．生後数分間の赤ん坊でも母親から離されたとき，泣いて反応することは，すでに注意深く行われた研究で確認されている[1]．

3番目の家族の例では，父親はオペラ歌手で，妻の妊娠中ずっと生まれてくる子どものためにアリアを歌っていたという．出産したとき，父親はわが子を迎え入れるために，過去1か月間練習し歌ってきたアリアを歌った．赤ん坊は無事生まれてきたが，その子はゆっくり頭を父親のいる方向に向け，彼の声をずっと聞いている様子だった．出生後のこの時期にたとえ何が起こっても，その子は静かに注意深く興味をもって父親の声の方向を眺めつづけ，聞き入っていた．生後1時間がたったころ，父親が再度歌ってあげると，その子は顔を父親の方に向け，「アー，アー，アー」という声を出して反応した．その後しばらくして，この女の子をつづけて調査したが，生後3週のときにベビーベッドの中で，別の部屋で母親と父親が歌のリハーサルをしているのに耳を傾けているかのようにみえ，その音階練習の声に合わせるかのように声を出そうとしていた．多くの研究で，赤ちゃんは，出産後間もなく母親の声がわかることが証明されてきたが，父親の声にはそれほど早く反応しないといわれてきた．確かに上の例は特殊な例であるが，しかしこの子の周りには，それまで長いあいだ，特に音楽が流れていたのである．

上の3つの例は，間違いなく新しい両親の注意を引きつけるような新生児の能力を示している．両親にこのような経験が断たれると，親子の関係が非常に違ったスタートをすることがある．初産のシンシアは，分娩のときに夫以外の人には立ち合ってもらいたくなかったが，立ち合いを希望する他の家族に対してノーが言えなくなった．緊急帝王切開になったお産のあとすぐ，だれもが子どもの様子をみようとして，子どもの周囲に集まってしまい，拡大家族がカップルを圧倒してしまった．シンシアは，自分は赤ん坊と夫だけになりたいのに，その場を退いてもらうようだれにも言えなかった．彼女がやっとわが子と最初に2人きりになれたのは，子どもが連れ去られていった新生児室内であった．母親はそのよそよそしさに非常に困惑した感情を経験した．子どもをまったく身近に感じられず，それどころかわが子がなんとなく他人のような複雑な悲しい感情を味わった．

　この子の最初の1年間を通じて，シンシアは子どもとの良い関係を維持し，良き母であろうと極力努めてきたが，母親にはよそよそしい感じが持続して，いつも悲しい思いをしてきた．しかし，この子が最初の誕生日を迎えるころ，事情を詳しく話しているうちに，彼女は家族の人たちが，善意から干渉するような行動をとったことに怒りを覚えていたこと，また知らず知らずのうちに，この抑圧した怒りを子どもの上に置き換えていたことに気づいた．治療中に自分の怒りをさらに多く表現するようになると，怒りの感情は解消されていき，子どもをまったく違った目で見ることができるようになった．

　このような反応は，もっと弱い形でみられるのが普通である．また，多くは生後数日間で両親によって解消されていく．分娩中にあ

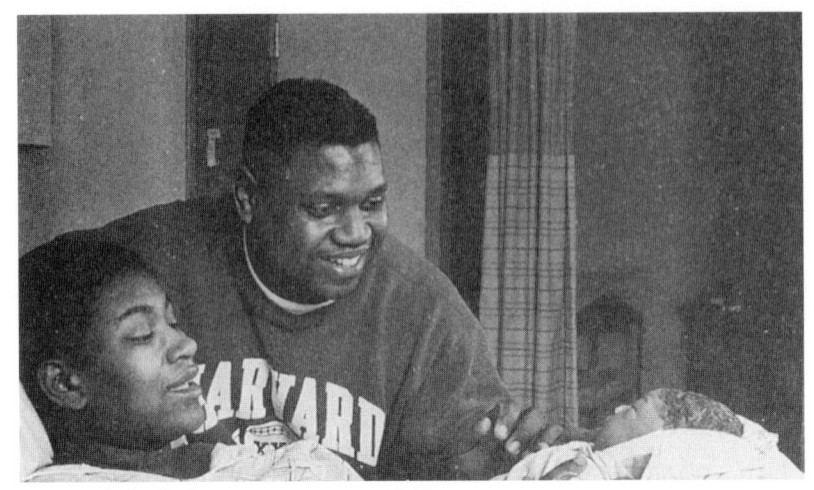

第4章 家族の誕生—出生直後の数分間,数時間

お産直後の最初の静かな時間.写真はルロイ・ディアカー(Leroy Dierker)による.

まり多くの人が立ち合うと,両親は非常に気持ちを乱されることになり,自然に起こってくる心理的過程を阻害されてしまう.われわれは数年間にわたりこの問題を研究してきたが,産科棟のケア提供者には,父親,母親そして新生児はいかに感受性の鋭い存在であるかを十分気づいてもらうよう努力してきた.分娩経過中の干渉や,出生直後の短い時間に気持ちが乱されると,重大な悪影響を及ぼすことがある.

1. 愛はいつ始まるのか?

親子が最初に会う瞬間がいかに決定的なものであっても,子どもに対する愛の感情が瞬間的に生まれてくるものではない.われわれが最初にこのテーマに関する本を出版して以来,多くの母親が生後

数分間あるいは数時間でわが子に対して愛の感情を感じなかったとして，苦悩と落胆を打ち明けるようになった．いくつか多少の違いのあることを説明しているうちに，われわれの研究は，絆は瞬間的に起こり，それが普遍的な事実であると解釈されてしまった．

初期のころわれわれがすでに文献に引用してきたが，現在は多くの研究者によって，このような神話には終止符が打たれている．たとえばイギリスの小児科医エイダン・マクファーレン（Aidan MacFarlane）らは，オックスフォードで母親97人に対し「お子さんに対してはじめて愛情を感じるようになったのはいつですか？」と質問した．回答は次のようであった．妊娠中が41%，出生時が24%，生後1週が27%，生後1週以後が8%であった．同様な結果が最近報告されている[2]．

さらに早い時期に初産の母親2群について調査しているが，最初にわが子を抱いたとき一番強く感じた気持ちを思い出してもらったところ，40%の母親は特別何も感じなかったという[3]．1人以上すでに子どもをもった母親40人では，25%の人が同じような感情をもったと報告している．両群の40%が，愛情をすぐ感じたという．両群の大多数の母親は，生後1週以内に，わが子に対する愛情が生まれてきたという．出産後母親に愛情が生まれてくる時期は，人工破膜が行われた場合，また分娩が延長し疼痛が強かったとき，また母親に鎮痛剤を比較的自由に投与された場合には遅延することが多い．多くの報告によると，母親や父親の子どもに対する愛情や特別な感情は，ひとたび自分たちが一緒に静かなプライベートな時間をもつようになると生まれてくるという．親はそれぞれ違ったやり方で，違ったペースで新しい子どもを受け入れていく．

最近1人の母親がわれわれに次のような話をしてくれた．彼女は

第4章　家族の誕生—出生直後の数分間，数時間

正常新生児のケアに長年の経験をもった人であるが，最初の子どもをある病院で出産し，入院中はずっと母子同室で過ごしたという．お産のあと，彼女はわが子を注意深くチェックしたが，子どもは呼吸は正常で，健康で全身ピンク色でまったく正常であった．彼女はひきつづき授乳したり，ケアをしていったが，その子どもに胸のときめくような気持ちは何も感じなかったという．出産後36時間が過ぎたころの夕方，彼女は子どもと2人きりになってその子の目を見ていたとき，急にすばらしい幸福感が湧き上がってきた．その瞬間，彼女は，この子は世界中で一番完璧で一番すばらしい，一番よく自分を感じとってくれる赤ん坊だと実感したという．彼女は，子どもに対して信じられないような愛情を実感したのである．

　どのような経緯でこんなことが起こったのだろうか？　生まれたばかりの子どもに対して愛情が早期に生まれてきたり，逆になかなか生まれてこなかったりするのは，どういう因子によるのだろうか．違った経験をした母親の一例として，著者らの1人の患者をあげてみよう．その女性は，妊娠したとき，3か月の有給休暇のうち，自分の雇用状況を考えて2か月だけとるよう計画した．出産後できるだけ早く職場復帰しなければならなかったので，母乳哺育を開始するかどうか迷っていた．彼女のお産は遷延した．オキシトシンを徐々に増量して投与するのに耐えられなかったので，硬膜外麻酔が行われた．麻酔が開始されて後，一時的に胎児心音が低下したとき，夫は心配し不安になってしまった．

　出産後母親は疲労困憊し，夫は小児科医が「お子さんは正常です」と言ってくれた後でも子どものことが不安であった．この病院では，新生児をすぐウォーマーの下に置き，体の水分を拭いて，計測を行い，簡単な診察が行われた．そのあと母親には短時間子どもを抱か

せたが，非常に疲れていたので，授乳のとき以外は，子どもは新生児室に入れられていた．

退院直前に小児科医と母乳哺育について話し合い，たとえ1か月でも利点の多いことを知った．そのとき彼女は本当の心配事を伝えた．それは，子どもに愛着を感じすぎると，子どもをおいて常勤の仕事に復帰できなくなるのではないかと悩んでいることであった．小児科医は，両親ともう少し時間をかけて話し合ったが，母親が自分の気持ちをよく考えてみること，また子どもを家に残さざるを得ない事情を嘆くままにまかせた．次の日夫が訪ねてきて，自分たちがどれだけ強く子どもを愛しているかを説明した．そのうえ夫は，おそらく難しいかもしれないが，妻は母乳哺育をするよう決めていたことを説明した．彼女は6か月半，自分の事務所で搾乳ポンプを使って母乳哺育を続けた．十分な時間と元気づけのあったおかげで，彼女は葛藤をなんとか克服して，子どもに対する深い絆をもち続けることができるようになった．

情緒的な問題が妊娠中に解決されなかったり取り上げられないままだと，子どもが生まれてから再度出現することがある．両親と子どもの間には，複雑な筋書が次々と展開されるようになり，その筋書はそれぞれの親子によって違ったもの，それぞれの背景，経験そして現在の生活状況によって変わってくる．

妊娠に立ち合わなかった父親でも，なかには出産の瞬間から，感情が湧き上がってくるのを感じる人もある．子どもに対して非常に強い愛情を経験するにつれて，自分でも驚くような考えや気持ちをもつようになる．

出産後ある時期になると，完全に子どものことばかりを考えていると思っていた母親が，自分自身の子ども時代の記憶や思いが，子

どもの生まれる前に意識した内容とは違った形でよみがえってくることがある．たとえば，1人の母親が初めてわが子の顔をよく眺め，その子の目に見入っていたとき，まったく予期しなかったが急に悲しくなったと述べている．その後すぐ，彼女は自分の母親に自分を見てくれるよう努力しているような印象をもったと述べている．彼女が思い出したのは，彼女の母親が自分を産んだとき，うつ状態になり，しばらくのあいだ子どもの顔を眺めることがなかったと言われていたことである．彼女は自分の母親とのあいだで経験していたことと，現在の状況とを離して考えられるようになると，はじめて自分の子どもを喜んで楽しむことができた．

　わが子に愛着をもつようになるには，多くの経路があるので，母親が生後直ちに愛情を感じられないと，驚いたり失望することがあっても当然のことである．母親や父親によっては，それぞれ独自のペースがあるため，時間を費やしたり，予期せざる出来事に邪魔されたりしても，母親や父親は鋭敏な感覚をもっているので，一目でわが子に惚れ込んでしまうであろう．本章の終わりには，そのための援助策を勧告の形で述べる．

2．早期接触の強さ

　前の章ですでに述べたように，母親と子どもは，豊かな内的能力をまさにこの早期接触の瞬間に発揮するのである．したがってこの時期にケア提供者にとって最も重要な責務は，自然に備わった能力を開花させることであり，介入することではない．

　新生児の驚くべき能力のうち最も劇的なことは，出産後母親の腹部に赤ん坊を静かに寝かせると，腹部から乳房に向かって這い上

2. 早期接触の強さ

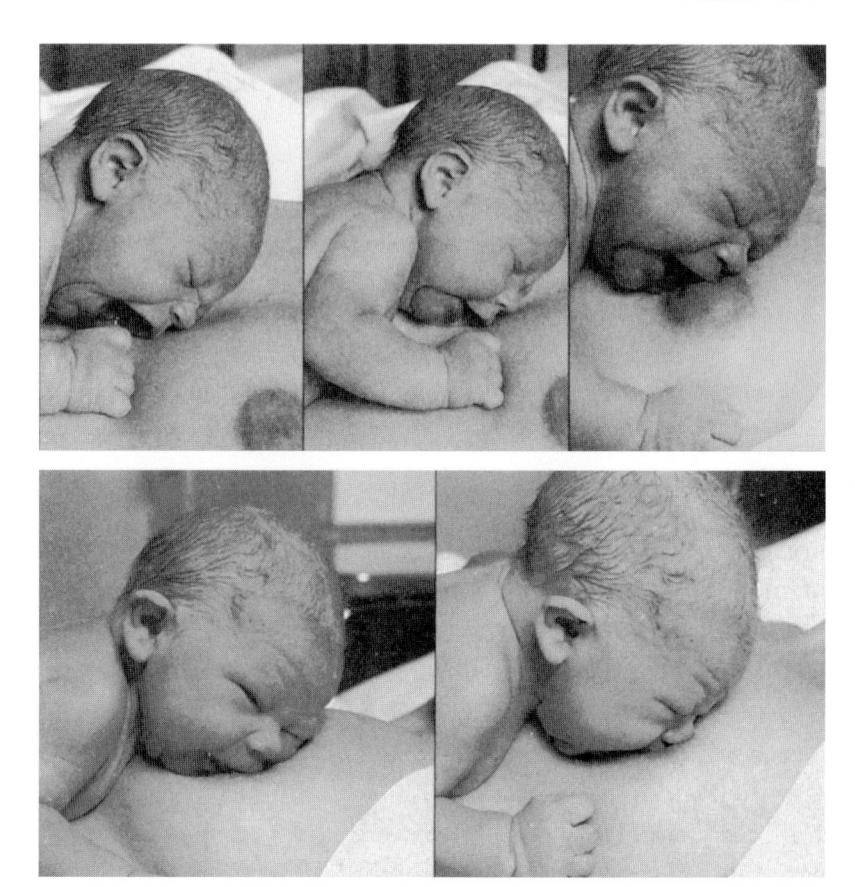

生後1時間以内のこの男の子は、まったく自力で母親の体を這い上がっていき、乳房に吸いつく。写真はレナート・リガード（Lennart Righard）提供による。

がっていき、乳首を見つけて吸い始めることである。この信じられないような能力は、スウェーデン研究者によって報告された[4]。その様子は上の一連の写真に示すとおりである。分娩中母親に鎮痛剤が使用されていない場合、子どもの体を拭いて母親の腹部に乗せ、母

親の体温とタオルで保温された状態で，しかも 70 分間母親と一緒にしておくと，子どもは 4 つの段階を経て，最後は母親の乳首を吸い始める．新生児は最初の 30 分間は，安静にしており，母親をときどき下から眺めている．30〜45 分のときには口をもぐもぐさせたり，唇を鳴らしてみたり，また，よだれをたらしたりする．その後，主として下肢を使って少しずつ上方へ動き始める．子どもが母親の乳首の高さまで移動すると，口を大きく開いて自分の頭を勢いよく左右に動かし始める．乳輪（乳頭周辺の褐色の部分）に向かって何回か試みたうえ，やっと吸いつく（第 5 章参照）．新生児は乳頭の匂いに惹かれて乳房まで達するようである．右側の乳房を石けん水で洗っておくと，新生児は左側の乳房に這っていき，逆の場合も同じである[5]．

　母体に鎮痛剤を投与せず，生まれた子どもを生後数時間，母親と一緒に居させて，沐浴，ビタミン K や点眼をせずにおくと，16 人中 15 人の新生児に同じような腹ばいによる移動がみられ，うまく乳首に吸いつく行動が観察された．新生児は新しく発見されたこのような過程を経て，出産のストレスから回復した後のもっと適切な時期に乳房の吸啜を始めるのであろう．助産師レイブン・ラング（Raven Lang）による家庭分娩の研究によると，母親が乳房を吸わせようとしても，最初は吸啜しないことがよくあるという．むしろ母親が乳首を与えると普通よくみられるのは，それを舐める行動である[7]．

　またスウェーデンの研究者によると，生後 1 時間以内に子どもの唇が母親の乳頭に接触すると，その後も接触しなかった母親と比較すると，入院中，母親は自分の部屋にできるだけ長い時間子どもを残しておこうとしたという[8]．多数の研究によって証明されたことであるが，生後 1 時間以内の子どもに乳を吸わせると，母子ともに

2. 早期接触の強さ

母乳哺育に成功する率が高くなり，その結果数か月にわたって母乳哺育するようになるだろうという．また別のスウェーデン研究者が証明したことは，正常新生児の体の水分を拭い，裸のまま母親の胸部に置き，毛布で覆うと，精巧なハイテク技術を利用した加温器を用いて保温するため，母子を分離してしまうよりも，体温をはるかによく保つことができるという[9]．また同じ研究者による発見であるが，新生児を母親と肌と肌を密着させておくと，タオルにくるんでコットに収容された新生児と比べて，ほとんど啼泣することがなかったという．このような特徴――新生児の這い上がる能力，母親の乳頭の感受性，母親の胸部の保温能力――1つひとつが環境順応過程であり，数万年も前から人間の体に組み込まれていたもので，ストレスのはるかに多かった時期でも，子どもの生命を維持するように働いていたものと考えられる．

　母親の行動で出生数時間以内にみられるもう1つの特徴的な行動は，すでに数名の研究者によって報告されているように，母親の最初はためらいがちな，優しい接触行動である．看護研究の先駆者であるレバ・ルビン（Reva Rubin）によると，3日間にわたり母親とその新生児を観察した結果，母親はわが子の様子がわかるようになるまで，ある一定の順序で接触行動をすることに気づいた[10]．同じ研究者らによるもう1つの研究では，生後数分後または1時間後，母親のすぐ横に裸のまま新生児を寝かせ，しばらく様子を観察しているが，母親はある行動パターンで子どもに触る傾向がみられた．すなわち子どもの腕や下肢を指先で触り始め，7〜8分以内に子どもの体や頭部を手のひら全体で優しくマッサージしたり，なでたり，包み込むような接触をした[11]．このように母親は最初の3分間は，その52%を指先による接触を，28%を手掌による接触を続けたとい

う．しかし，最後の3分間観察（7〜10分までの間）では，この順番が逆転した．指先による接触は著しく減少し，手掌接触はその時間の62%にまで高率にみられた．

前述したラングが家庭分娩について行った研究では，母親は常に子どもの皮膚を，顔面から始まってたえずこするように触れる様子を観察している．こする行動（rubbing）は，指先を使って行われ，普通は優しくなでるような運動である．この行動は，胎盤娩出前および最初の母乳哺育前にも観察された．

さらに最近の研究では，母親が最初子どもに触れるとき，やや違ったアプローチをすることがわかった[12,13]．研究時の環境，分娩後母子が離されていた時間，また母親の文化的背景といった因子の相違によって，研究結果に変化がみられたのであろう．

スウェーデン研究者の観察結果によって，一連の接触行動の意味についてさらに深く考えることができるようになった[14]．新生児とは関連のない成人（医学生）が，新生児との接触行動に両親と似た一連の行動を示すことを観察した．このような一連の接触行動は，人間が子どもに接近するときに示す自然な過程なのだろうか？　生物としてのわれわれの体内に組み込まれた行動であろうか？　あるいはごく単純に大人が小動物に接近する方法として学習した行動だろうか？

母親または父親の子どもに対する行動は，次のような複雑な因子の組み合わせから生まれてくるものである．すなわち，子どもの両親に対する諸反応，両親の遺伝的才能，家庭内外の個人間関係の歴史，今回または前回妊娠での経験，広範囲にわたる文化的慣習や価値の同化度，また自分の両親に育てられた方法などである．その他の因子としては，病院の看護師および医師の態度，意見，医療内容，

2. 早期接触の強さ

すなわち分娩中母親が短時間でも1人にされたかどうか，生後数日間以内の母子分離の程度，子どもの気質と全体的な健康度など，すべてが明らかに両親の行動に影響を与えてくる．これら出生時のいくつかの経験によって，両親の態度と行動に大きな衝撃を受けたとしても，出生という危機的状況のなかで，またその後の数日間で，その影響が有利にも不利な方向にも変えられたり，そのまま影響を受けてしまうことがある．

ウィニコット（Winnicott）は，この時期について次のような観察を行っている[15]．

> この危機的時期に働いている大きな力をどう表現してよいかわかりませんが，何が起こっているかをなんとか説明してみようと思います．たいへん不思議なことが起こっているのです．母親はおそらく肉体的に疲労して自制力を失っており，多くのさまざまな方法で，熟練したケアを看護師や医師に依存しているのですが，同時に母親は赤ん坊に十分わかる仕方で世界を知らせることのできる，ただ1人の人間なのです．母親はどうしたらそれができるかを知っています．それは訓練によってではなく，また賢いからでもありません．ただ自然な母親だからです．母親がおびえていたり，赤ん坊が生まれたとき，見ていなかったり，あるいは権威筋によって授乳目的にふさわしいと考えられた決まった時間にだけ，赤ん坊が連れてこられたりしたら，母親は自然な本能を発揮させることはできません．そんなやり方ではうまくいかないのです．

早期接触の強烈な力によって，母親の子どもに対する愛着が形成される様子は，著者らが経験した次のような特異なエピソードによって明らかである．1つはイスラエルで，もう1つはアルゼンチン

第4章 家族の誕生―出生直後の数分間,数時間

での話である.

　それはイスラエルの病院で起こった新生児取り違え事件である.その事件では,2人の母親に故意からでなく,取り違えて子どもが手渡され,帰宅した後もケアが続けられていた.2週間目の検診の際,間違いだったことがわかり,それぞれの家族に返そうとした.しかし,すでに14日間世話してきた子どもに対する愛着が非常に強かったので,それぞれの母親は返すのが難しくなってしまった.一方,夫のほうは,自分たちの家族に特有な顔つきやその他の特徴を認めたので,誤りをただすよう強く要求した.

　アルゼンチンのブエノスアイレスでも,同じような新生児の取り違えが発生した.しかし母親が入院しているあいだに発見された.2つの家族は非常に立腹し,病院の職員と話したり協力することすら拒むほどであった.しかし1人の賢明な新生児科医がいて,2人の子どもと一緒に同じ部屋で,2人の母親が一晩過ごしてはという提案をした.最初の数時間は,初めから手渡されていた赤ん坊を抱きながら,口をきこうともしなかった.とうとう1人の母親が言った.「あと20時間はここにいるのだから,少なくとも話だけはしましょう」.1人の母親がこのように話しているとき,もう1人の母親に抱かれていた新生児が,彼女の方を向いたのに気づいた.またその瞬間,母親はその赤ん坊の顔が自分の顔つきに似ているのに気づいた.それからは,1人の母親が話すたびに,他の子が反応することがわかってきた.1人の母親の声の様子が,もう1人の母親に抱かれている赤ん坊には聞き慣れた声だということが2人にははっきりとわかった.それぞれの母親は,互いに手渡されていた赤ん坊に,家族の特徴を認めあうようになった.その結果,母親はそれぞれ,自分の産んだ子どもを喜んで受け入れるようになった.

2．早期接触の強さ

　長年にわたり，母子同室制(rooming-in)——すなわち出生後母親と子どもが一室にいること——の影響について研究されてきたが，産褥期初期の母子接触の重要性が確認されるようになってきた．約50年前，米国のデューク大学で母子同室制が導入されたあと，その影響は母乳哺育の増加と，退院後の医師への不安げな電話相談の数が減少するという形で現れた[16]．スウェーデンの研究では，無作為的に母子同室制を行った母親は，それをしなかった母親と比較すると，前者は育児に自信をもち，適性を実感し，わが子の啼泣に対し強い感受性をもって反応することがわかった[17]．タイでのごく最近の研究では，恐ろしいほど多くの新生児が母親によって見捨てられていた病院で，母子同室制と早期接触を導入すると，悲惨な拾て子の数が年間33人から1人と有意に減少した[18]．同じようにフィリピンやコスタリカでも，母乳哺育と早期接触および母子同室制を導入したところ，産科病院での子ども遺棄の数が著しく減少した〔なお，この方法はフィリピンでは，ベビー・フレンドリー・イニシァティヴ (Baby Friendly Initiative) の一部として行われた〕[19]．

　これらの研究結果は，すべて出生後数時間・数日間に起こる出来事は，母親にとっては特別な意義があることを示唆している．母親を問題にする場合，ウィニコットは早期接触が重要なもう1つの理由を，次のように述べている[20]．

　赤ん坊と若い母親が早期接触を体験することで，私が最も重要だと思うことは，自分の子どもは正常であるという安心感を母親に与えることです．出産当日は体力の消耗が激しいので，子どもと親密になり始めることはできません．しかし，母親がお産直後から自分の子どもを知りたいと望むのは，ごく当然なことだと考えるべきでしょう．このこ

とは，母親がわが子を知りたいと強く望んでいるだけでなく，同じように——これこそまさに緊急なことですが——自分は何か恐ろしいもの，赤ん坊として何か完全でないものを産むのではないかと，あらゆることを考えてきたからです．このことは，人間は自分自身のなかに何か全く良いものを創り出すほど良い存在だとは信じ難いと気づいているからです．どの母親でも，最初はわが子を本当に十分信じられるかどうか疑わしいものです．父親もまたこれに参加します．というのは，父親も母親と同じように，自分は正常で健康な子どもを創り出すことはできないかもしれないと，悩んでいるのです．したがって，まず第一にあなたの赤ん坊をよく知ることが緊急なことなのです．両親に良い知らせが伝えられることが救いとなるからです．

彼の感性豊かなこの観察から，次のことがある程度説明できるであろう．すなわち，何年も前は当時の病院医療方針上，出産した母親はわが子から分離されてきたが，後日母親が出産体験を他の人に話すころまで，なぜ母親のお産の記憶が抑圧されていたのか，その理由を説明している．現在は，女性がもっと出産経験に預かるためには，新しい選択——たとえば出産計画の作成，早期授乳の実際，母子同室制など——ができることを知れば，自分たちが数時間・数日間にわたって母子分離された経験を思い出すたびに悲しく思うことであろう．

3．感受期(sensitive period)とは

出産後，母親が子どもとはじめて接する時期に関して，病院内の周産期ケア内容ほど集中的に研究されたものはない．出生後数分間，数時間，数日間の親子の接触は，その後の子どもに対する母親の行

3. 感受期 (sensitive period) とは

動を変えるが，はたしてそのような接触に感受期があるかどうかに研究の焦点が絞られてきた．多くの生物学的研究では，この時期のことを感受期（sensitive period），受攻期（vulnerable period）または敏感期（susceptible period）と呼んできた．

1930年から1940年代は，母親は薬剤の影響下で眠っていたので，出産後数時間は子どもに接することはなかった．この早期分離方法は，1970年から1980年代になっても続行された．その当時行われていた医療内容から，多くの母親には母子分離は正規の方法だと考えられるようになった．しかし実際には，多くの母親は子どもと離れていて寂しく思っていたが，どうすることがふさわしいのか話題にもできず，困惑するだけであった．

感受期に関する初期の研究では，出生後数分間，数時間，数日間に母親と正期産児とのあいだに親密な接触の機会を増やせば，その後の母子相互作用の質が変化するかどうかに研究の焦点が絞られた．ここで注目すべきことは，早期接触の最初の研究が行われた当時，病院での典型的な出産を終えた母親は，5日以上入院しており，母子同室制がなかった点である．母親は，出生後6～12時間経過して後，はじめてわが子を確認するため短時間面会していた．その後は，中央にある新生児室に収容され，20分間の授乳のため，4時間ごとに母親のもとに連れられてきた．

初期に行われたこれらの研究には，詳細な観察結果がみられる．それによると，母親が正期産児と接触する場合，早期にしかも長時間接触することで，多くの時間接触した母親には，生後数日以内および数週間の母性的愛着行動が有意に多く出現した．一例として，早期に母子接触を行った最初の研究では，中心市街地（inner city）の貧しいシングルマザーとその第1子が対象で，生後3日間，16時

間の余分の接触を与えた[21]. その結果, 1か月検診時, この群の母親は授乳時, 愛情深く注意しながら授乳し, ストレスの多い外来受診中子どもが泣くと, 子どもをなだめ, 注意深い愛情ある行動で接することが多かった. 一方, 対照群には母親を子どもと遅く接触させ, その後は4時間ごとに20分間授乳のためだけに接触させた.

　最も有力な研究結果の1つは, 母乳哺育に関するものである. 9件の研究のうち7件において, 母乳哺育を希望する母親で, 生後1時間以内に乳を吸わせる機会が与えられて, 早期接触が許されると, このような経験をしなかった母親よりも, 母乳哺育の成功率がはるかに高かったという結果が出ている. 早期接触と乳を吸わせることのなかった母親と比較すると, 母乳哺育がうまく開始され, はるかに長期間母乳哺育することができた. この結果は, ユニセフ (UNICEF) が世界の母乳哺育促進の一貫として開発した10か条の1つに入れられることになった.

　さらに意義深い研究の1つに, 小児科医スーザン・オコーナー (Susan O'Connor) とその研究チームによる最近の研究結果がある. 彼女は, 社会的問題を高率にもった研究対象のなかで, 134名の女性群には, 生後2日間, 特別に12時間の母子接触時間を与え, 同じ研究対象の対照群143名の女性には, 典型的な制限された接触だけを与えた[22]. 生後1時間以内の接触は, いずれの群にも与えられなかった. 特別な接触時間を与えられなかった群では, 生後17か月の間に, 養育障害が有意に多く発生した (10対2). この養育障害には, 小児虐待, 遺棄およびネグレクトがみられた.

　ノースカロライナ州で行われた同様の研究では, 202人の母親が対象になったが, 養育障害の発生頻度には統計学的な有意差は認められなかった. すなわち対象群 (105人の母親) では, 10人の子ど

3. 感受期(sensitive period)とは

もに虐待またはネグレクトあるいは発育不全がみられ，一方，長時間接触群(97人)では7人であった[23]．しかし，4か月と12か月時の母親の子どもに対する行動には相違は認められなかった．早期接触を増加すること以外に，母親に新生児の能力のいくつか（母親の顔を追う，母親の声に反応して顔を向けるなど）を見せ，さらにどのような行動で子どもが静かになるか，母親が自分で見つけられるよう教育した．母親は児の3か月と4か月のとき，顔と顔を見合わす場面と授乳場面で，子どもとのあいだに相互作用的な反応が多くみられた[24]．

長期の早期接触が母親の行動に及ぼす影響をさらに確認するため，ポルトガルで60組の母親とその新生児を対象に研究が行われている[25]．出産直後に母子が2人きりで一緒に過ごす時間を与えられると，出産4週後母親には愛情のこもったなだめる行動が多くみられた．母親および父親に対する早期・長期接触によって，両親のわが子との絆形成能力に影響を与えるかどうかについて，多くの研究が行われ，その結果の解釈と意義に関して論議が続いているが，否定派・肯定派にかかわらず，すべての両親には，わが子と接触する時間を提供すべきであるという点では合意している．このテーマに関して広範囲にわたる最新論評によると，研究者の到達した結論は，次のとおりである[26]．

分娩後早期から母子相互作用を試みることは，病院分娩した女性に対するケアの一般的な特徴となってきたが，それを制限すれば何らかの利点があることを示唆するような証拠は，現在のところ存在しない．それとは反対に，現在までに得られた証拠からは，制限する方針をとれば，好ましからざる影響を与えることが示唆されている．データによ

第4章　家族の誕生—出生直後の数分間，数時間

ると，社会経済的に低階層の女性は，接触の制限からくる不利益な影響を特に受けやすいという，一応説得力のある仮説が示唆されている．

出産直後に母子相互作用が妨害されると，女性によっては，母乳哺育の失敗やその後の子どもに対する母性行動が変化してくるということは，意外なことである．小児科医や心理学者は，この問題について大いに討議してきた．しかしこの懐疑的意見だけでは，母親を子どもから離すという好ましからざる結果を招くような病院の日常業務を黙認するだけの根拠とはならない．このような方針が実際有害であるという証拠に照らし合わせると，直ちに変更されなければならない．

研究によって明らかにされたこと，また著者らの経験からいえることは，大多数の産科棟で行われているルーチンケアは，出生後わが子を一瞥したあと，母子を完全に分離してしまっている．しかしこのようなケアを受ける母親は，自分の子どもが元気なのか，はたして息をしているのかさえ，自信をもって言うことはできない．母親は，わが子の美しさや反応性を見て，解放された積極的な感情の流れを経験することができない．むしろ寂しく，空虚で，心貧しく感じ，さらにわが子に何か問題があるのではと心配する．すでに第2章で述べたように，分娩中のドゥーラによる支援に関する研究では，分娩中に支援的な同伴者がいる母親は，出産後の最初の1時間以内でも，わが子との相互作用に強い関心をもつという事実が示されている．このことがきっかけとなって，自信と達成感が強まり，子どもとの一連の相互作用——強い永続的な絆形成に貢献する連鎖反応の重要な部分——が開始される．

結論として，多数の研究によって得られた証拠によると，親子結合を経験するのに重要な意味をもった感受期の存在が注目されてきた．しかしすでに述べたように，このことは最初の数分間の接触で，

すべての母親と父親がわが子に対する親密な結びつきをつくりあげることを意味していない．この時期には多数の環境的因子が影響しあう結果，どの両親も標準的な形で，あるいは予測可能な形で反応するのではない．母親と父親のもつ個人的な違いも，それぞれの反応に影響を与える．しかし，われわれが生後1時間さらには入院中を通して，両親と子どもをプライバシーを守って一緒にさせ，また支援的ケアを行えば，絆形成過程の始まりに最も役立つ環境をつくりあげることができると考えている．

4．父親

父親は新しいわが子に対して，独自の方法で愛着をもつようになる．われわれの社会の変化や，若い両親の期待によって，父親と母親の役割は，あるところまで交代可能であると考えられがちであるが，仕事内容によっては，それぞれの親には，別々の明確に区別できる役割があるとするウィニコットの考えに同意する．父親は単なる母親の交替要員ではなく，自分の子どもにとっては，1人の主要な養育者である．

小児科医で研究者でもあるマイケル・ヨグマン（Michael Yogman）によると，「子どもが出産するまでの時期は，親たちが子どもや配遇者の役割を，妊娠した母親の役割と一体化させるので，彼らにとっては心理的調整が必要になる時期である」という[27]．しかし父親には，自分の体内に成長してくる胎児の肉体的な存在を感知できないので，自分の生殖能力と創造力の証明をほかに求めようとする．特に仕事にいっそう力を入れるようになったり，家族に安定した経済力を確保しようと努力するようになる．出産前の父親となる男性

が努力することは，一方では責任を感じ生産的になろうと努めながら，妻に対しては情動的にいつでも支えになろうとすることである．夫が妊娠中の妻に対して物わかりよく，気配りができていると，それだけ妻は妊娠にうまく適応していくことを多くの研究者が認めている．

「のめり込み」(engrossment)という用語("没頭，心を奪われること，関心"を意味する)は，新しく生まれたわが子に対して父親が感じる強烈な情動的反応を表現するため，よく使用されてきた[28]*．のめり込む感情(没入感情)とは，父親が新生児のわが子に絆を形成する場合の特別な各種感情を意味するが，それには，子どもにひきつけられてしまう，わが子を「まったくすばらしい」と感じる，極度の高揚感，自尊心の高ぶりなどがある．

心理学者ロス・パーク(Ross Parke)は，注意深い観察によって，父親は，母親と全く同様，子どものしぐさ(キュー，cues)に対して声を出して対応することを示した[29]．父親と母親は2人とも子どもが発声すると，それに対してますますクークー声を出して反応する．しかし父親と母親では，子どもの発声に対する反応として示す行動に差がみられる．父親はやや早口になる傾向があり，一方母親は，手で子どもに触れて反応する傾向がある．「観察データによると，父親と母親は，それぞれ特有の反応パターンをもつという点で違いはあるが，新生児のしぐさに対して，情況にふさわしい形，応用のきく形で反応する」とパークは述べている．（彼は父親と母親は，子どもに対する感受性においても類似しているばかりでなく，ミルクの

＊訳者注：M. グリーンバーグ著(竹内徹訳)：父親の誕生, メディカ出版, 大阪, 1994, 参照．

4. 父親

消費量を基準にした人工栄養も同じようにうまく行うことに注目した．）新生児自身も父親の愛着やかかわりあいに貢献している．小児精神科医のダニエル・スターン（Daniel Stern）は，子どもは両親に対してそれぞれ反応し，しかも親の選んだやり方に調子を合わせるように反応し，父親の声のパターンを認識して反応すると述べている[30]．

パークの考えは，父親は，子どもが入院しているときにできるだけ早期から長く子どもに接する機会をもつべきで，そこで最初から

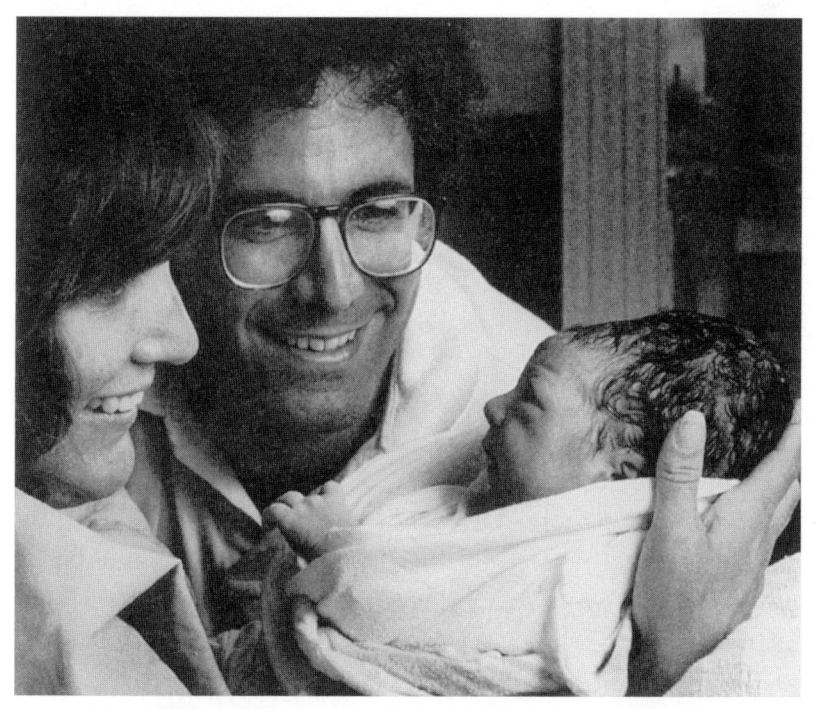

生後1時間以内でも，新生児にはすでに両親と出会う準備ができている．写真はルロイ・ディアカー（Leroy Dierker）提供による．

親子の絆が形成されるとしている．「病院では母親と子どものあいだには多くの学習が進行しており――父親は除外されているが，父親がわが子に興味をもち，子どもができたという実感をもつだけでなく，母親が考え出す育児技術にも興味をもつためには，学習に参入される必要がある．」パークは結論として，父親はアメリカの文化が承認している以上に，わが子に対してはるかに興味をもっており，敏感に対応していると述べている．他の研究者によっても，次のことが明らかになった[31]．父親に対して，子どもの衣類の着脱1日2回と，生後3日間1日1時間，子どもと目と目を合わす視覚接触をするよう求めたところ，生後3か月の時点で父親の養育行動が著しく増加した．

　スウェーデンのイエテボリにある2つの産科病院では，帝王切開後の病院の方針がそれぞれ違っているので，それを利用して，出生直後に父親に新生児の取り扱いを許可したときの影響について調査した[32]．一方の父親群には，早期接触が許されて，もう一方の群では子どもを保育器に収容し，父親には見ることだけ許されていた．この2群を3か月後の遊戯場面で比較してみると，早期接触群の父親は非接触群の父親に比べると，子どもによく触れ，自分のほうに子どもの顔を向けて抱くことが多かった．保育器が障壁として働いたかもしれないが，このような違いは，早期接触によって父親の行動が変化したことを示唆している．アメリカでも同様な観察結果が報告されている．T. ベリー・ブラゼルトン（T. Berry Brazelton）は，第1子と第2子について，それぞれ違った経験をした父親を比較検討している．「私の調査した父親は，分娩に参加したときの興奮によって第1子のときとは違った愛着を感じたばかりではなく，妻に対しても非常に違った親密な感情――身近にお産という重要な出

来事を共に体験できたという気持ち——をもっている」[33]．

　出産直後，母親がわが子と一緒にいられる状況でなければ，母親が回復している間，子どもは父親から温かい安心できるケアを受けられるようにすればよい．ある日，6歳になる男の子が次のように言って母親をびっくりさせた．「あのねえママ，ぼくが生まれたとき，箱の中にいたの．ママはそこにいなかったけど，パパが一緒にいてくれたから，心配しなかった．」母親は驚きながらこの話をしたが，それは事実であった．その子は3週間早く生まれており，母親は，全身麻酔されて緊急帝王切開で分娩した．母親の回復は遅くなり，24時間子どもを見ることも抱くこともできなかった．彼女は，このように遅れたことをいつも気まずく思っていたし，子どもから母親の存在を奪ってしまったのだとひそかに思い込んでいたので，この経験については何も話していなかったという．彼女はこの発言を聞いて安心した．

　もう1人の母親が話したことによると，彼女は帝王切開後すぐわが子を抱けなかったことを，心から残念に思っていた．お産を振り返って調べているうちに，夫が出産後1分以内には子どもを腕に抱き締めていたこと，また子どもが父親をじっと見つめていたことがわかった．また彼女は，自分が思っていたほど長くは麻酔されていなかったことも知った．彼女はこの事実を知って以来，子どもに対する愛情が湧き上がるのを感じ，夫が自分と子どもに対してもっていた気持ちを知るに及んで，心の安定を経験した．

第4章　家族の誕生―出生直後の数分間，数時間

5．母子がともに過ごす最初の数時間

　産後母子が一緒に休息しているあいだに，感覚的，内分泌的，生理学的，免疫学的および行動的な変化が，一挙に起こり始める．これらの変化のいくつかは，子どもに対する愛着形成に働き，次第に両者を結合させ，母子関係のさらなる発展を保証していく．

　この時期を理解するためにまず最初に重要なことは，新生児の意識状態には，深睡眠から啼泣に至る6段階があることを確認することである（第3章参照）[34]．われわれが最も注目しているのは，静かな覚醒状態である．この意識状態では，子どもは目を大きく開き，周囲の環境に反応することができる．出生後1時間以内では，平均

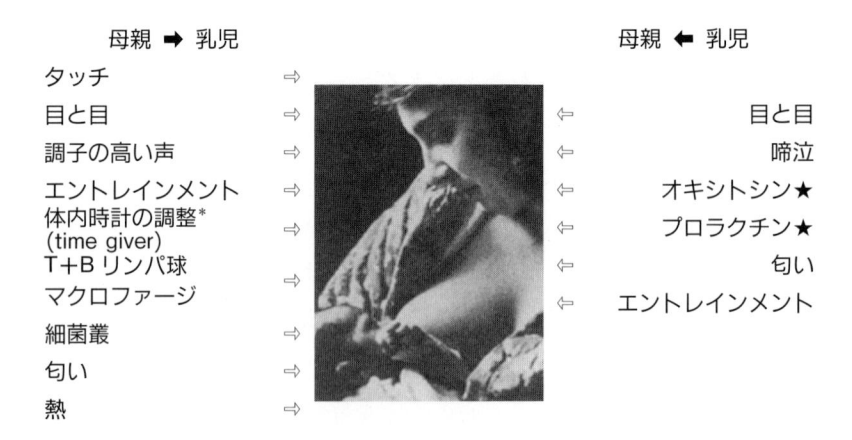

母親 ➡ 乳児			母親 ⬅ 乳児
タッチ	⇒		
目と目	⇒	⇐	目と目
調子の高い声	⇒	⇐	啼泣
エントレインメント	⇒	⇐	オキシトシン★
体内時計の調整* (time giver)	⇒	⇐	プロラクチン★
T＋Bリンパ球	⇒	⇐	匂い
マクロファージ	⇒	⇐	エントレインメント
細菌叢	⇒		
匂い	⇒		
熱	⇒		

　　生後数日間に同時的に起こってくる母子相互作用（子どもの吸啜によって母親のオキシトシンとプロラクチンの分泌が刺激される．そのためオキシトシンとプロラクチンは子どもの側に示してある）写真はマーク・クリーガー（Mark Krieger）による．
　　　*ツァイトゲーバー (Zeitgeber，体内時計の周期に影響を与える外的因子．ここではそのリズムを母親が調整していることを意味する.)

43分間この静かな覚醒状態が続く．この意識状態にいると，新生児の広範囲にわたる感覚的能力および運動能力によって，母親と父親から反応が誘発され，両者のあいだにコミュニケーションのチャネルが次々と開かれてくる．両親は，新生児の開いた目に特に興味をもって眺める．新生児は敏活なとき，180度孤を描くように親の顔を追視することができる．

産褥期初期には親の愛着がどのように展開するのだろうか．興味ある質問であるが，それに答えるためには，この感受期ともいえる時期に，両親と新生児の間に起こってくることを詳しく検討する以外に答える方法はない．両者の間をひきつけるものは何か，また子どもが自分のニーズを満たすことができない何か月もの間，両者の親密さを保証するものは，一体何なのだろうか．母親の献身と努力に対する報酬は何なのか．ここでよくみられる状況——生後1時間以内に母親が子どもに乳をふくませている姿をとりあげてみよう．あまり単純な場面であるので，母子間に同時に起こってくる複数の相互作用を覆い隠すことになってしまう．各々の相互作用は，多数のレベルで他と密接にかかわりあいながら，母子を結合していく．母親と子どもとは，互いに行動を引き出しあいながら，それぞれの行動はごく自然に報われていく．例をとって説明すると，子どもの啼泣は，母親を近くに呼び寄せ，抱き上げる行動をひきおこす．子どもを抱き上げると，子どもは静かになり，目を開けて，母親の動きを追うようになる．母親が子どもの頬に触れることによってコミュニケーションを始めると，子どもは顔を刺激のほうへ向け，乳首との接触が起こり，そこで子どもは吸啜し始める．その吸啜行動は，両者にとって満足のいく経験となる．以上，多数の相互作用をやむをえず単純化して記述したが，行動というものは，単に鎖がつ

第4章　家族の誕生―出生直後の数分間，数時間

らなったように起こるものではない．むしろ1つひとつの出来事が，他のいくつかの出来事のきっかけとなって働いてくる．これらを綿密にみていくと，母親と子どもの親密さを保証するように，フェイル・セーフシステム（fail-safe system）が働いていることがわかる．

　表現する言語には限界があるため，相互作用を説明するには，同時的ではなく順序立てて記述するが，相互作用を理解するためには，どうしても現実の過程の豊かさを犠牲にせざるを得ない．

a．目と目を合わす（視覚接触）

　母親から子どもへとやりとりしながら進行する1つの相互作用として，目から始まる視覚接触がある．出産直後母子だけになると，母親は，目と目を合わせることに強い関心を示すことがわかった．われわれの観察対象になった母親の73％に，子どもの目を見ようとして，熱心に子どもを起こそうとする様子がみられた．何人かの母親は，子どもの目は，生きていることまたは愛情の現れと感じ，また他の母親は，子どもが自分を見つめてくれると，子どもを非常に身近に感じたと述べている．母親と父親が，最初の1分から5分にかけて顔と顔を見合わせる位置(en face position)（親子が互いに向かい合って，頭を同一の平行した平面内に置いた姿勢）を保って費やす時間が著しく増加した（10％から25％へ増加した）[35]．

　レイヴン・ラング（Raven Lang）の観察では，家庭分娩の場合，子どもの出産直後で，胎盤娩出前の状態のとき，ほとんどの母親は子どもを抱き上げ，顔と顔を見合わせる姿勢を保ちながら，調子を上げた声で子どもに話しかけたという[36]．図11の写真では，父親のほうは子どもを横から観察しており，正期産児の母親は顔と顔を見合わせる姿勢をとっている．この視覚接触は，報われることの多

い行動であるが，他の因子によっても促進される．

　子どもに向ける母親の（また母親に対する子どもの）眼差しが相手の心を動かす力は，その刺激の豊かさによって，さらに強化される．体の他の部位と比較すると，目は興味に満ちたいくつかの特性をすばらしい装いのうちに備えている．たとえば眼球のきらめき，気まぐれに動くかと思えば，空間の一点を凝視する様子，瞳孔─虹彩─角膜間のつくりだす微妙なコントラスト，大きさを自由に変える瞳孔の働き，まぶたを広げたりすぼめたりすることによって起こるさまざまな効果などである[37]．

　精神分析学者のセルマ・フライバーグ（Selma Fraiberg）は，盲目の乳児の両親が，子どもを身近に感じようするときの難しさについて詳細に記載している[38]．相互の見つめ合いを確認できなければ，両親は当惑し，両親が代わりになる別のコミュニケーション手段を学習するまでは，子どもにとっては他人のようになってしまう．

　ブラゼルトン新生児行動評価法を用いて，多数の新生児について調べたことがある．そのときわれわれが繰り返し感動したことは，新生児は無生物の対象よりも検者の顔を好んで眺めることがはるかに多かったことである．他の研究者も乳児の社会的微笑を誘発させるのは，2つの目と口1つを正面から描いた視覚形態が最も初歩的かつ効果的な刺激の1つであることを立証している．これは，それまで人間の顔を見る機会のなかった出生数分後の新生児が，生得的に形態選択能力をもっているということである[39]．両親がわが子を眺めるとき，子どもが注目し追視し，ちょっと遅れて微笑し返すチャンスが増えるような見方をしようとする．微笑は最も効果的な強化

刺激であるので，このような視覚的相互作用は親子の親密性を高めるのに重要な役割を果たす．

われわれは，新生児との視覚接触の強烈な魅力を繰り返し知らされてきた．1つのたとえ話としてあげると，3人の若い研究者が，われわれと一緒に，ある研究の一部を担当して，ブラゼルトンの新生児行動評価法を使って毎日新生児を調べるよう求められていた．3人全員が特に子ども好きでなく，新生児は特に何の魅力もないこと，また子どもを欲しいとは思わないと言うのを聞いて，がっかりしていた．しかも行動評価法を習う必要があるので，不平をもらし始めた．なんとか評価を開始したが，敏活な状態の新生児が自分の目で検者の目を追う様子を見るのは，はじめての経験であった．そのとき，驚くような変化が起こった．突然各検者は，「私の」新生児に熱中し始め，抱いていたがったり，またその日も次の日も，面会したくてわざわざ戻ってきた．夕刻になっても，自分が検査した赤ん坊のすばらしさを友人に話していた．数週間すると3人とも，絶対いつか自分の子どもが欲しいと思うようになった．この3人の女性が経験したことは，だれにでも起こることであり，新生児が目を動かして大人の目を追う姿は抗いがたい魅力となり，それを経験する人には，繰り返し，情動的な深い意味をもたせていく．

b．母親の声と赤ちゃんの泣き声

両親と赤ん坊は，両者とも音声をきっかけ（キュー，cue）にして行動する．新生児は女性と男性の声を聞き分けることができる．また第3章でみたように，2人の女性の声で一方が母親の声であれば，はっきりと聞き分けることができる．すなわち母親の声を好んで聞こうとする．胎内にいるとき，繰り返し読んでくれた物語に，出産

後間もなくの赤ちゃんが耳を傾けようとすることが証明された．第3章に述べたように，両親だけでなく他の人でも，赤ちゃんに話しかけるときは，調子を上げた声で話しかけ，新生児のほうもそれに応えて敏活となり，調子の高い声に反応する．この事実は，高い周波数の範囲にある話し言葉に引き寄せられることを示している．母親の声が赤ん坊の反応に影響を与えるだけでなく，赤ん坊の泣き声は，母親に授乳行動を誘発するような変化を起こしてくる．サーモグラフィー（温度記録法）を使った実験によると，母親に元気な新生児の空腹時の泣き声を聞かせたところ，90%の母親に乳房へ向かう血流量が有意に増加したという[40]．このことは，母親は子どもの声に対して生理的なレベルで反応することを示している．このように母親は非常に複雑な相互作用システムのなかにあって，子どもが反応するほど素早くはないが，出生1日か2日目のわが子の声を識別することができる[41]．

C．エントレインメント（entrainment）

映画のフィルムを秒単位で分析してみると，人間のコミュニケーションには，音だけでなく動きも含まれていることがわかる．人が話しているとき，その人の体のいくつかの部分が，あるときははっきりと動き，あるときはほとんどわからないほどの動きをしていることがわかる．同じような動きが聞き手にもみられ，その動きは，話の構成要素に同調していることがわかる．このようなフィルムの「微細行動分析」によって，聞き手と話し手が，話し手の言葉に調子を合わせてともに動く様子は，一種のダンスを生み出していることがわかった．話し言葉のパターンが，そのダンスのリズムになっている．この相互作用は，"エントレインメント"と呼ばれ，肉眼では

見えなくても，対話者は閾値下でそれを感じとっているのである．

　出産前，胎児の多くの動きやリズムは，母親の動きやリズムに同調しているのではないかとわれわれは考えている．しかもその様子は，多数のリズムによる影響を受けている．すなわち，母親の睡眠・覚醒のサイクル，母体ホルモンの日々の変動，毎日の決まった行動パターン，規則的な心臓の拍動，出産開始前・胎児娩出のときまで持続するリズムをもった子宮収縮などである．これらの出産までの各種作用によって，出産後新生児が母親の存在，声，行動に対して示す反応に，ますます近づいてくるのであろう．

　新生児は大人の話し言葉の構造にリズムを合わせて運動する．「新生児がすでに動いている場合，その動いている体の部分でつくられている形態の変化点と，話し方を特徴づけている音声パターンの変化点とが，うまく協調するようになる．」[42] 大人の話し手が話の途中で一息ついたり，ある音節にアクセントをつけたりするとき，子どもは，ほとんどわからないくらいで，まゆげを上げたり，片足を下げたりする．子どもの運動をひきだすためには，実際生(なま)の声で話しかけることが最も効果的である．たたく音や不連続的な母音では，新生児が自然なリズムをもった話し方に体動をもって反応するほど，よく反応することはない．現在までのところ，多くの言語について研究されているが，いずれの場合も，同調する運動が観察されている．

　子どもが，最初からその属する文化圏の纏まった話し言葉の構造に合わせて，正確に，共通のリズムで動くとすれば，そのとき子どもは，複雑な社会・生物学的なエントレインメントという過程を通して，後日会話や伝達に使用するよりはるか以前に，何百万回となく繰り返さ

れる言語様式に，発達しながら参加していることになる[43]．

　子どもは母親の声のリズムに合わせて運動し，そのため母親によって影響されるといえるだろうが，一方子どもの動きも母親に報いるところとなり，母親を刺激して語り続けさせるのである．このように母子間の対話は，相互作用的であり，おのずから持続的となる．

　われわれは，多数の臨床経験から，両親はわが子との最初の対面時でも，子どもの体動や目の動きといった形で反応や信号を受け取っていると考えている．また新生児が静かな覚醒状態にあって，両親の話しかけに応えてリズムをもって体を動かしているとき，たとえ生後数日しかたっていなくても，ほとんどの両親は，確かな事実として実感していると考えている．

　精神科医のルイス・サンダー（Louis Sander）は，新生児が母親に抱かれると，それに反応して，静かな覚醒状態が次第に増えてくることを証明した[44]．この状態は，生後2日目の25%未満から，8日目の57%まで増加し，この母親の子どもに与える効果は，あたかも鉄製ファイリングをまとめたり並べたりするときに働く磁石の効果と似ているとしている．

　サンダーが強調しているのは，生後まもない新生児が静かな覚醒状態にあるのは，きわめて安定しているということである．彼は，子どもが静覚醒状態以外のどの状態にあっても，母親か父親が何らかの介入をすると，静かな覚醒状態になりやすいということを明らかにした．しかし，子どもの反応は，情動的にどう感じているかによって変わってくることがあり，ときどき反応しないこともある．子どもがすでに静かな覚醒状態であれば，母親が介入しても，まず

第4章　家族の誕生—出生直後の数分間，数時間

意識状態を変える可能性はない．高率に覚醒状態が生じるのは，感受性の高くなった母親（または他の養育者）が，子どもと相互作用する結果である．

d．ホルモンの値

　すでに述べたように，新生児によって母親のホルモン，オキシトシンとプロラクチンの分泌が開始される．子どもを母乳哺育すること，または母親の乳頭をなめさせることで，母親にはオキシトシンの分泌（すなわち射乳反射）が起こり，またそれによって子宮収縮が促進され出血が減少する．母乳哺育がうまくいくようになると，子どもの姿を見たり，思い出すだけで，射乳反射が起こってくる．授乳中は毎回オキシトシン値が上昇し，そのことは母親には鎮静効果を与え，母親の子どもに対する絆を強めるように働く．後者の効果によって，オキシトシンは「抱っこホルモン」"cuddle hormone"と呼ばれてきた[45]．

　さらに子どもが乳房を吸啜すると，母親と子どもに20種類に及ぶ消化管ホルモンが大量に分泌される．そのうちコレシストキニン（cholecystokinins）は，子どもの小腸の成長を刺激し，授乳ごとのカロリー吸収量を増加させる．このホルモンの分泌に必要な刺激は，母親の乳首と子どもの口腔によって生み出されるものである．この反応は，何千年もの昔，近代農業の発達する前，凶作がごく普通であったころは，生存にとって不可欠のものであった[46]．また母親の乳頭は，子どもの口唇や指で触れられると，母親のプロラクチン値は4倍から6倍に上昇する．母乳哺育が終わると，この値は低下する．プロラクチン値がこのように変化することにより，乳房の腺胞による乳汁産生が促される．

養子にした子どもによる乳房刺激によって，その子どもを母乳哺育できるようになった女性で，母乳哺育中に強い親近感と愛着が急激に生まれてくることが報告されている．このような状況下では，皮膚接触，指による接触，匂い，体の暖かさ，聴覚および視覚刺激などがすべて働いて，母親のホルモンと同様，愛着を高めるように作動するのであろう．

e．嗅覚と触覚

　すでに第3章で述べたように，母親と子どもは，嗅覚を介して互いを確認することができる．母親は，出産後わずか1時間接触しただけでも，生後24時間以内に，嗅覚によって他の子どもに混じっているわが子を見分けることができる[47]．一方子どもは，自分の母親の乳あての匂いを，他の母親の乳あての匂いから，かぎわけるようになるには，ほぼ6日必要である．

　母親がわが子を識別する場合，最初のしかも最も基本的な手段は触覚と嗅覚である[48]．ある研究によると，生後24時間で，わが子とすでに1時間以上一緒にいた母親は，目隠しをされ，他の感覚（たとえば，嗅覚，聴覚）を遮断された場合でも，わが子の手背を触れることによって，他の2人の子どもと識別することができたという．

　母親が，わが子の泣き声や写真でわかるようになるはるか以前に，子どもの匂いや皮膚の手ざわりの感じでわかるというのは，たしかに奇異なことである．母親は子どもを感じとるのに，たくさんの違ったレベルの感覚を利用している．そのように全体的なシステムが働いて，母親は，大脳の分析的・合理的領野を迂回し，さらに深い原始的レベルでわが子を受け入れ感じとれるような方法で，子どもとコミュニケーションができているのであろう．

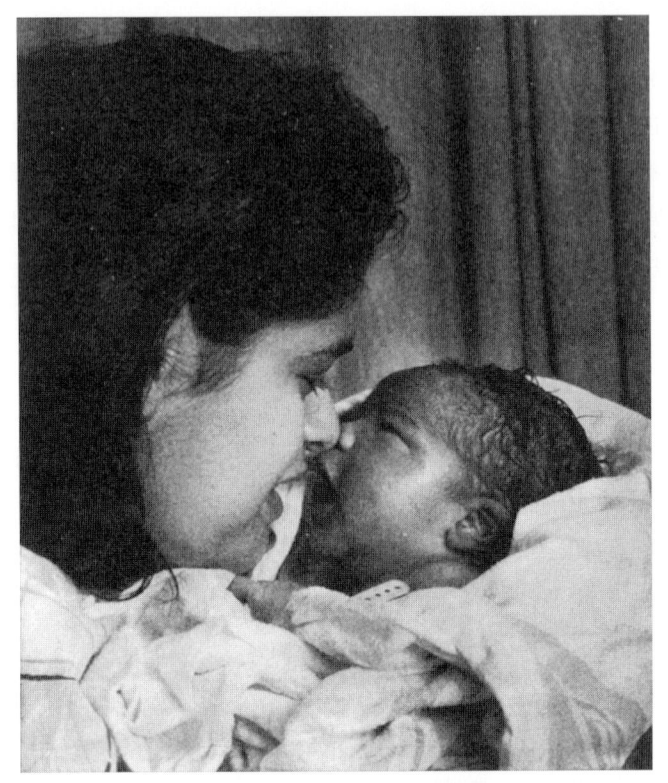

第4章 家族の誕生―出生直後の数分間, 数時間

生後数時間以内で, すでに特別な親密さが生まれてくる. 写真はルロイ・ディアカー (Leroy Dierker) による.

f. 模倣

　新生児は静かな覚醒状態にあるときは, 両親の顔を特別な興味をもってうれしそうに見つめていることがある. また自分が見ている物に反応するだけでなく, 両親の顔にあらわれる変化をいくつか模倣することがある[49]. 新生児が母親の顔をまともに眺めているとき, 母親が舌を突き出すと, 約30〜45秒後に, 子どもは体を少し緊張さ

5．母子がともに過ごす最初の数時間

せて，自分の舌を出し始める．

　赤ん坊にどうしてこんなすばらしい演技ができるのだろうか？彼らは自分たちには舌があり，それが体のどの部分にあたるのか，またどうすれば動かすことができるのか，ある程度感じとっているように見える．模倣という動作は，複雑な行動である．新生児は鏡をのぞき見したこともなく，自分の鼻と母親の鼻を当て合う幼児のゲームを一度もやったことがないのに，自分が母親の顔のなかに見ていることと，自分の体の一部とを何とか関連づけて考えているということは，たしかに驚嘆すべきことである．

　模倣というゲームは，母親と子どもの両者の行動に，奇妙な形で影響を与えている．ある母親の話であるが，子どもがあくびをすると，自分もあくびせざるを得なくなり，再度子どもがあくびをすると，つづいて母親がするという経過を繰り返しているうち，とうとう2人とも寝入ってしまったという．ウィニコットは，母親は子どもにとって鏡の役割を果たし，生後数か月間はわが子を模倣しながら時間を過ごすことが多いと述べている．「赤ん坊は，母親の顔を眺めているとき，一体何を見ているのだろうか．私は赤ん坊が見ているのは，普通は自分自身であると思っている．」[50] このようにして母親と子どもは，互いに模倣しあうのである．

　このような反応のやりとりは，赤ん坊が自分の存在や限界を発見し始めるにつれて，特に重要性を帯びてくる．母親が赤ん坊を刺激したりリードするよりは，むしろ母親が赤ん坊に優しくフォローしたり模倣するほうが，はるかに赤ん坊の反応性が高まる．子どもの動きを模倣することは，自己発見の過程を促進することになる．このような相互模倣は，赤ん坊が自分自身，両親について学ぶもう1つの方法であり，また自分の社会で行動する方法でもある．それは意

図された自意識の強い行動ではなくて，無意識のうちに起こる自然な過程である．

　両親が赤ん坊のことを知ろうと努力するようになると，次第に子どもの立場に自分たちを置くことを学ぶようになる．そうなってくると，赤ん坊の送り出す信号によってそのニーズがわかるようになり，両親は適切な反応をもって応えるようになる．このようにして，われわれの内部にあるものはすべて，伝達，養育，生存のための強力な生得的なシステムとして働く．

　このような人生の初期において，母親が子どもの健康や自分自身の生活に対して不安をもっていたり，パートナーの支援がないと感じていれば，こういった心配事によって，新しく生まれた赤ん坊に対する思いが大いに影響を受ける．さらに，出産時の外科手術や疾病のため，母親がわが子をすぐ抱くことができなかったとき，母親によっては，失望したり悲観することがある．自分や赤ん坊には，決定的に大切なものが失われたのではないかと，疑い不安になる．両親には次のことを伝え安心させる必要がある．すなわち，生後数時間以内に赤ん坊を抱けなかったことは，何も悲劇ではないこと，すべてが失われたのではないこと，ひきつづく数日間数週間に何度となく愛の絆が生まれてくるチャンスがあるということである．母親と父親をわが子に結びつける多数の生得的なシステムが人間には備わっており，そのため人間関係の発達には，フェイル・セーフシステムが働いているようである．

6．おわりに

　親子結合に関する長年にわたる研究を報告するにあたり，われわ

6. おわりに

れは生後1時間の接触とその後入院中の長時間の面会の重要性を，どの程度まで強調すべきか決めようとして，大きなジレンマに直面した．病院出産の後，わが子との早期接触を欠いた両親でも，自分の子どもに対して絆が築かれていくことは，明らかである．人間は順応性が高く，愛着形成への路は多く開かれている．悲しいことであるが，両親によっては，早期結合の経験が失われると，将来の子どもとの関係について，すべてが失われてしまうと考えられてしまった．この考えは，過去も現在も，完全に間違いであり，また早期結合の経験の長期的意義について，われわれは十分注意して話してきたつもりであるが，こういう両親にとってみれば非常に心を動揺させられることであった．不幸なことに，われわれの努力にもかかわらず，懐疑的な人々は，早期接触方法を中止してしまったり，生後1時間はウォーマーの下でルーチン処置をすることを強調したり，親子の接触をいい加減な，性急に決めた，見えすいた言い訳とみなすようになった．このような状況になると，早期・長期接触に必要なプライバシー，支援および忍耐に対する配慮が失われてくる．見のがされてしまう母親とは，順応性の限界ぎりぎりにある母親であることが多く，また最も多くの恩恵を必要とする母親——貧しい，シングルの，支援のない，10代の母親などである．

　われわれは，出産直後の両親と子どもの早期接触には，どれだけの恩恵があるかについては，確固たる根拠があると考えている．プライバシーを守って1時間足らずを一緒に過ごすだけでは，確かに不十分である．研究によってどれだけの効果が，生後数時間に期待でき，生後数日間にはどれだけかということは明らかにできなかったが，日時両単位の期間で特別に接触させることは，母親と父親がわが子とよく知り合うのを助けている．母親によっては，ある期間

第4章　家族の誕生—出生直後の数分間，数時間

が他の期間よりはるかに重要になってくる．

　母親または赤ん坊の健康状態によって，この早期接触が不可能になっても，話し合い，支援し，安心させることによって(もちろん，その過程にはもう少し長い時間を必要とするが)，通常の絆形成過程を経験した場合と同じような愛着をもつようになることを，両親は納得するであろう．赤ん坊は，正常な健康状態にあり，体温調節が適切に行われているときであれば，両親とともに過ごせるようにすべきである．母親と赤ん坊は，両者が互いによく知り合うため，入院中は母親の希望する限りできるだけ長い間（現在は入院が非常に短縮されているが)，子どもと一緒に過ごせることを，特に強調したい．幸いなことに，大きな中央新生児室に新生児を入れることは，徐々に廃止される傾向にある．母子を一緒にさせることによって，両親がわが子についてよく学び，ケア提供者が身近にいるときにいろいろな質問ができ，また出生後の数週間に絆が形成されていくために，両親はより多くの機会に恵まれるであろう．

7．勧告

　両親と子どもにとってこの時期がいかに重要であるかを理解したうえで，実践すべきことを以下に勧告の形で述べる．最も現実的な問題として，最近では経済的な圧迫と時間的制約のため，入限期間が12〜36時間に制限されてきた．両親は，出産前から受持医が病院職員とこれらの点について十分話し合っておくとよい．

　1．最初の1時間．出生した子どもの皮膚の水分を十分拭いとり，胎盤が娩出され，縫合が必要ならそれが終了した後（実際に子どもが生まれてから通常5〜15分後)，両親には，プライバシーを守って

子どもとだけで一緒に過ごす時間が少なくとも1時間必要である．

 2．プライバシー．この時間は，両親と子どもにとって特別な私的時間となるよう心がけるべきである．混雑したにぎやかな部屋のまっただ中にいたのでは，わが子にひと目惚れするようなことは，とうてい起こりえない．

 3．母児同室．医学的適応がなければ，入院中できる限り赤ちゃんは両親から離しておくべきではない．

 4．保温．出生直後，新生児の皮膚を十分に乾燥させ，3重になった帽子をかぶせる．子どもの皮膚色がピンクになり，子どもが元気であれば(90％以上の新生児は，出生後数分間でこの状態になる)，ひきつづき子どもの体温が保たれるような快適な形で，両親と一緒にいられるようにする．母親と直接皮膚と皮膚を接触させ，暖めた乾燥したタオルか，軽い毛布をかぶせるか，あるいは母親の横に寝かせ，上からヒートパネルかウォーマーを使用すると，適切な体温が維持できる．

 5．赤ちゃんに乳房を探させる．母親がたとえ短期間であっても母乳哺育を計画している場合は，生まれたばかりの子どもを，乳房までうまく誘導し，母乳を吸わせてみたいかどうかを両親に尋ねるべきである(76～77頁参照)．そうさせるためには，最初の1時間，子どもを母親から連れ去ってはならない．体重測定，ビタミンKの注射，点眼薬の使用，沐浴は，それから後の時間に行うべきである．

 6．早期からの責任．健康な両親であれば，自分たちの子どものケアについては，全部責任をもたせるべきである．両親が援助を希望すれば，いつでもコンサルタントとしての看護師や助産師がいればよい．通常行っているケアから母親がはずれたとき，それを正しく指導する「専門家」としての役割を逆にすることは，母親の自信を

強化するための1つの手段である．

7．器内保育と光線療法． 特別に保温が必要な新生児には，保育器に入れて，できれば母親のベッドの横に保育器を置くよう勧める．軽症のSGA新生児についても同じよう行うとよい．黄疸のある新生児の場合も，光線療法は母親の部屋で行うことを勧める．

8．時宜を得た助言． どの指示でも，各母親と子どもの個別のニーズに応じたペースにうまく合うよう進めていくべきである．たとえば，母親が子どもに乳首をうまく吸いつかせられなくて困っているようなとき，普通の指示，たとえば沐浴，臍と皮膚のケア，スクリーニング検査の必要性などを説明しても，授乳問題が解決しなければ，なかなか聞いてくれない．指示内容は母親の教育レベルに合わせてうまく説明し，興味の持てる形で伝えるべきである．

9．母親のグループ． 母親のセルフケアや新生児によくみられる問題を話し合うには，退院前に病棟内に母親の小グループをつくって，そこで行うと徹底することができる．このグループは，くだけた形のもので，出席者はだれでも会を盛り上げ，質問する機会が与えられている．父親が来ていれば，参加させるべきである．こういう会合は，大抵の病棟で1日2回行われており，時間の節約になり，コミュニケーションが良くなる．

10．印刷された指示内容． 母親は出産後最初の24時間以内にいろいろな指示を聞いていても，思い出してみると十分理解されていないことが多い．この時期の指示は，いくつかの重要なものに限定すべきである．聞いた内容を十分理解するためには，退院時に印刷した形で手渡しておくこと．

両親がまず第一に忘れてはならないことは，赤ちゃんは，「あなた

たち」の子どもだということである．彼らの感情やニーズが優先されなければならない．ケア提供者——それは医師，助産師，ドゥーラ，あるいは看護師であっても——に課せられていることは，この新しい家族を支援し，両親の質問に答え，ヒトとして両親に与えられている養育能力を活かすよう励ますことである．

● 文献

1. K. Christensson, T. Cabrera, E. Christensson, K. Uvnäs-Moberg, and J. Winberg, "Separation Distress Call in the Human Neonate in the Absence of Maternal Body Contact," in *Care of the Newborn Infant : Satisfying the Need for Comfort and Energy Conservation : Thesis of Kyllike Christensson* (Stockholm, Karolinska Institute, 1994).

2. J. A. MacFarlane, D. M. Smith, and D. H. Garrow, "The Relationship between Mother and Neonate," in *The Place of Birth,* ed. S. Kitzinger and J. A. Davis (New York : Oxford University Press, 1978) ; J. M. Pascoe and J. French, "Development of positive feelings in primiparous mothers toward their normal newborns," *Clinical Pediatrics* 28 (1989) : 452-456.

3. K. Robson and R. Kumar, "Delayed Onset of Maternal Affection after Childbirth," *British Journal of Psychiatry* 8 (1967) 13-25.

4. A. M. Widström, A. B. Ransjö-Arvidson, K. Christensson, A. S. Matthiesen, J. Winberg, and K. Uvnäs-Moberg, "Gastric Suction in Healthy Newborn Infants : Effects on Circulation and Developing Feeding Behavior," *ACTA Paediatrica Scandinavica* 76 (1987) : 566-72.

5. R. H. Vallardi, J. Porter, and J. Winberg, "Does the Newborn Find the Nipple by Smell?" *Lancet* 344 (1994) : 989-90.

6. L. Righard and M. O. Blade, "Effect of Delivery Routines on Success of First Breast-feed," *Lancet* 336 (1990) : 1105-7.

7. R. Lang, *Birth Book* (Ben Lomond, Calif. : Genesis Press, 1972).

8. A. M. Widström, W. Wahlburg, A. S. Matthiesen, P. Eneroth, K. Uvnäs-Moberg, S. Wernert, and J. Winburg, "Short-term Effects of Early Suckling and Touch of the Nipple on Maternal Behavior," *Early Human Development* 21 (1990) : 153-63.

9. K. Christensson, C. Seles, L. Moreno, A. Belaustequi, P. De La Fuente, H. Lagercrantz, and J. Winberg, "Temperature, Metabolic Adaptation and Crying in Healthy Newborns' Care for Skin-to-Skin or in a Cot," *ACTA Paediatrica Scandinavica* 81 (1992) : 488-93.

10. R. Rubin, "Maternal Touch," *Nursing Outlook* 11 (1963) : 828-31.

11. M. H. Klaus, J. H. Kennell, N. Plumb, and S. Zuehlke, "Human Maternal Behavior at First Contact with Her Young," *Pediatrics* 46 (1970) : 187-92.

第4章 家族の誕生—出生直後の数分間, 数時間

12. A. Eidelman, R. Hovars, and M. Kaitz, "Comparative Tactile Behavior of Mothers and Fathers with Their Newborn Infants," *Israeli Journal of Medical Science* 30 (1994) : 79–82.
13. W. Trevathan, "Maternal Touch at First Contact with the Newborn Infant," *Developmental Psychology* 14 (1981) : 549–58.
14. M. Rödholm and K. Larsson, "The Behavior of Human Male Adults at Their First Contact with a Newborn" (thesis, University of Göteborg, Göteborg, Sweden, 1980).
15. D. W. Winnicott, *Babies and Their Mothers* (Reading, Mass. : Addison-Wesley, 1987), 78.
16. A. McBryde, "Compulsory Rooming-in in the Ward and Private Newborn Service at Duke Hospital," *Journal of the American Medical Association* 145 (1951) : 625–28.
17. M. Greenberg, I. Rosenberg, and H. Lind, "First Mothers Rooming-in with Their Newborns : Its Impact on the Mother," *American Journal of Orthopsychiatry* 43 (1973) : 783–88.
18. B. Buranasin, "The Effects of Rooming-in on the Success of Breast-feeding and the Decline in Abandonment of Children," *Asia-Pacific Journal of Public Health* 5 (1991) : 217–20.
19. a. Data on the Philippines from Molly Pessl, personal communication. b. Data on Costa Rica : L. Mata, P. Saenz, J. R. Araya, "Promotion of Breastfeeding in Costa Rica : the Puriscal study," ed. D. B. Jelliffe and E. F. Patrice Jelliffe *Programmes to Promote Breastfeeding* (Oxford, England : Oxford University Press, 1988), 55–69.
20. D. W. Winnicott, *The Child, the Family, and the Outside World*. (Reading, Mass. : Addison-Wesley, 1987), 74.
21. M. H. Klaus, R. Jerauld, N. Kreger, W. McAlpine, M. Steffa, and J. H. Kennell, "Maternal Attachment : Importance of the First Postpartum Days," *New England Journal of Medicine* 286 (1972) : 460–63.
22. S. O'Connor, P. M. Vietze, K. B. Sherrod, H. M. Sandler, and W. A. Altemeier, "Reduced Incidence of Parenting Inadequacy Following Rooming-in," *Pediatrics* 66 (1980) : 176–82.
23. E. Siegel, K. E. Baumann, E. S. Schaefer, M. M. Saunders, and D. D. Ingram, "Hospital and Home Support During Infancy : Impact on Maternal Attachment, Child Abuse and Neglect, and Health Care Utilization," *Pediatrics* 66 (1980) : 183–90.
24. J. Worobey and J. Belsky, "Employing the Brazelton Scale to Influence Mothering : An Experimental Comparison of Three Strategies," *Developmental Psychology* 18 (1982) : 736–43.
25. J. C. Gomez Pedro, "The Effects of Extended Contact in the Neonatal Period on the Behavior of a Sample of Portuguese Mothers and Infants," et. J. K. Nugent, B. M. Lester, T. B. Brazelton, *The Cultural Context of Infancy,* vol. I , Norwood, N. J. : Ablex, 1989.
26. M. Thompson and R. Westreich, "Restriction of Mother-Infant Contact in

the Immediate Postnatal Period," in *Effective Care in Pregnancy,* ed. I. Chalmer, M. Enkin and M. J. N. C. Kierse (Oxford, England : Oxford University Press, 1989), 1328.

27. M. W. Yogman, "Development of the Father-Infant Relationship," in *Theory and Research in Behavioral Pediatrics,* vol. 1, ed. H. Fitzgerald et al. (New York : Plenum Press, 1980).

28. M. Greenberg and N. Morris, "Engrossment : The Newborn's Impact Upon the Father," *American Journal of Orthopsychiatry* 44 (1974) 520–31.

29. R. D. Parke, S. Hymel, T. G. Power, and B. R. Tinsley, "The Father's Role in the Family System," *Seminars Perinatology* 3 (1979) : 25–34.

30. D. N. Stern, *The Interpersonal World of the Infant* (New York : Basic Books, 1985).

31. J. Lind, personal communication, 1973.

32. M. Rödholm, "Effects of Father-Infant Postpartum Contact on Their Interaction Three Months after Birth," *Early Human Development* 5 (1981) : 79–85.

33. T. B. Brazelton, E. Tronick, L. Adamson, H. Als, and S. Wise, "Early Mother-Infant Reciprocity," in *Parent-Infant Interaction,* Ciba Foundation Symposium 33 (Amsterdam : Elsevier, 1975).

34. P. H. Wolff, "Observation on Newborn Infants," *Psychosomatic Medicine* 21 (1959) : 110–18.

35. Klaus et al., "Human Maternal Behavior."

36. R. Lang, *Birth Book* (Ben Lomond, Calif. : Genesis Press, 1972).

37. K. S. Robson, "The Role of Eye-to-Eye Contact in Maternal-Infant Attachment," Journal of Child Psychology and Psychiatry 8 (1967) : 13–25.

38. S. Fraiberg, "Blind Infants and Their Mothers : An Examination of the Sign System," in *The Effect of the Infant on the Caregiver,* ed. M. Lewis and L. A. Rosenblum (New York : Wiley, 1974).

39. C. Goren, M. Sarty, and P. Wu, "Visual Following and Pattern Discrimination of Facelike Stimuli by Newborn Infants." *Pediatrics* 56 (1975) : 544–49.

40. J. Lind, V. Vuorenkoski, and O. Wasz-Hackert, "Effect of Cry Stimulus on the Temperature of the Lactating Breast of Primiparas," in *Psychosomatic Medicine in Obstetrics and Gynceology,* ed. N. Morris (Basel, Switzerland : S. Karger, 1973), 293–95.

41. L. Seitamo and O. Wasz-Hackert, "Early-Mother Relationship in the Light of Infant Cry Studies," *ACTA Paedopsychiatrica* 47 (1981) : 25–222.

42. W. S. Condon and L. W. Sander, "Neonate Movement Is Synchronized with Adult Speech : Interactional Participation and Language Acquisition," *Science* 183 (1974) : 99–101.

43. Ibid.

44. L. W. Sander, G. Stechler, P. Burns, and H. Julia, "Early Mother-Infant Interaction and Twenty-Four-Hour Patterns of Activity and Sleep," *Journal of the American Academy of Child Psychiatry* 9 (1970) : 103–23.

45. C. S. Carter, L. L. Getz, and M. Cohen-Parsons, "Relationships between

第4章 家族の誕生―出生直後の数分間,数時間

Social Organization and Behavioral Endocrinology in a Monogamous Mammal," *Advances in the Study of Behavior* 16 (1986): 109-45.

46. K. Uvnäs-Moberg and J. Winberg, "Role of Sensory Stimulation in Energy Economy of Mother and Infant with Particular Regard to the Gastrointestinal Endocrine System," in *Textbook of Gastroenterology and Nutrition in Infancy,* 2nd ed., ed. E. Lebenthal (New York: Haven Press, 1989).

47. M. Kaitz, A. Good, A. M. Rokem, and A. I. Eidelman, "Mother's Recognition of Their Newborns by Olfactory Cues," *Developmental Psychobiology* 20 (1987): 5878-91.

48. M. Kaitz, P. Lapidot, R. Branner, and A. Eidelman, "Mothers Can Recognize Their Infants by Touch," *Developmental Psychology* 28 (1992): 35-39.

49. A. N. Meltzoff and M. K. Moore, "Initiation of Facial and Manual Gestures by Human Neonates," *Science* 198 (1977): 75-78.

50. D. W. Winnicott, *Playing and Reality* (London: Tavistock, 1971).

第5章
授乳
親密性の始まり

　母乳哺育や人工乳哺育をする両親にとってカギとなる瞬間は，出産後間もなく，最初の授乳とともに開始する．この変化の多い時期に，母親は父親と同様，生まれたばかりの子どもが吸啜・嚥下したり，同時に覚醒状態を維持するなど大切な機能を自力で果たしている姿を初めて目撃する．この章では，主として母乳哺育について述べる．それは，その身体的利点，自然の恩恵，また情緒的利点がよく知られているためであるが，しかし母乳哺育ができない，またしないと決めた母親でも，気まずい思いをする必要は何もない．哺乳びんでミルクを与える場合でも，両親にとっては心暖まる愛情のこもった経験である．大切なことは，自分の腕にわが子を抱いて，その子を見つめることであり，そうすることで授乳が単なる機械的な経験でなく，一体感を味わうための時間となる．

　母乳哺育は出生直後から試みられることがあるが，実際の母乳哺

第5章　授乳—親密性の始まり

育がうまくいくようになるのは，分娩で体力を消耗しつくした後，母子が少し休息してからである．第4章で述べたように，母親が分娩中鎮痛剤の投与を受けておらず，子どもは体表から水分を十分拭われた状態で，母親の胸腹部に置かれ，（ルーチンケア，たとえば清拭によって），邪魔されずにいると，生後35～55分の赤ん坊が，母親の乳房と乳頭にまで元気よく這い上がっていき，口を大きく開いて，自分で乳輪（乳頭周囲の褐色皮膚部分）に吸いついていく．

　このすばらしい行動に費やされる時間は一定していない．すでに100回以上ドゥーラとしてお産を助けてきた経験豊かな女性の意見によると，部屋の照明を落として静かであれば，新生児はもっと短時間で——出生後10～20分以内で，乳房まで這い上がって吸いつくという．光や音で邪魔されると，しばらく休んで再び乳房への運動を開始する．

　新生児は，誕生直後でなくても同じ行動を上手にやることができる．次の話は，元気な双子の母親から聞いたもので，出産した日に，子どもが別々に母親の腹部から乳房へ這い上がったということは，その経験がいかに肉体的にも情緒的にもインパクトの強いものであるかを示唆している．

　　最初に感じたのは，皮膚と皮膚が触れ合うすばらしい感じでした．2人の子ども（娘）は，出産直後すぐ連れ去られましたが，しばらくたってから，やっと1人ずつ抱くことができました．それまでは，毛布にしっかりくるまれていたようです．後になって私のおなかの上に裸のわが子を乗せられたとき，それは力強いほっとする感じでした．
　　私の娘は，非常にゆっくりと，体をくねらせるよう動かし，一方の乳房まで這い上がってきたので，胸がジンとする気持ちと思いやる気持

ちで一杯になりました．──いとおしい気持ちで，たくさん本で読んでわかっていたつもりでしたが，お産のときに感じなかった母親らしい強烈な感じでした．この体験中，私たち2人でこんなかわいい赤ちゃんをつくったのだと思いました．娘が私の体を這い上がって，長い苦労のあとやっと乳首にたどりつき，一生けんめい口にくわえようとしたとき，夫と私は思わず声援を送りたくなるような気持ちでした．

　私はこの様子を見ているうちに，すっかり驚いてしまいました．生まれたばかりの娘が自分の体の動きを調整し，本能的に私の乳房に向けて進んでくる能力を見て驚異に感じました．今まで見てきた他の運動は，どれもまとまった動きとは見えなかったのに，まとめる能力をもち，行こうとする場所を知っているというのは，まさに奇跡のようでした．さらに情緒的な面で注目すべき点は，一種の安堵感が生まれたことです．お産後の数日間は，何もかもこんがらがった圧倒的な感じのする時間でした．娘たちがそれぞれ私の胸まで上がってきて，最後に乳房にたどりつく様子を見て，私のなかに自信を注ぎ込まれたようでした．　私の心のなかでは，新しい2人の娘は生きるための根強い自然力を備えて，また母親に育てられることに興味を抱いて，この世に生まれてきたのだと思いました．こんな能力を娘がもっていたことは，初めてママになった私には，ものすごく安心できることでした．この困難な時代にあって，自分の力になるような技能，娘たちの能力にふさわしい母親として生まれもった技能が，私にもありますようにと願っています．

　この最初の授乳とその後の授乳については，赤ちゃん自身の空腹感によって時間が決まってくる（このことは，子どもが独立していく過程のまず最初の段階とみることができる）．新生児は，空腹を伝えるのに口唇をピチャピチャさせたり，よだれが増えたり，乳首のほうへ顔を向けたり，活発さが増してくる．以上のような信号に少

第5章 授乳—親密性の始まり

したっても応答がないと，啼泣し始める．

　初期のころは，このように感受性が高まっているので，母親はいくつかの重要な原則に気づいていなければならない．たとえば，授乳時，快適な姿勢を見つけること，乳頭が口腔後部にあり，子どもの唇は乳輪上にあることを確認すること[1]，吸啜開始後最初の4〜5分で片方の乳房中の乳汁75〜85%はすでに飲めていることを知っておくなどである．新生児は出生時すでに吸啜のしかたを知っているが，授乳の効率や技能は，生後数日のあいだに，急激に改善されてくる．赤ちゃんはその仕組みを短期間のうちにのみこんでしまい，その後全過程はさらに円滑に作動し始める．支援にあたる女性のケア提供者——看護師，助産師，ドゥーラあるいは経験のある家族——は，いつでも相談相手になってあげるとよいが，助言はあくまで押しつけがましいものであってはならない．そのままにされても，母親は「自分の子ども」のやり方がわかるようになり，赤ん坊が眠くなったり，空腹や満足したとき母親に知らせる信号を学習していく．

　ウィニコット（Winnicott）は，次のように述べている．

　母乳は排泄物のように流れ出るのではありません．刺激に反応するもので，その刺激とは，赤ちゃんを見たり，嗅いだり，触ったり，母乳を求めて泣く声を聞くことです．すべては1つのことにかかっています．母親による赤ちゃんの世話と，あたかも2人のあいだのコミュニケーションの手段であるかのように発達する周期的授乳——それは言葉のない歌のようなものです[2]．

　母乳哺育や哺乳びん哺育の際，子どもには母親がはっきり見えて

おり，顔の表情を観察し，母親の体と腕の暖かさを感じることができる．興味あることは，赤ん坊は授乳されているときに母親に話しかけられると，耳を傾けようとして吸啜を中止したり，吸啜速度を変更したりすることである．両親と子どものあいだには，さらに多くの言葉をもたないコミュニケーションが起こってくる．抱き上げる，抱擁する，なだめる，感じ合う，気持ちよく授乳させるなどは特別な体験であり，母乳哺育か哺乳びん哺育いずれにしても，赤ん坊が両親の腕にしっかり抱かれていれば，以上のようなコミュニケーションが生まれているのである．

　母乳哺育の母親は，授乳する度に，親密感や暖かさ，愛情が新たになり，赤ちゃんに対する絆が増してくると説明している．おそらくこの特別な感じを生む1つの要因は，すでに第4章に述べたように，「抱っこホルモン」とも呼ばれる天然の物質オキシトシンが産生されることである．赤ん坊の空腹時の泣き声は，授乳中の乳頭に対する吸啜と同様，母体血流中のオキシトシンを急上昇させ，それによって乳房からの乳汁放出が起こってくる．オキシトシンは分娩中にも産生され，子宮の収縮を高める．動物実験では，このホルモンは小動物の場合，つがい間の絆の形成を高め，親子のあいだに愛着行動がみられるようになるという．

　かなり以前から母乳，特に初乳には，免疫抗体が多く含まれていることが知られていた．母乳と初乳には，分泌型免疫グロブリンAが高濃度に含まれている．それは，母親がそれまで長いあいだ曝されてきた感染因子に対する多数の抗体で，赤ちゃんの消化管の内面を覆う役割をしている．たとえば，母親が分娩前にサルモネラ菌の消化管感染症に罹患していたとすると，母親の小腸管壁にある細胞がこの微生物に対する抗体を産生し始める．この細胞のいくつかは，

第5章 授乳—親密性の始まり

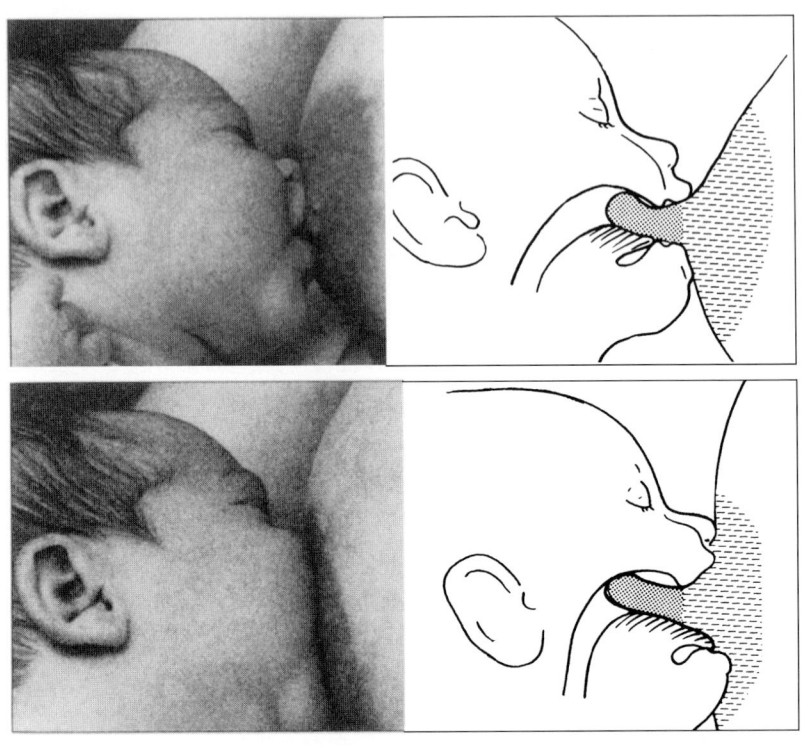

写真の赤ちゃんは母親の乳首を吸っているが、しばしば授乳に問題が起こり、早期に離乳せざるを得なくなる。「正しい」姿勢では、赤ちゃんの口唇は乳輪上にあり、乳首は赤ちゃんの口腔内深く入っているので、乳首は傷つくことはない。写真はレナート・リガード (Lennart Righard) による。

母親の乳腺に特異的に移動し、そこから初乳中へ出されていき、他の細胞は乳腺にとどまり、サルモネラに対する抗体を産生する。一方赤ん坊は、分娩時産道通過中にまたは生後数か月以内に、このサルモネラ菌に遭遇する可能性がでてくる。しかし母乳哺育されている限り、赤ちゃんはサルモネラ菌感染症が発生しないように守られている。これと同様、環境内にある感染性の高い多くの細菌に対し

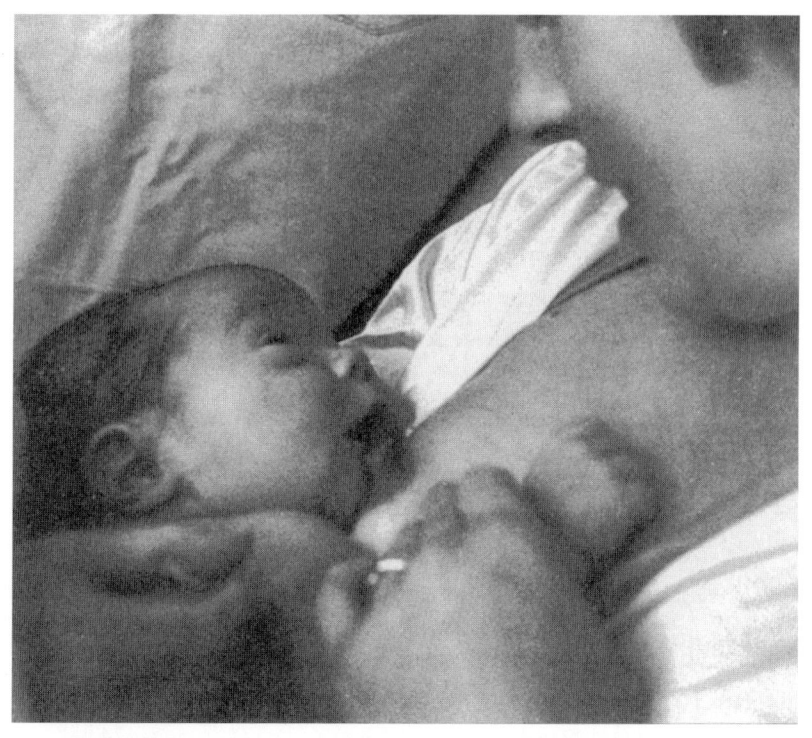

母乳を飲んでいるとき，新生児ははっきり母親の顔を見ることができる．写真はスーザン・アームズ（Suzanne Arms）による．

ても，予防的に働いている．このことは，100％母乳で育てられている新生児が，下痢や呼吸器感染症の原因であるウイルスや細菌など多くの感染源のある環境にあっても，うまく守られている理由を，ある程度説明している．さらに母乳哺育児は，後年になっても糖尿病や慢性の腸疾患である限局性腸炎を起こす危険性が少なくなるといわれている．

　最近の早産児に関するイギリスの研究では，他の驚くべき利点について報告されている．体重1,200〜1,600gの早産児で，わずか5週

間でも母乳で育てられると，8歳児のIQは，人口栄養の早産児より10点高い値を示したという[3]．もう1つの興味ある研究では，母乳だけで育てられた正期産児で，生後4か月で調査したところ，人工栄養の正期産児と比較すると，より小さい対象物を見ることができた．しかし8か月ではこの視力差はなくなったという[4]．

　早期の母乳哺育に対して，お産の専門家のあいだで関心が高まってくると，母乳哺育の生理学に関する新しい知見が増加してきた．たとえば，早期母乳哺育の9つの研究のうち7つで，母乳哺育を希望していた母親が，生後1時間以降に授乳すると，その後の母乳哺育の成功率が高くなり，長い期間授乳することが証明された[5]．スウェーデンの研究者によると，生後1時間以内に新生児の口唇を母親の乳頭に触れさせておくと，母親は生後4日間，自分の部屋に子どもを長時間引きとどめたという[6]．

　1900年ごろ，医師が授乳スケジュールを24時間でわずか6回の授乳に取り決めたことは，大きな誤りであった．過去わずか20年の間に，この助言はやっと完全に否定されるようになった．24時間につき6〜10回あるいは11回に授乳回数を増すと，血中のビリルビン値が著明に減少し，黄疸について心配しなくてよいほどの数値まで下げてしまうことが判明した[7]．授乳回数を増やすことにより，有意に乳頭の損傷や乳房疼痛を減少させ，さらに大切なことは，母乳の産生量が増加することであった．すなわち母乳量は24時間あたり500 ml（ほとんど十分量であるが）から750 mlまで増量し，後者の量では生後数週間の授乳量としては多すぎるほどである[8]．10〜11回の母乳哺育と聞けば，初めての母親にとっては，マラソンでもするように思われるかもしれないが，大切なことは，何もきちんと2時間ごとに飲ませるということではない．乳房から出る乳汁の大

部分は，吸啜し始めて最初の4〜5分で摂取されるので，よくあるのは，まず5〜8分飲んだあと，10〜15分間寝て，目を覚まし，もう一方の乳房を再び吸啜しようとする．飲ませるたびに5〜10分間吸啜せずに寝てしまう場合は，別々の母乳哺育と考えられる．したがって10〜11回の授乳をなんとかできる回数に分けることも可能である．たとえば，3回の授乳を午前6時と午後7時のあいだに行い，授乳と授乳の間は4〜5時間眠ったとする．その後2〜3回の授乳のあいだにさらに長く眠るといった場合が考えられる．しかし，あくまで赤ん坊が空腹になったときの信号に従って行うべきである．

　母乳分泌量を増加させ，母乳哺育の成功率と満足度を上げるためには，毎日の授乳回数を徐々に増していくことである．過去には厳密なスケジュールが守られてきたが，この方法がはるかに効果的である．赤ちゃんによっては，もっと回数が多くなることがあるので，母親は自分の子どもをよく観察し，その子のニーズにうまく応えなければならない．子どもによっては，もっと吸啜しようとするかもしれないが，栄養だけでなく，慰めや親近感を求めていることがある．このような吸啜を非栄養供給性吸啜（nonnutritive sucking）と呼んでいる．この型の吸啜が起こり，母子ともに快く感じていれば，乳汁産生は結果的に増加してくる．しかし乳汁をよく生産させるのは，必ずしも授乳時間の長さの問題でなく，授乳の回数を増やすことによる．子どもの授乳要求が頻回になればなるほど，それだけ多くの乳汁が生産される．最初の数週間は，赤ちゃんの授乳信号に従うことで，母親が需要と供給をつり合わせるようにして自分にも赤ん坊にも都合のよい授乳計画を見つけだしていく．授乳回数を多くすれば，赤ちゃんの体重も増加し[9]，また母親の排卵の機会を減少させる．

第5章 授乳―親密性の始まり

　早期接触の問題と同様,母乳哺育についても明らかに有利な点が証明されている．しかしそのため母乳哺育のできない母親に気まずい思いをさせてはならない．医学的な理由や投薬内容によって，最初から母乳哺育のできない母親には，何か決定的に大切なものをわが子から奪ってしまったように，また将来の親子関係を傷つけてしまったように感じる人がある．しかしその子どもでも，健康や母子の絆は，多くの方法によって維持されていくものである．赤ちゃんはミルクでも十分成長していくので，問題として明らかにすべき点は，母親のニーズである．われわれの取り扱ったある母親は，母乳哺育が禁忌になる投薬を一時的に受けていたが，喪失感に悩み相談に来たことがある．話し合っているうちに，彼女は，子どもから「奪われた」ものを心配しているのは，最初の体験が得られなかったという喪失感と関係しており，子どもの母乳に対する「ニーズ」ではなかったことを認めた．ひとたび不安から解放されると，彼女は自分の子どもがうまく発育していることがわかった．それでもこの母親は，その後，どうしても母乳哺育をしたいと希望した．そこで彼女は，養子を迎えた母親や未熟児の母親のために開発された方法を利用した．それはミルクの入ったプラスチック製の袋を母親の肩からぶらさげ，その袋から母親の乳頭近くに取り付けた細いチューブを通して，ミルクが出るようにしたものである．授乳するときは，子どもは必要なだけのミルクを飲み，同時に母乳分泌が始まるよう乳房を刺激する仕掛けである．この母親は2週間半で乳汁分泌が再開し，この装置とミルクは中止することができた．同じ状況にある他の母親は，哺乳びん哺育中やその後で，余分に抱き締めたり，子どもと親密な接触を行えば，母乳哺育中に味わうのと同じ，深い報いの多い親近感を経験することがわかった．

母乳哺育中の母親には，ストレスを少なくすることが大切である．乳房からの乳汁放出量は，母親の情緒によって変化するからである．母乳の生産量は，子どもの健康状態，乳汁摂取量について心配したり，個人的な人間関係の葛藤，授乳問題を解決するための適切な助言が得られないことなどによっても減少する．このような問題は，励ましと情緒的支援により，心配事について徹底的に話し合う機会を持つこと，また母乳哺育に関する一貫性のある助言によって解決されるものである．

　一例をあげると，実に多くの若い母親が長いあいだ，年上の女性——この人たちは人工栄養で子育てをし，母乳哺育は子どもにはふさわしくない方法と考えている女性たち——の善意から出た助言で悩まされてきた．祖母は，まったくの善意から，同じような心配をよく口に出すことがある．赤ちゃんがどれだけ母乳を飲んでいるかは測るすべがないといって心配する．また娘が自分の子どもに縛りつけられてしまい，十分な休養が得られなくなると心配する．若い両親は，自分たちの母親に対して失礼になるのではと恐れて，このような助言に反論できないことが多い．しかし母乳哺育に関して正しい知識をもち，子どもにとって何が大切かを明確にすることによって，両親は赤ちゃんが心から望んでいることに応えるだけの自信と精神力をもつことができる．

　幸いなことに，わが国ではどの地域であっても，十分訓練を受けた母乳コンサルタントがいて，大抵の問題ならすぐ解決できるようになっている．さらに分娩準備のためリラクセーション技法を身につけた女性がいて，母乳哺育にもうまく使えるよう同じ訓練を行っている．早産児の母親には，平穏感や満足感，自信を誘発させるリラクセーション技法と視覚化技法を使って母乳の産生を増すことが

できる[10]. 一般的にいって，母乳・人工乳哺育にかかわらず，日常の母親業からくるストレスを減らすためには，リラクセーション技法がどの母親にも役立っている．

このように赤ん坊の吸啜に関連した非常に複雑な相互作用——母親のホルモンに影響を与え，母乳の射乳反射を活性化し，温かい母性的感情を高め，感受性と愛情を深めていく作用——によって，昔からある人間のサイクルは持続されてきたのである．授乳中，子どもに生まれてくる充実感と満足感は，後年の社会的関係および親密な人間関係に報いるための初期のひな型ともいうべきものであろう．

● 文献

1. L. Righard and M. O. Alade, "Sucking Technique and Its Effect on the Success of Breastfeeding," Birth 19 (1992): 185-89.

2. D. W. Winnicott, Babies and Their Mothers (Reading. Mass.: Addi-son-Wesley/Lawrence 1987), 78.

3. A. Lucas, R. Morley, T. J. Cole, G. Lister, and C. Leeson-Payne, "Breast Milk and Subsequent Intelligence Quotient in Children Born Preterm," Lancet 339 (1992): 261-64.

4. M. Makrides, K. Simmer, M. Goggin, and R. A. Gibson, "Erythrocyte Docosahexaenoic Acid Correlates with the Visual Response of Healthy Term Infants," Pediatrics Research 34 (1993): 425-27.

5. M. Thompson and R. Westreich, "Restriction of Mother-Infant Contact in the Immediate Postnatal Period," in Effective Care in Pregnancy, ed. I. Chalmer, M. Enkin, and M. J. N. C. Kierse (Oxford, England: Oxford University Press, 1989), 1328.

6. A. M. Widstrom, V. Wahlberg, A. S. Matthiesen, P. Eneroth, C. Uvnäs, K. Moberg, S. Wernert, and J. Winberg, "Short-term Effects of Early Suckling and Touch of the Nipple on Maternal Behavior," Early Human Development 21 (1990): 153-63.

7. M. DeCarvalho, M. Klaus, and R. Merkatz, "Frequency of Breast-feeding and Serum Bilirubin Concentration," American Journal of Diseases of Children 136 (1982): 737.

8. M. DeCarvalho, S. Robertson, A. Friedman, and M. Klaus, "Effect of Frequent Breast-feeding on Early Milk Production and Infant Weight Gain," Pediatrics 72 (1983): 307-11.

文献

9. Ibid.
10. S. D. K. Feher, L. R. Berger, J. D. Johnson, and J. B. Wilde, "Increasing Breast Milk Production for Premature Infants with Relaxation/Imagery Audiotape," Pediatrics 83 (1989)：57-60.

第6章
絆の形成
生後数日間，数週間

　病院では，母親が出産をすませた後の次の朝に診察にいくと，目をきらきら輝かせ，熱心で，愛情いっぱいの元気な母親に会うことが多い．こういう場合，たいていの夫は，気配りがよく，妻と子どもが帰宅したら最初の3日間は休んで家にいようと計画している．ときどき妻の母親かだれか他に手伝う人がいて，最初の1週間は家にいてくれるようになっている．しかし3週間後に母子が検診にやってくると，母親の顔色は青白く，疲れはて，身なりはだらしなくなっている．母親は心配事が一杯の状態でやってくる．「この子の眠り方は普通ではありません．思ったよりよく泣きます．夜中はお乳を欲しがって，2回か3回起こされるのです．すっかり疲れてしまいました．こんなにむずかしいこととは考えませんでした．この検診にくるのに，準備に3時間以上かかってしまいました．」

第6章 絆の形成—生後数日間,数週間

1. まず母親を育てる

　出産後の女性は,長いあいだ母親としてケアされる必要がある.最近,母親はお産のあとすぐ——24〜48時間後に帰宅してしまうようになった.初めての母親でも以前は普通5〜7日間入院していたので,病院のスタッフは全員母親の反応やニーズをよく心得ており,帰宅後の育児の準備をするためクラスを開いたりしていた.「ベビー・ブルーズ」は,分娩後2日目ないし3日目の女性80〜90%に起こるといわれてきた.しかし,現在この時期には,子どもをつれて帰宅しているのが普通である.この時期は,昔であれば病院にいる時期で,現在なら家庭分娩の場合のように,看護師や他の母親や援助者が,母親と子どもの手助けをして役割モデルを演じ,同情と豊かな経験をもって耳を傾けてくれるのが普通であった.今日では,母親は短い間多少の援助は得られるかもしれないが,すぐさま帰宅してしまい,その後はすべて自力で,料理や掃除,育児までしなくてはならない.しかも母親ならなんでもうまくやれると期待されてしまう.

　初めての親は,新しく生まれた子どもを連れて病院から帰宅すると,自分たちにはほとんど準備も経験もない状態で,新しい課題をひき受けることになる.現行の病院診療内容では,ある程度両親が能力を発揮するよう期待されているにもかかわらず,両親には子どもの出生の瞬間からひきつづき支援が必要である.ほとんどすべての人間社会において,お産の時期には両親を援助するシステムが存在している.アメリカを含むいくつかの国では,かつてこのような機能をもった慣習や取り決めがあったが,現在はそれらをなくして

1．まず母親を育てる

しまった．今日では，出産後に必要な支援を行うような公認の文化的伝統が欠如しているので，多くの家族が危険にさらされている．過去においては，母親の母親や他の身内の女性が，このような援助と指導を行ってきた．しかし今日では，母親の母親は就業していることが多く，この空白を埋める人がいなくなった．

　新しい母親にとって，自分のニーズや感情を認めたり，自分から援助を求めることがしばしば難しいことがある．両親は2人とも子どものニーズをよく知っているわけではないので，生まれたばかりの子どもの際限のない要求まではとうてい予測することができない．人づきあいや仕事上の関係では，多数の友人や助けになってくれる同僚のいる実生活から，2人きりで家にいて子どもの要求をつぎつぎと満たす生活に移行することは，生活上の重大な変化を意味する．一時の息抜きもできない責任を背負わされて，思いもかけなかったようなひどい疲労のため，母親ははたして生活していけるのか，どう対応したらよいのかまったくわからず絶望的になってしまう．

　現在，アメリカの母親たちは，入院中わが子といる時間がごくわずかになってしまったので，退院するときは，親子がよく知り合っているという状態ではない．多くの母親は，帰宅後最初の数日間は自分たちの生涯のうち最も困難な毎日だったと述懐している．「良き母親」の果たすべき理想像は，雑誌の記事や育児書の勧めによって，およそ非現実的なレベルまで高められてしまい，母親は一生懸命になって疲れはて，育児をしていれば当然起こってくるいろいろな小さな問題にも，ほとんど耐えられなくなってしまう．

　非工業化社会についてわれわれが行った研究では，母親と新生児は一緒にいて，支援され，守られて，他の人々や要請から隔離されて，短くても生後7日間，時には数週間を過ごす．たとえば中国の

第6章 絆の形成―生後数日間,数週間

田舎の習慣では,そのような期間として40日が決められている.

著者の1人が知っている母親で,他の文化圏内で正期産の元気な子どもを出産した人がいるが,この人の場合は伝統的な産褥期のケアを代表する1つの例といえよう.この女性の実の母親は,お産に間に合うようインドからやって来たが,必要な世話は全部してくれたという.出産後40日間,新しい母親はベッドにいるだけで,ごく短時間を除いては,母子は分離されることはなかった.新しい母親は,細菌感染を恐れて,子どもと一緒に外出することはなかったが,家族の面会は許されていた.母親は女王のように世話してもらい,毎日彼女はゴマ油で全身のマッサージを,また子どもは暖まったオリーブ油でマッサージを受けた.祖母は,インドからハーブや各種植物の種子,つぶした木の実の入った大きな箱を持参していた.母親は子どものために母乳がよく出るようにと,毎日この美味な混合物を食べ,そのうえ蜂蜜で甘くしたミルクとつぶしたアーモンドの混ぜ物を与えられ,それだけでなく他にも体力が回復するよう,また母乳の質と量を増すよう,特別食が与えられたという.インドでは,多くの母子がこのように家族からまた身近な友達から,支援と保護を受けている.

ヨーロッパの多くの工業国では,両親が休暇を取れるようになっており,最低3か月から1年またはそれ以上も許可されている.この休暇には有給期間が含まれていることが多く,国によっては母親と父親で分けて別々にとることもできる.さらに母親と子どものために,多くのサービスが提供される.たとえばイギリスでは,母子が退院すると,最初の14日間は保健師による家庭訪問が毎日行われている.保健師は沐浴の手助けや母子の健康状態のチェック,質疑応答,さらに特別な状況であれば,その他のサービスが組み込まれ

るようになっている．オランダでは，家庭分娩の場合，子どものため看護師が産褥 10 日間その家庭にとどまり，家事の手伝いも行う．このサービスは，母親全員が利用できるようになっている．母子保健の重要さを考慮して，政府は妊娠中および乳児期の全母親に対して，特別な基金とサービスを提供している（フィンランドでは約 24 万円支給される）．家族の健康に対する莫大な利益を考えると，以上のようなことは，十分考慮すべきモデルであろう．

　対照的なことであるが，産褥期のアメリカ夫婦と話したところ，彼らの意見は次のようであった．ある父親は，「私が仕事から帰ってくると（それは子どもの誕生から 5 日目でしたが），妻は座って泣いていました．自分はどうしようもない母親だ．家の中はきたないし，子どもを入浴させるのが恐ろしい」「帰宅後 3 日間で気づいたことは，自分たちは休暇のない親業を 24 時間やっており，もうすでに疲れはてました」と言った．またある母親は，「私のママは 3 日もすれば帰りますが，私はママのように何でもうまくできるかどうか，わかりません」「あの子（生後 1 週目）は，全くの赤ちゃんですから，怒ってもしかたがないことはわかっています」「妻としていつも疲れていますが，私たちの関係が少し心配になってきました．前のように身近に感じられるようになるんでしょうか」「あの子が私を好いているようには思えません」「私は 1 人になる時間がありません．」3 か月になった 1 人の母親は，「私たちの性生活（出産後 3 か月）はひどいものです．私に問題があるのでしょうか，それとも彼なのか，2 人にあるんでしょうか」．

　われわれの研究の一部として，できるだけ多くの母親に対して，産後入院中に問題になったことについて話すよう依頼してみた．ほとんど全員の母親は，「自分の赤ちゃんを知る時間がなく，帰宅後は

子どもをどう取り扱ってよいかわかりませんでした」と述べている．クリーブランドにあるわれわれ産科棟の報告では，最近電話によるリクエストがたくさんあり，新しい両親のため育児学級を開いてくれるよう希望しているとのことである．両親は，自分たちには育児の準備がほとんどできていないと言っている．もちろん例外もある．幼い子どもを世話したり，ベビーシッターの経験ある女性で母親になった人は，自分の子どもを世話するときは，楽しく何でも自信をもってできるし，普通の問題ならうまく解決する方法を十分知っているという．

2．生活上の大きな変化

　赤ちゃんの誕生によって，必然的に母親には肉体的な変化が起こり，父親と母親には情動的な変化や生活スタイルの変化が起こってくる．特に最初の子どもの誕生の場合がそうである．人間にとって援助なしでたえず責任をもたされることは，精神的に圧倒されるような経験である．2人でいたのが3人になり，母親は自分のパートナーと以前もっていた同じ関係を維持しようとしても，やむをえずわが子との関係にひき込まれていく．子どもの出生によって，新しい父親にとっても，役割と責任に大きな変化が起こってくる．父親はわが子のうぶ声を聞いたとたん，家族の経済的ニーズに応えようとして，あらためて不安と心配が強くなってくる．両親には新しい子どもが誕生して幸福の絶頂を味わったわけであるが，赤ん坊のニーズに応え，お互い夫婦の関係を維持し，これまでの2人の生活内容から新しい現実に合うよう調整しようとして緊張するため，幸福感は押しやられてしまう．

2．生活上の大きな変化

　親になるという喜びには，作家ジュディス・ヴィオルスト（Judith Viorst）の言うように「避けがたい喪失」が伴う．すなわちパートナーとの排他的関係の喪失，2人で参加した多くの活動の喪失，（子どもと家庭にとどまる親にとっては）同僚との日常的接触の喪失，教育計画や仕事上の見通しの喪失，収入の喪失である．これら多くの変化と父母としての新たな責任，さらに加えて母体の複雑な内分泌変化による，感情の浮き沈みが起こってくる．

　さらに，分娩には別の喪失感，選択または独立の喪失，期待の充足感の喪失などが伴ってくる．出産体験そのものについても，怒りや不満があると，当初は表明されなくても，後日，子どもの世話や配偶者との関係のなかで現れてくることがある．2人以上の子どもをもつ両親には，他の子どもから引き離された感じがある．過去の難しかった出産経験の記憶が，出産時にきっかけとなって，怒りや悲しみとしてよみがえってくる．前回，新生児の死亡を経験した喪失感が十分解消されないままでいると，亡くした子どもにまつわる怒り，悲しみ，悲嘆，期待が，今回の新しく生まれた子どもへの思いと混乱してしまうことがある．1人の子どもの誕生によって，多数の発達上の変化，自分自身を1人の大人として，また親としてみる必要性，自分の両親がいつまでもそばにいるという考えを放棄すべきこと，などが起こってくる．若い両親にとっては，今度は自分たちが他者の面倒をみる番である．親は責任ある大人として行動すると同時に，家族の支援，情動的支援を求めるという相反するニーズに悩まされる．これがきっかけとなって，自立の求めか支援の求めかを微妙に判断し対応してくれる父親または母親に，昔のように依存するようになる．

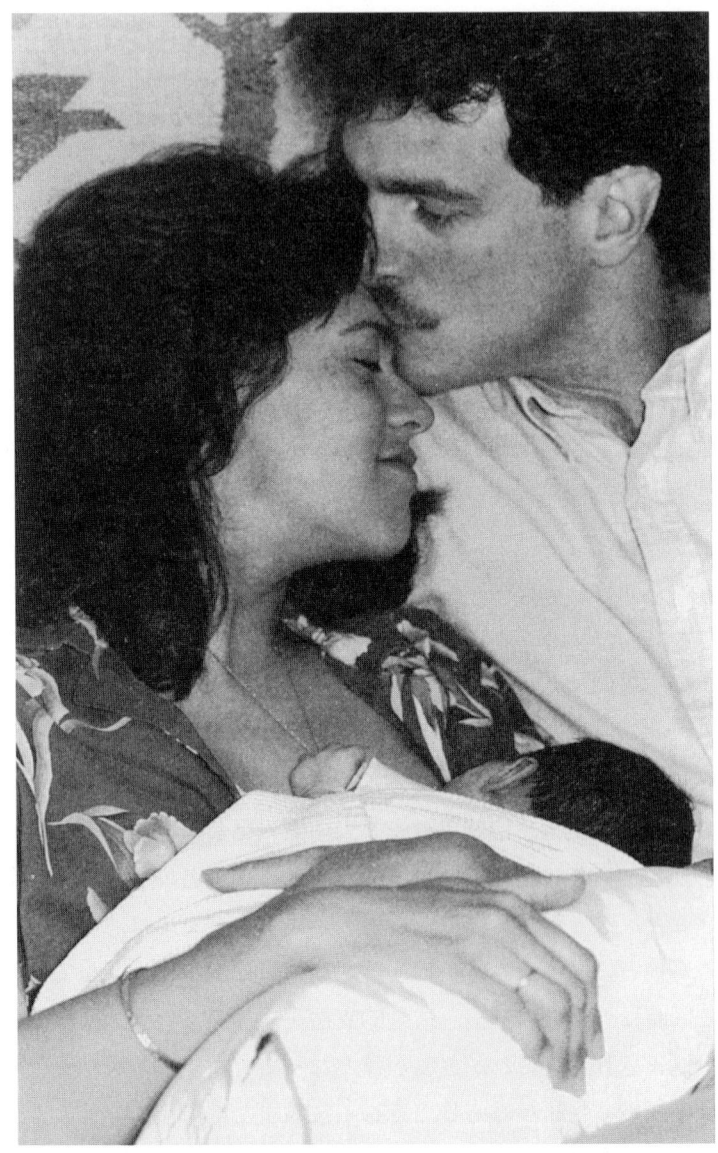

第6章 絆の形成—生後数日間，数週間

父親が母親を優しく世話することで，どれだけ母親の力になることだろうか．写真はスーザン・アームズ（Suzanne Arms）提供による．

3．母親の原初的没頭 (primary maternal preoccupation)

　最近，大学院の学生が著者の1人のもとへ，2か月検診のため生後2か月の子どもを連れてきた．「私には，何が問題になっているのか，わかりません．私はいつも有能な学生として知られていました．仕事はきちんとしてきたし，専門の研究もある程度やってきました．私のアドバイザーから，自分のよく知っている研究の一部を書きあげるよう頼まれました．私は子どもと一緒に2か月間は家にいるよう計画していましたので，"それぐらいならすぐできますよ"と言ってしまいました．私の赤ちゃんはよくできた子で，病気一つしたこともありません．でもあと3日もすると，その2か月間が終わってしまいますが，まだひと言も書く時間がないのです」

　このように母親が子どもに対して完全に心を奪われた状態を，D. W. ウィニコット（D. W. Winnicott）は「母親の原初的没頭」と呼んでいる[1]．周産期には，母親は特別な精神状態になり，赤ん坊のニーズに対して特に感受性が高まり，意識を集中する．このような状態は，妊娠の終わりごろから始まり，子どもの出生後数週間続く．この状態を生みだし持続させるためには，母親には支援と養護，そして安心できる環境が必要である．

　この特有な母親の没頭と母親に生まれてくる心の開放性こそ，絆形成過程の重要な因子である．「私の述べるような形で母親の感受性が高まれば，母親は子どもの立場になって感じるようになり，子どものニーズを満たすことができる」とウィニコットは述べている．第4章と第5章では，母親の特別な感受性によって，子どもの微妙な信号をとらえることができる多くの例をみてきた．このことは，

第7章で述べているが，赤ちゃんが脆弱な小さな未熟児でも，丈夫な健康な成熟児であっても同じである

　ウィニコットは，母親が身体的にまた情動的に抱くこと「抱き込むような環境」，("holding environment")――それは子どもの身体的および情動的発達に決定的な意味をもつ――を通して子どもにいかにして愛情を示すかを述べている．母親は，支援され，自分自身がケアされることによってこのような能力が開発され，自分たちの母親としての重要な課題を認識するようになる．

　妊娠初期の3か月間は，内分泌に起因する傾眠と疲労によって，胎児の重要な臓器が形成される時期に母体にさらなる休息が与えられ，好ましい環境が提供されるのと同様に，分娩後数週間は内分泌の変化と「母親の原初的没頭」状態によって，妊娠第4期*と呼ばれるこの時期に，生まれたばかりの子どものニーズを感知し，それを満たす母親としての能力が高められていく．母親はこの状態に完全にとらわれてしまい，他の仕事（大学院生の論文提出の件のように）を遂行できなくなってしまうことがよくある．

　子どもが生まれると，母親の心は自分の生涯の初期に帰ろうとする傾向がみられる．これらの記憶によって，母親のなかに，特別に保護される必要性が生まれてくる．このような心理的退行現象の一部として，母親は安心でき，支援され，ケアされる必要がある．このニーズが満たされないと，母親は見捨てられ，孤独だと感じ不安感を抱くようになる．われわれの文化では，母親にとって父親の支援は不可欠であるが，父親にもこの時期には同じようなニーズがある．子どもの誕生後も，両者に対す情動的な支援と実際的な支援を

＊訳者注：妊娠期間を前期，中期，後期と3期に大別するのを，さらに分娩後約3か月間をこのように呼んだものとおもわれる．

持続する必要がある．

4．父親の新しい役割

　現代社会の変化にかかわらず，父親と母親の役割は交換できるものではないとする，すでに述べたウィニコットの意見にわれわれは同意したい．彼は次のように言っている．

　　父親は，母親が自由に行動ができるような余地をつくることで，手助けができます．母親ができるだけ自分の内的なことに集中したいと望んでいるときや，彼女が両腕で環をつくり，その中心にわが子を抱き，その内部の子どもに没頭したいと強く望んでいるとき，父親がうまく助けてくれると，母親は周囲とのつき合いに気を配らなくてすむわけです．母親が自然な姿で1人の子どもに没頭しなければならない期間は，それほど長くは続きません．母親の赤ん坊との絆は，赤ん坊が生まれたばかりのころは非常に強力です．母親がわが子に恵念できるように，この時期――自然な時期に，われわれはあらゆることをしてあげるべきでしょう．

　次に述べる例は，新しい時代になって，われわれの関係や役割がますます複雑化してきたことを痛感させる内容である．専門職をもつ若いカップルが，赤ん坊が生まれるに先立って，2人で子育て計画を考えだしていた．夫は出産にも参加しよい経験をしたのに，妻の母乳哺育がうまくいきだしたころになると，自分は育児の「雑用」(おむつの交換，着衣，沐浴など)だけをしており，一方，妻は授乳の「楽しみ」を一人占めしている(夫のできることではないが)ことに

第6章 絆の形成—生後数日間，数週間

対していささか怒りを込めて，文句を言い始めた．それに対して妻のほうは，たしかに自分にできることは，赤ちゃんに「授乳する」ことだが，夫はおむつを代えたり，沐浴させたり世話する「喜び」はすべて一人占めしていると述べた．長い話し合いのすえ，気づいたことは，お互いにだれが一番つらい仕事をし，だれが一番楽しい目にあっているかを知ろうとして，競いあっていることであった．この2つの役割は，両方とも不可欠でしかも測り知れないほど大切なことであるとわかると，2人はお互いの思いを笑いとばすことができた．

次の子が生まれると，2人は協力して親業をつとめようとするが，家族にとっては，違ったストレスを感じるようになる．もう1つの事例についていうと，その両親は第1子の場合，2人で協力しあって責任を果たしてきた．計画した2人目の赤ん坊が生まれると，母親は前回同様，父親が協力してくれるものと期待していた．ところが今回，父親は仕事の上でさらにストレスの多い状況になっていた．彼は新たに生まれた子どもの世話に加えて，まだよちよち歩きの幼児の第1子の世話以外にも重荷になるスケジュールがあったので，責任が重すぎると感じた．そこでお互いに取り決めたことは，父親は妻の授乳後の世話をひきうけ，次の授乳まで，あるいは子どもが寝てしまうまで，なだめたり，喜ばせたりすることであった．父親は赤ん坊がぐずるのは，空腹なのか抱いてもらいたいのかわからなくなり，それを1人で決めなければならないことに腹立たしくなってきた．彼は第1子の場合は非常によくやれていたので，妻は夫がなぜそんなに困っているのか理解できず，子どもを拒否しているのではないかと考えるようになった．2人で状況について話し合ってみてわかったことは，父親が自分に余分の負担がかかっていると苦

情を訴えると，妻のほうは決まって自分は愛されておらず，母親として不適格だと感じていることがわかった．夫は第2子について，手ばかりかかって時間を浪費させられて，どれほどがっかりしているか口に出すことは「禁じられた話題」であった．父親は自分の気持ちを伝えられるようになると，夫婦で問題を解決できるようになった．こういうことは大した問題でないように思えるが，この種の意見の不一致はよくあることで，十分話し合って解決しないと，2人の仲を裂いてしまうことがある．

　父親として特に重要な役割は，外の世界との仲介人の働きをすることである．われわれが繰り返し気付いていることであるが，もし母親が守られた状態で，赤ん坊が寝ると母親も眠り，過度に疲労困憊していなければ，産褥期の母親の子どもとの経験は，比較的うまく進行していく．しかし身内の人や友人が多数訪ねてきて，母親がその人たちの食事のことや接待に追われることになれば，母親は当然疲労困憊してしまう．訪問客が来れば大急ぎで簡単な食事でも準備をしなければならない．中には夜遅くまでいる人もいる．やっと家へ寝に帰ってくれても，母親にとってはそれからが夜間のケアの始まりとなる．遠慮深いということは，時には望ましいことかもしれないが，産褥期には母親を駄目にしてしまうことがある．こういう場合は，父親がドアと電話の監視役を勤めるべきである．父親は電話に出ても妻は夜赤ん坊のために起きなければならないので，今は寝ていること，また後でこちらからかけることを伝えたり，予定外の訪問者には，2〜3日後，短い時間だけ訪問していただければ助かることを伝えればよい．どうしてもそれがまずい場合は，一応家の中へ入ってもらい，妻は挨拶だけなら少しの時間お相手できると告げるよう勧める．これでも少しきつく聞こえるのなら，一般的な

第6章 絆の形成―生後数日間，数週間

ルールとして考えられることは，特別な訪問客の場合や母親の体調によって多少の変更を加えることも可能である．妻の選択について2人で話し合い，変更が必要かどうかは，赤ん坊の睡眠パターンと授乳の進行具合によって決めるべきであろう．

　カップルが疲労，役割や仕事の変化，食事，睡眠，性生活，社会的活動の障害を乗り越えていくためには，それぞれのパートナーが互いに理解力をもち，支援的で，打ち明けやすいように最大の努力をはらう必要がある．赤ん坊の授乳予定やニーズが昼夜ばらばらになると，両親はどれだけひどく疲労してしまうか，想像することができないほどである．「夜の寝ずの番」を交替すれば助かるかもしれないが，それと同じように自分たちの感情を正直に吐露することが大切である．父親は，出産後の母体全体にかかってくる負担に気づいていなければならない．カップルは赤ん坊が生まれる前によく話し合って互いを理解しており，また育児に対して同じような考えをもち，父親が心から赤ちゃんを望んでいたのであれば，互いに最善をつくすことができる．カップルにたとえ葛藤が生じても，以上のような気持ちや意見の違いであれば，第三者，たとえばカウンセラーか他の専門職の人と話し合うことで，解決が得られるであろう．

　父親のニーズは，ときどき自身の過去の経験と関連していることがある．われわれ著者の1人が経験したある父親の話では，自分は子どもを身近に感じられないし，子どもの世話ができるとは到底考えられないと述べた．この人は，自分の父親のことはまったく知らないし，孤児院以外でも里子として育てられてきたことがわかった．彼には父親のあるべき姿の手本がまったくなく，自分の養育能力を自覚して子どもを育てるようになるには，援助と励ましが必要であった．最終的には，この父親は自分で意識しなくても，子どもに

4. 父親の新しい役割

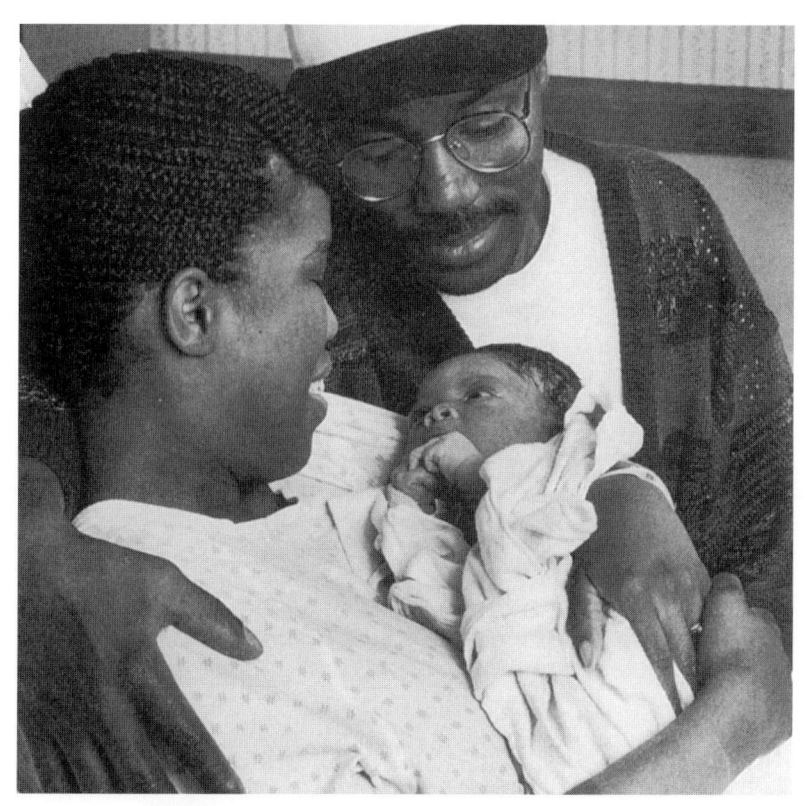

産褥期のコミュニケーションは3者間でみられる．
写真はルロイ・ディアカー（Leroy Dierker）による．

対してうまく対応できるようになった．われわれがブラゼルトンの新生児行動評価法をこの父親の赤ん坊に実施しているとき，彼はその子の反応能力を実際に見て，自信と喜びをもつようになった．検査を行っているとき，その赤ん坊が音の方向に顔を向け，父親の顔を追視するのを観察した．父親は自分の子どもが反応し，実際に父親が注意をひくと，それに従う様子も確かめることができた．父親

143

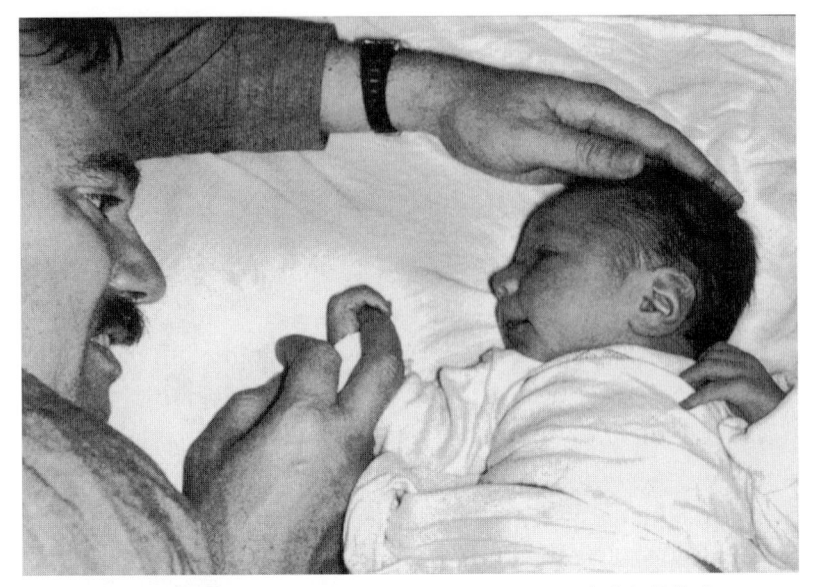

第6章　絆の形成―生後数日間，数週間

出生12時間後，この父親と赤ちゃんはお互いのことを知り始めている．写真はスーザン・アームズ(Suzanne Arms)による．

は子どもにもっていた空虚な感じが消失し始め，子どもとの間に微妙な相互作用が次第に深まるにつれ，心が癒されるようになった．

このような父親は，母親たちがグループになって，共通の感情，心配事，子どもと相互作用するときのやり方について話し合っているのと同じように，他の父親とグループ会合をすれば，益することが大きいであろう．

5．期待に伴う問題

近代的な病院の騒々しい雰囲気のなかでは，母親の原初的没頭という高揚した感受性は医師や看護師によって過度の不安として間

違って解釈されることがある．両親は，帰宅してしまえば，この時期の重要さは十分理解されることがない．母親は，完全な母親になりたいという期待をもっている．それは赤ん坊の世話だけでなく，仕事や生活全般をいつもと同じようにやりとげることであり，また一方父親は，母親に早く元気を回復してもらい，家事や仕事に戻り，自分たちのいつもの夫婦関係を再開してくれるよう要求する．母親はこれらのことがうまくいかないと，自責の念が強くなり，父親は批判的になり同情的でなくなってしまう．次に述べる事例は，完璧な母親をめざすあまり，自分自身に重い負担をかけすぎた1人の母親の典型的な例である．

　これはある多忙なデイケア・センターに勤務する1人の有能な女性教師の話である．彼女は自分の仕事の上でも家事のやり方にも自信をもって有能さを発揮してきた．しかし今や，新しい母親業という仕事に圧倒されてしまった．そのうち自分は無能な母親ではないかと考えるようになった．まだ会陰切開後の疼痛もあったので，よけいにその気持ちが強くなり，もう何もできないと思うようになった．パートナーの彼氏は，大学生として通学し仕事も続けており，彼女は母乳哺育をするため家庭にいて赤ん坊の世話するほうを選んだが，そのときは，もっと気軽に対応できるものと期待していた．しかし実際はみじめな気持ちになり，戸惑い恥ずかしいと思うようになった．こういう状況下にあって，彼女は，これまでの有能な働く女性としてのアイデンティティを喪失してしまった．また彼女は，以前のようにすべて完璧にすることはできない——またそうすべきでないが——という現実を受け入れざるを得なくなった．彼女はいつも自分自身への期待があまりにも高かったので，この現実は彼女には特に厳しかった．ケア提供者としての役職がら，彼女は人

の援助を求めたり必要とすることには慣れていなかった．このような状況を話し合っていくうちに，彼女は次のように考えるようになった．自分に必要なことは，これまでのアイデンティティが失われたことを思い切り悲しむこと，そして彼女自身のためにゆとりをもつよう自分を納得させること，パートナーから援助を求め，受ける方法を学ぶこと，他の夫婦（特に子どものある夫婦）や友人たちにも相談すること，また彼女の感じていることは全く正常なことで，何も彼女1人ではないことを認識することであった．また何人かの母親と話しているうちに，新しく母親になると，最初はだれもがどうしようもない圧倒的な感情を味わうこと，また特にそれまでの仕事を効率的にさばく能力のあった人の場合は，非現実的な期待をもちすぎるのが特徴であると気づくようになった．育児のスケジュールは，どんなタイムレコーダーを持ってきても合わないものであった．しかし，以上のような状況を話し合い，自分の気持ちをはっきりさせる機会が与えられたので，彼女は自分のおかれた立場を考え直し，非現実的で心理的にも負担のかかるような期待から自分を解放させ，できるだけうつ状態になるのを防ぐ方法を考えだすようになった．

　多くの女性は，以前のようにすべてをうまく処理することができないと落胆したり，自分の生活ははたして正常な状態に戻るのだろうかと心配する．この時期になると，母親は，仕事に復帰したいという自分の気持ちを疑問視することがある．「この子がこんなにかわいいのに，とても離れるわけにはいきません．仕事に復帰したいと思ってよいのだろうか？　私がどうかしているのだろうか？」まもなく仕事を再開しなければならないこと，また前回の子どものとき，学校（または職場）に帰って非常につらい悲しい気持ちになり，

うろたえてしまったので，もう二度とあんな苦しい気持は味わいたくないと感じたことを思いだして，どのようにして初めから子どもに強い愛着をもつのを控えたかを，われわれは聞いてきた．

　母親の生物学的・心理的ニーズと彼女の文化的背景との間に生じる葛藤を理解しようとすると，2つのパターンのあることに気づく．第1は，家庭の経済を支えるために働く必要があるか，また自分の専門職または個人の目標を満たすために働く必要がある母親が多くいるということで，そのためには，母親は現在法律で雇用主に要請されている3か月以内の有給休暇ならとらざるを得ないと感じる．自分の仕事上または教育上の要請から，母親は母乳哺育を開始するのを躊躇したり，たとえ始めても1か月か2か月で中止したいと希望する．別の母親は同じ状況にあっても，職場や学校に復帰してもなんとか母乳哺育を続け，子どもに対する絆を強めていくことを実感する．

　第2のパターンは，最初の2〜3か月間休暇をとった母親がよく経験することである．このような母親は，子どもにすっかり心を奪われてしまって，自分たちの育児休暇を6か月かそれ以上にも延ばしてしまう．また「そうすれば今年卒業できなくなるが（または昇給はなくなるが），どうしてもこの子を放っておくわけにはいきません」という．このような女性は，もとの仕事に戻る前にすでに子どもに対して強い健全な絆を築きあげているのである．後述することであるが，この絆は，母親が愛着にしっかり自信をもっているので，実際は子どもから離れるのを容易にしているのである．家庭と職場で完璧な仕事をしようと期待しても，かえって愛着形成の妨げとなり，対立した感情はさらに持続していく．

6. 産褥期のうつ病（postpartum depression）

　健常な人にみられる「ベビー・ブルーズ」と真のうつ病とは，明確に区別することが大切である．ベビー・ブルーズについては，すでに述べたように，産褥2～5日間に，褥婦の80～90%が罹患する一過性の情動的な変動が特徴である．それとは対照的に，産後のうつ病（postpartum depression）とは通常，産後（時には1年以内）4～8週ごろに始まり1年以上持続する症状（下記参照）をいう．過去には，これらの症状があっても，治療されることはまれで，重症例が入院させられた．しかし，産後精神病はまれである．

　産後うつ病の症状は広い範囲にみられ，いらいらした気分，よく泣く，無力感，絶望感，活力ややる気の欠如などがあり，その結果，女性機能の障害，セックスへの関心の欠如，食欲および睡眠の障害，新しい要請に対応できない無能力感などがみられる．高頻度にみられる特徴として不安感があり，しばしば赤ん坊の健康とも関係してくるが，医師や看護師の励ましにもかかわらず持続することがある．母親によっては，子どもに対する愛情の欠如としてみられたり，また逆に自責と罪悪感として現れる．この場合も，期待が大いに関係してくる．母親は，理想の母親として描く自分のイメージには及ばないと不安になってしまう．産後うつ病に悩む女性によくみられることは，心身症的な症状，たとえば頭痛，腰痛，腟分泌物，さらに器質的原因のない腹痛がみられる．これらの症状が1つ以上みられても，軽度であれば正常である．子どもの要求を満たそうとして努力し，睡眠不足になりがちな母親の多くは，これらの症状が自分たちの様子によく合っているように思ってしまう．症状が多くて何

6. 産褥期のうつ病 (postpartum depression)

週間にもわたって続く場合は，援助が必要である．産後うつ病に悩む母親の予後は，早期診断・早期治療を行えば良好である．治療が遅れると，うつ病は長期化するが，短期治療でも十分なことが多い．これらの症状は，話相手がいるだけでも，解消されるのに大いに役立つ．個々の女性の環境によって，薬が奏効する場合がある．症状が強く軽減しない場合は，短期間でも症状をとる意味で，投薬と入院が必要になってくる．

次の話は，新しく母親になったエイミーという人の話であるが，産後うつ病の典型的な例である．エイミーには6か月の男の子がいたが，彼女はその子に対して異常なほど不安をもっていたので，治療目的で紹介されてきた．チェックしてみると，その子は健康な男の子であった．エイミーは子どものことを話しだすとすぐに泣き出してしまい，この1か月間どれほど悲しい不安な気持ちで過ごしたかを語った．彼女は日常的な活動を何かしようとしても難しく感じ，睡眠障害があり，夫婦関係を再開しようとしても興味を感じなくなっていた．子どもを預けることなど到底考えられないような状態であった．たとえ短時間でも子どもと離れてしまえば，子どもは情動的に傷つくのではないかと不安になった．またこの子には絶えずケアする必要があると思い込んでしまっていた．彼女は自分の感情を次々と話し始めると，夫であるジェームズが彼女の求めに応じて支援してくれないことに気づいて，夫にどれだけ怒りを感じているかがわかった．夫は，子どもにとって最高の養育者は母親であると信じており，子どもがもう少し大きくなれば，自分はもっと子育てに参加しようと楽しみにしていた．エイミーは，それまでに仕事に復帰しようと計画していたが，子どもをまかせられる人は，だれもいないと考えていた．

第6章　絆の形成―生後数日間，数週間

　エイミーは話を続けていくうちに，以上のような感情や症状が，2週間以上も続いていること，また明らかに産後うつ病の症状を呈していることが判明した．彼女の話に傾聴してくれ，また彼女の気持ちを理解し評価してくれることは，エイミーにとって治療への第一歩であった．このことは，彼女が産後うつ病のことを知り，はっきりと診断してもらい，症状の回復するうえで，大いに助けとなった．彼女は自分が「狂った」のではなく，治療可能な問題で，解決できる方法がたくさんあることがわかると，安心することができた．

　エイミーは，自分の日課を立て，自分の体のケアに必要な時間を費やし，優先順位を決め，リラックスしてストレスを減少させる方法を援助を得て少しずつ学び始めた．彼女は，自責や自己批判を間違って考えていたこと，また産後うつ病の女性に共通するわが子に対するゆがんだ不安な思いは悪循環することを認める必要があった．彼女は，自分の怒りの感情を認め，それを建設的な形で表出する方法を見つけるよう指導を受けた．治療中，彼女が気付いたことは，夫が育児に参加しないことに失望し怒りを覚えていたが，夫を怒らせたり困らせたくなかったので，その感情を抑え込んでいたことであった．その感情が深く潜伏してしまい，彼女はそれを自分自身に向けていたのである．さらに深く考えていくうちに，自分の母親が産後うつ病をもっていたこと，この古い反応の仕方が自分の中に内在化されていて，それが彼女自身の子どもの誕生によって再び表在化したことがわかったのである．個別的な治療的作業の中で，彼女は悲嘆と喪失，そしてうつ病そのものによる心的外傷，さらに過去にあった未解決の問題もあわせて解決する必要があった．夫の援助を加え，また産後うつ病のグループに参加することによって，エイミーは自分に必要な支援を得ることができた．数か月以内に彼

女は新しい対応技術と広い意味の自我確認を得て,健常な生活を取り戻すことができた.

　今までの研究では,1人の人の病歴まは家族歴に精神医学的な問題があれば,産後うつ病の発生頻度が高くなると結論されている.しかし,心理社会的な因子も非常に重要である.死別,失業,不十分な収入,不満足な居住条件,支援のない人間関係などの不利な生活状況または慢性的な問題の影響によって,新しく母親になった女性は窮地に陥ったように感じ,自分の周囲の状況を変えることは不可能だと考えてしまう.出産の経験によって,自分の母親の死に対する悲嘆が未解決であったり,彼女との関係がまずかったり,若い年齢で両親か片親と生き別れしていることなどと関係した多様な情動的反応を呼び戻されることがある.このような場合,母親はうつ状態になりやすくなる.母親が夫や友人と心を打ち明けて相談できない場合も,うつ病の1つの因子として注目されている.女性は自分の悪い感情を人に告げることを気恥ずかしく思うことが多い.孤独,孤立および支援の欠如は,現代の母親にとって,特に母親業に対する理想と現実のあいだに大きな矛盾があるとき,深刻な問題である.

7. 産後うつ病の子どもへの影響

　母親の産後うつ病は,幼若乳児には重大な合併症をひきおこす可能性がある.多くの研究によって,母親の産後うつ病と子どものその後の発達上の問題,行動障害,身体的疾患,愛着不全,抑うつ症の症状などとのあいだに関連性があることが証明されている[3].産後うつ病の症状——いらいらした気分や,不安,集中力低下,抑う

第6章 絆の形成—生後数日間，数週間

つ的な気分——はすべての対人関係，特に母親と子どものあいだに生まれてくる関係に悪い影響を及ぼしてくる．

　赤ん坊は大人の注意力の質に非常に敏感である．たとえ短期間でも正常な母子間のコミュニケーションが中断されると，子どもは反応して苦悩と回避を示す．ボストン小児医療センターで行われた独創的なすばらしい実験によると，3〜4か月になる乳児の母親に，子どもに対して，動きと反応のないまったく無表情な顔つきをするよう依頼した[4]．そうすると，子どもの全体の様子が劇的に変化するのを認めた．最初の1〜2分間は，乳児は微笑し，合図するように手を動かしたり，母親の反応をひきだそうと努力しているように見えた．いくつか試みて成功しないとわかると，がっかりして，しばしば口から乳を少し吐き始めた．3〜4分ごろまでには，子どもの体全体が絶望のあまり前かがみになってしまった．以上はごく短時間の実験で，終了すれば母親が優しく抱擁した．これをみても母親のうつ状態や無反応性が，乳児の発達にいかに有害であるかが明らかである．

　母親の産後うつ病の症状を治療する場合，母子関係と子どもの示す反応についても問題にすべきである．予防がまず第1に重要であるので，早期診断がとりあえずの目標である．ある研究によると，抑うつ症の母親の8か月乳児に行った発達テストの結果では，抑うつ状態にならなかった母親の子どもと比較すると，有意にテスト結果は悪かったという．また産後うつ病にかかっていた母親の子どもは，そうでなかった母親の子どもに比べ，8か月時の愛着は有意に不安定になる傾向が強いという[5]．特に強調すべき点は，母親の問題は乳児の問題，たとえば啼泣，吐乳あるいは授乳困難などとして現れてくることである．このように産後うつ病を理解することは，母親を理解し治療するためだけでなく，母子関係や子どもの学習，社会

的・情動的発達にも否定的な影響を与えるので，非常に重要である．産後うつ病を予防することは，このような影響を避ける最善策であり，予防には社会的支援が決定的に重要な因子の1つである．

8．勧告

1. 早期計画．理想的には，子どもの出産よりはるか以前に，母親，父親，家族のための支援システムをつくりあげておくべきである．職業上の状況，妊娠に関する不快感，出産に関する疑念などのため，多くの母親は，陣痛が始まるか，子どもが生まれるまで，いろいろ取り決めておくことが難しくなる．不幸なことに最近は入院期間が短縮されてしまったので，両親を支援するための貴重な大切な取り決めをしておくのに十分な時間がなくなってきた．

2. 母親を守る．母子間には，報いの多いリズムをもった相互作用が成立し，子どもの授乳が確立するためには，少なくとも3～4週間，援助と守られた環境が必要である．

3. 産後の援助．現在では，多くの夫またはパートナーは，母親が子どもと一緒の生活を始めるのを助けるため，1～2週間の休暇をとるようにしているが，彼らの家事能力にはかなりの差がみられる．母親の母親や義母は，たとえ遠く離れて住んでいても，数日間なら手助けすることができる．しかし，多くの中年女性は仕事をもっているので，1か月以上の支援が最も望ましいとわかっていても，それだけの期間を確保することはまず不可能である．夫，妹，母親あるいは友人による支援（料理，洗濯，母親の睡眠中の子どもの世話など）は，わずか1週間であっても過少評価すべきでないが，短期間の支援では，母親が守られた環境で，子どもを熟知しようと専念す

ることは難しい．両親には産後の家庭生活に必要な援助について，早期に計画を立てておくよう勧める．1週間に3～5日，1日3時間でも10代の女性か老年女性の手があれば，両親と赤ん坊の生活はすばらしく改善されてくる．このように母親の生活にとって特別な時期に支援が得られることで，母親の抑うつ的感情が軽減するという事実が，次第に実証されてきた．米国の多くの都市では，全国産後ケアサービス協会(NAPCS)を通じて，産後ドゥーラが利用できるようになっている (National Association of Postpartum Care Services, 8910 299th Place SW, Edmonds, Washington, 98026, U. S. A.)．

4. 両親の支援．分娩時のドゥーラであれば，出産の間，父親に対しても情動的支援と激励を与えるように，家事のため支援する人——身内，友人，あるいは産後ドゥーラいずれか——であれば，カップルとその2人の関係に留意する必要がある．

5. シングル・マザー．単親家庭に子どもが生まれると，支援の必要性はさらに大きくなる．シングル・マザーが彼女の家族と良い関係にあり，支援が得られる場合は，最初の1週間は，比較的うまく移行できる．しかし一方，彼女が1人で頑張っていたり，彼女の家族とは地理的にも離れていたり，疎遠な仲になっていると，母と子またこの2人の関係の福利上，支援者の援助が不可欠となってくる．

6. 母乳哺育支援．早期退院によって，産科病院内で母乳哺育を開始するためのシステムが続けて利用されなくなってきた．そのためどうしても特別なサービスが必要になってきた．たいていの地域には，母乳哺育に成功した女性で，新しく母親になった女性を助けて支援できる人がいる．またどの地域にも，授乳コンサルタント (lactation consultant) がいる．母乳哺育について将来発生する可能

性のある問題を予防し，緊急性のある疑問に電話連絡できるよう，子どもの出生前に授乳コンサルタントに会っておけば役に立つことがわかってきた．母乳哺育中止寸前の状態になっている母親でも，授乳コンサルタントの訪問を1〜2回受けると，母乳哺育がほんとうにやりがいのある経験に変わってしまうことが多いという．ついでながら，ラ・レーチェ・リーグも貴重な解答を提供してくれ，必要なら相談にのってくれる専門家の名前を紹介してくれることになっている．

7．**赤ちゃんの啼泣**．赤ちゃんの泣き声が両親にはストレスの多い刺激であれば，スナグリー（Snugli）型の運搬袋に赤ちゃんを入れて移動すると静かになることがある．生後3週になる子どもを，啼泣や授乳と関係ないときに，1日1時間ずつ3回，合計3時間抱いてやると，同じように抱いてもらわなかった子どもと比較して，50%啼泣が減少することがわかった（特に夕刻の時間）[6]．このように啼泣やぐずり泣きが減少するのは，生後3か月間全般的に満足度が高かったことと関係することが証明されている．もう1つの研究では，家庭環境下で健康な乳児に秒きざみの観察を行った結果，赤ちゃんが泣きはじめて90秒以内に母親が介入すると，啼泣はすぐ止まってしまう．しかし1分30秒以上対応するのを遅らせると，啼泣が止まるまで，なだめるのに長時間必要になることがわかった[7]．

8．**親の会**．多くの母親や父親は，両親のグループ——ほとんどは母親が他の母親と一緒にグループをつくっているが——に参加して，子どものことで自分が経験した問題について話し合い，他の親たちが自分で行った解決策を聞くことで，大いに助かっている．

9．**現実的な期待**．両親は子どもの出生前と同じように何でも完璧にしようとして，決して無理をしないことである．両親には，自

らすすんで休息をとったり，中休みしたり，ちょっとした楽しい外出などして，この時期には家事や他の仕事について，「完璧な基準」を設けるやり方はやめてしまうよう勧める．

10．コミュニケーション・タイム．自由にコミュニケーションができるためには，両親の関係がまず優先されなければならない．自分の気持ちやニーズについて，互いによく話し合うことが重要である．そのためには，「5分間ルール」が役立つ．すなわち，毎夜パートナーのどちらかが，5分間でその日に感じたことや気がかりについて話し，もう1人のパートナーは，ただ注意深く耳を傾けるというやり方である．5分後には，立場を入れかえて，順番に行う．これは，批判せず，分析せず，また忠告しないで，がまんして聞くための時間である．

11．リラクセーション技法．リラクセーション技法やストレス解消技法を学習するのは，きわめて有用である．両親によっては，視覚化技術法，瞑想法，リラクセーション呼吸技法などが役立つ．またストレス解消には運動の好きな人もある．生理的および精神的リラクセーション法（イメージ法や自己催眠など）は，毎日行えば緊張軽減に特に有効である．リラックスと緊張を同時に行うことはできない．

● 文献

1. D. W. Winnicott, *Collected Papers : Through Pediatrics to Psychoanalysis* (New York : Basic Books, 1958).
2. D. W. Winnicott, *The Child, the Family and the Outside World* (1964 ; reprint, Reading, Mass. : Addison-Wesley, 1987), 198.
3. B. S. Zuckerman and W. R. Beardsley, "Maternal Depression : A Concern for Pediatrics," *Pediatrics* 79 (1987) : 110 ; A. Stein, D. H. Gath, J. Bucher, A. Bond, A. Day, and P. Cooper, "The Relationship between Postnatal Depression and Mother-

文献

Child Interaction," *British Journal of Psychiatry* 154 (1989)：818-23；S. Cogill, H. Caplan, H. Alexandra, K. Robson, and R. Kumar, "Impact of Postnatal Depression on Cognitive Development in Young Children," *British Medical Journal* 292 (1986)：1165-67.

    4. E. Tronick, H. Als, L. Adamson, S. Wisu, and T. B. Brazelton, "The Infant's Response to Entrapment between Contradictory Messages in Face-to-Face Interaction," *Journal of the American Academy of Child Psychiatry* 17 (1978)：1-13.

    5. M. D. Ainsworth, M. C. Blehar, E. Waters, and S. Wall, *Patterns of Attachment : A Psychological Study of the Strange Situation* (Hillsdale, N. J.：Erlham, 1978).

    6. R. G. Barr, S. J. McMullan, H. Spiess et al., "Carrying as Colic Therapy：A Randomized Controlled Trial," *Pediatrics* 87 (1991)：623-30.

    7. A. F. Korner, H. C. Kraemer, M. E. Haffner, and E. B. Thoman, "Characteristics of Crying and Non-crying Activity of Full-Term Neonates," *Child Development* 45 (1974)：946-58.

第7章
早産児の誕生と親子結合

　早産児の両親は，未熟で，いつも眠っているような，また予測不可能で，ひ弱なわが子とのあいだに，どのようにして親子関係を築いていくかについて研究を始めたとき，われわれは多くの共通する順応過程，問題点，迂回方法のあることに気づいた．早産児や疾病をもつ新生児が集中治療室へ入院した場合，そこで両親が遭遇する複雑な困惑するような環境について，近年多くの事実が次第に明らかになってきた．本章では，看護師，医師，心理学者らによる革新的な働き，すなわち集中治療室の壁が打ち壊され，両親がその早産児と親密な愛着形成を可能にしたことを，できるだけ客観的に見ようと試みた．

　早産児の両親は，わが子とともに過ごす至福の時を期待していたのとは反対に，最初にわが子を知るようになる場所は，悩みと過労で疲れた看護師や医師，打ちのめされた他の親たち，重症の新生児

のいる多忙を極めた世界である．しかし，周産期医療および新生児医療の新しい知識だけでなく早産児とその家族の利益のため，最新の考えを実際に導入しようという希望によって，集中治療室はより人間的な場所に変貌してきた．さらに早産児の発達能力や特徴について，また退院後の家族との相互作用について，ますす関心が高まってきた．

同じころから，極小未熟児の生存率とQOLを改善するため，長足の進歩がみられるようになった．最新の技術——早期輸液および早期栄養，必要に応じた特殊呼吸管理，酸素・環境温度・pH・呼吸・心拍の綿密かつ詳細なモニタリングなど——を実施することによって，体重1,500g以上の早産児には，満期産児とほとんど同じ予後が期待できるようになった．産科および新生児医療や技術の進歩によって，超未熟児の生存の質についても，徐々に有意の改善がみられるようになった．たとえば過去8～10年間に，2ポンド（900g）から3ポンド（1,400g）の未熟児でも，最適な医療環境にあると，85～90%の生存者に，精神的・身体的障害はまったく認められなくなった．

超未熟児（約680～900g）でも，肺サーファクタント投与，最新の呼吸管理技術，経静脈栄養法の技術を用いると，ほぼ65～90%の生存率が得られるようになった．出生体重が2.5ポンド（1,133g）と3.5ポンド（1,586g）のあいだであれば，生存率94%, 1.5ポンド（680g）と2.5ポンド（1,133g）のあいだでは，65～85%, 1ポンド（453g）と1.5ポンド（680g）のあいだでは，30～50%の生存率である．以上のような最新技術を持つ新生児病棟の医師や他のスタッフなら，現在のところ次のように予測するであろう．すなわち，2ポンド（906g）以下の早産児でも，出生前，分娩中，出生後に子どもの状態に細心

の注意を払って管理すると，90％以上の後遺症なき生存が期待できるという．このように楽観的にみることで，両親には心理的な安定と支援がさらに重要な課題となってくる．

1．未熟児の出生に対する両親の最初の反応

　親がまず最初に心配するのは，子どもの生存についてである．罪責感情によって不安感情は高められる．両親は妊娠中にしたことやしなかったことが，子どもに影響して，未熟児を生む結果になったのではないかと恐れる．未熟児室の面会が許されなかった何年も前から，すでに感性豊かなケア提供者は，母親にとって最も大切なことは，出生後できるだけ早い時期に未熟児を見ることであると強調してきた．その理由は「母親が必要以上に悪く想像してしまうのを防ぎ，"情動的なずれ"を処理していく」のを助けるためであった[1]．彼は「情動的なずれ」を定義して，新しい母親が未熟児とのあいだに母子関係をもち始めるとき経験する一種の疎外感とした．「母親が期待していた温かい，母親らしい感情をなかなか経験できない」ということは，何も未熟児の母親に限られたことではなく，成熟児の母親でも親密な接触が拒否されると，同じ気持ちが強くなると思われる．

　別の研究者は，未熟児の出生に対する母親の反応を，心的外傷に対する急性反応という文脈のなかでとらえている．そのアプローチは，未熟児の出産を危機としてとらえ，危機とは「一定期間にわたる不均衡状態または行動的および主観的な混乱状態で，人はそれに対して適切な対応が一時的に不可能になると考えた．この緊張の期間に人はその問題と取り組み，自力によるだけでなく他の助けも借

りて新しい手段を開発する．それらの手段によって，人は危機を招いている要因を処理し，再び安定した状態を取りもどす．」[2] 未熟児の出産というストレスの多い出来事に対する反応は，すでに存在する性格的要因によって強く条件づけられる．

　ある母親は，出産後数時間以内の早産児の母親に共通してみられる考えを，次のように表現している．「本当にショックでした．私はとても疲れていたので，まだ子どもを見ていませんでした．私が考えられることといえば，"私の子どもはとても重い病気で，みんなしてあの子を私から引き離そうとしている"ということだけでした．あの子が私と一緒にいられるのはそう長くないのではと，とても心配でした．新生児室へ走っていきたい気持ちでいっぱいでした．でも，すぐにベッドを抜け出すことは許されていないし，お産の後はしばらくじっとしていなければなりません．しかし私はベッドを抜け出しました．すると看護師さんが来て言いました．"ベッドを抜け出してはだめですよ"と．それで私は言ったんです．"それじゃ，車椅子を持ってきてください．みんなあの子を私から引き離そうとしているので，私はあそこへ行って子どもを見たいのです"．そこへ連れていってくれましたが，あの子はひどい状態でした．"ああ，私のかわいそうな赤ちゃん"と思いました．」

　現在，両親には新生児集中治療室へ入室することが許されるようになったが，ケア提供者はこのような場所に両親がいることは，彼らにとってどのような意味があるかを検討してきた．人類学者 L. F. ニューマン（L. F. Newman）は，重要な疑問点をあげている[3]．子どもが他人によってほとんどまたは全面的にケアをされている場合，両親の役割とは一体何か．専門家の働く中で，しかも集中治療から受けるありとあらゆるストレスの中で，両親の周辺にいる子ど

もたちに生まれる顕在的あるいは潜在的な悲劇に，また自分の子どもの未知の運命について，どのように対処していくだろうか？

ニューマンは，人類学的手法を用いて，家族と家族間また家族内においても，未熟児の出産によって受けるストレスには，個人の対応のスタイルや適応の仕方が反映され，さまざまな違いのあることに注目した．「没入型の対処法」とは，低出生体重児を熱心にケアするが，気持ちにむらが生じやすい対処の仕方である．「距離をおいた対処法」とは，ゆっくりとした適応過程を意味し，両親は専門家の実施するケアを信頼し，生き延びているわが子を受容できるようになるまで，不安や心配，時には否認の気持ちを表現する．

未熟児の家族は，途方もない苦境にさらされることになる．「両親にとって時間はまたたく間に過ぎ，しかも1か所に凝縮するかのように見える．お互いにばらばらにされ，両親の仕事や生活は破壊され，生物学的リズムは乱れ，困惑と不安，しかもひどく疲れた状態で，めくるめく危機の中にある両親は，何が起こっているかを理解することすらできない[4]．」

2．未熟児出産への順応

正常で健康な新生児の母親でも，自分が思い描いてきた理想の子どもと，目の前の現実の子どもとを，どのようにして調整していくかについて，われわれはすでに検討した．当然のことながら，この過程は，未熟児の両親にとってはさらに難しくなる．両親は自分たちの理想化した空想像を，力のない，やせた，見た目にも弱々しい子どもの姿と調和させなければならない．未熟児の両親は，自分たちの小さな赤ん坊が，最終的には元気な，がっしりした，活発で健

康な若者にまで成長するとは，なかなか認めにくいので，その子の外見に慣れるのは，容易なことではない．

　子どもの面会にくることのできる母親でも，早産に対しては身体的にも情動的にも準備ができておらず，まだ不安定な状態である．母親は赤ん坊の健康について極端なほど不安になっており，何か異常がないか疑い，自分が未完成な弱々しい不完全な子どもを産んだことを非難されているのではないかと心配したり，子どもの害になるようなばい菌をもっているのではと恐れる．彼女が入室する場所は，明るく照らされ，ステンレスの金属とガラスでできた要塞のようで，慣れない音や匂いに満ちており，熱心な男女でいっぱいで，彼らは保育器から保育器へと移動しながら，複雑な器機を操り，1人ひとりの子どもの上におおいかぶさるようにして長い時間を過ごす．このように活動する姿は，不気味な予感がして，何回面会にいっても，張りつめた緊張感がただよう．母親は自分の子どもの調子が明らかに改善したことを告げられ，また子どもに直接触れ，自分の目でわが子を見てはじめて，リラックスできるようになる．

　面会のたびに新たな問題が発見されたり報告されると，母親は問題1つごとに，内臓に強い痛みを経験する．「呼吸器を使っている子どもは助かりますか？」「あの子はあんなに小さく弱々しいうえに，呼吸があんなに苦しそうですが大丈夫でしょうか？」「あんなちっぽけな子どもでも，普通の大きさの子どもや大人に成長できるんでしょうか？」「先生たちは，はたして本当のことを言ってるのだろうか？」「こんなかわいそうな子どもに，一体私は何かしたのでしょうか？」両親は，このように自由に質問し，医療スタッフに心配ごとを自由に表明する必要がある．また自分たちの質問に対する答えは，信頼できるものでなくてはならない．未熟児や疾病新生児のケ

2. 未熟児出産への順応

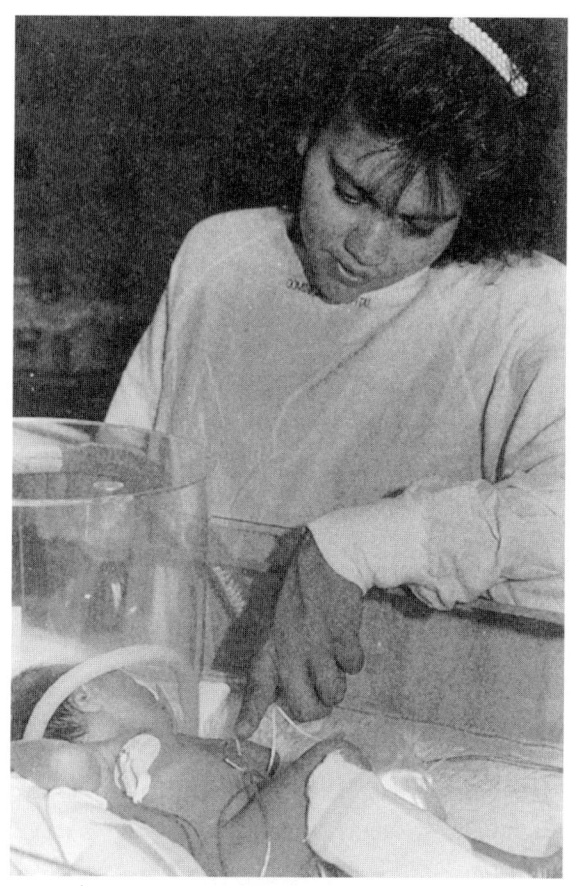

母親は生後1日目の病気のわが子を，ためらいながら探索し始めている．写真はスーザン・アームズ (Suzanne Arms) による．

アに従事する人にとって，毎日のケアで最も大切なことは，お互いのコミュニケーションである．

　一例をあげると，多くの小さな早産児や病気の新生児は，出産した病院から集中治療室のある病院へ搬送されてくる．搬送されたとき，たとえビリルビン値が上昇しているため観察だけに搬送された

としても，両親は当然子どもの生死についても心配するので，しばしば特別な支援が必要になってくる．したがって，われわれの臨床では，子どもが搬送される前に，その子どもを両親に見せ，これから受けるケアについて，両親にごく簡単な言葉で説明するように努力している．また父親には，子どものケアを援助してくれるようお願いして，特別大切な役割があることを印象づけるようにしている．家族のなかで父親のケアの必要な人は2人，すなわちその病院内（または家庭で，また他の病院で）の1人としての彼の妻，また新生児センター内に入院している彼の子どもである．さらに時には父親は，家庭に残る他の子どもに対して責任をもっている．われわれの観察では，早い時期に父親をこのような状況に参与させれば，それだけ自分の不安をうまくコントロールできることがわかった．これらの理由から，父親が集中治療室にやってくれば，医師や看護師と子どもの状態について話し合い，妻に面会する前に，病室の日常業務をよく知っておくよう勧めている．

このようにして，父親は妻と最新の情報を話し合えば，彼女の不安を静めることができる．妻が何らかの理由で産院に入院しているときは，彼女が子どもの面会に一緒にこられるようになるまでは，たとえ夫が心理的に安定していなくても，すすんで妻に面会することは，はるかに重要である．

最初母親が治療室を訪れる前に，われわれは子どもの状態を話し，次のことを説明しておく．すなわち，最近行われた多くの研究によると，急性期を過ぎると，子どもに触ってあげるだけで，子どもをリラックスさせ，さらに呼吸や身体発育が改善され体重増加率が良くなることが証明されたということである．したがって，面会は，母親だけでなく子どもにとっても重要なことである．しばしば

2．未熟児出産への順応

母親から聞くことであるが，子どもを傷つけたり感染させるのではと恐れて，子どもにはあえて触れたくないという．そう考えるのは，自分は正常な赤ちゃんを産むことができなかったので，まともな母親ではなく，「悪い」母親だと信じてしまうからであろう．またそれは，専門職の看護師に対して過大の尊敬を払い，自分を卑下しているため，母親によくみられる心情であろう．母親はこういう気持ちに気づいて，それを表現することが大切で，一方医師と看護師は，母親の心配を十分受け入れ，彼女に自信ができるよう援助することが大切である．「どうぞ入ってきてください．あなたが世話することがお子さんのためには特に大切なのです」と母親に告げることで，医療スタッフは，お母さんはよくできた人で，子どものために大切な役割をする人だと認めていることを母親に伝えていることになる．

母親がわが子に会うまで長く待たされるとそれだけ，最悪の事態を想像してそれが本当だと思い込んでしまう．子どもに会うのが早ければ早いだけ，母親が子どもについてイメージした姿と現実の姿とのギャップを急速に調整することができる．最初子どもの姿を見て，すぐ手で触れてよいといっても，母親には決して簡単なことではなく，たとえそれを体験しても母親には次々と心配事や問題点が起こってくる．母親が失神しても，恥ずかしい思いをさせたり，不安にさせてはならない．小さなわが子の取扱いの難しさに直面しても，それを話し合い，また自分の罪責感と闘うことのできる母親であれば，もっと早期にしかも容易に事態をうまく対処していくことができる．自分の感情を言葉にして表現できるようになれば，家族はやがて子どもに愛着をもつようになってくる．

われわれは，ある母親から次のような内容の手紙をいただいたが，

第7章　早産児の誕生と母子結合

それは彼女が未熟児室で経験した初期の反応をいきいきと伝えている．

　私のそばに立って私の赤ちゃんのことについて話している小さなグループ(医師ですが)を見て，腹が立ちましたが，だれも私を見ていませんでした．そこで私は，見るのをやめました．病院でなくても同じような扱いを受けたくないと思いました．私は「ルール」を学ぶよう努めました．私はほとんど無視されていました．ぐるりに対し怒りを覚えました．未熟児室で働いている人全員に対して腹立たしくなりました．ジョンの世話をしていない人でもです．みんな"同じ穴のむじな"です．私からあの子を奪ったのです．あの子の何もかも，自分たちの思いどおりにやっているんです．あの子の様子を話してくれます．しかしあの人たちの声の調子，気分，仕事量まで私の体調にひびきます．——こんなにビービー音がしたり明かりだらけの悪い環境では，2〜3分で他へ移ってしまうような仕事の多い場所では，何も話せません．——私の子どもがとじ込められているこんなちっぽけなプラスチックの箱の前では，子どものことが何もわからないんです．たしかにあの子は赤ん坊のように見えますが，体の中のことは，どうなっているかわかりません．何かよくわからないおなかの病気があったようですが，こんなところで話はできません．ひょっとしたら，この子は死ぬのではないかと思い，考えただけでも心が痛みますし，今はそう考えたくないので，こんな安心できない場所で話はできません．
　でも，私は何も言う必要はありませんでした．彼女(ある看護師)が私の肩に手をおいて，「つらいですね」とかなんか，そんなことを言ってくれました．それだけのことでしたが，彼女は私の気持ちを受けとめてくれたので，それだけで大いに助かりました．

3．未熟児がもつ個別のニーズ

　成長する胎児は，何か月にも及ぶ胎内生活のあいだ，環境の苛酷な変化から衝撃を和らげられ保護されている．羊水の中に浮遊しており，重力からも自由である．心理学者ハイディ・アルス（Heidi Als）らは，集中治療室の環境がもっている破壊的な影響を少なくする目的で，それぞれの未熟児に何が鎮静的になり，また何が破壊的になるのかを考慮して，個別的ケアを行うため子どもの反応を配慮した方法を開発した[5]．この詳細な研究は，生後数日以内に行われ，個々の新生児用特別ケア計画の基礎になっている．また詳細な行動評価を行った後で，1人ひとりの新生児に対する光や音，体位，特殊看護ケアの必要度を決めた．このハイリスク低出生体重児用の個別的看護ケアには，対象の行動的・環境的ニーズに対するケアも含まれているが，それによって児の回復力に著明な相違がみられるようにした．

　この方法を使って，2つの任意抽出法による研究を行ったところ，個別的・行動的管理を受けた新生児は，人工呼吸器使用日数がはるかに少なくなり，また器内酸素投与日数も減少した．さらに，未熟児の1日平均覚醒時間も増加し，退院がはるかに早くなり，脳室内出血の頻度が低下した．退院後も対象児の行動発達ははるかに順調に進み，その両親も子どものニーズをうまく感知したり，子どもと楽しく対応したり，相互に働きかける方法をそれぞれ見つけだすことができた．両親は，未熟児でもよく反応する子どもに対しては，適応にあまり時間がかからなかった．子どもが発育するにつれて，両親は，以上のような看護師の観察を援助し，ケア計画の作成を助

第7章　早産児の誕生と母子結合

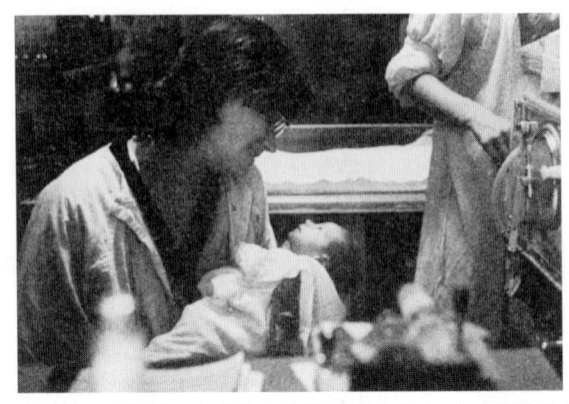

この未熟児の母親は，出産後1時間でプライベートな憩いの時間をつくりあげている．写真はスーザン・アームズ(Suzanne Arms)による．

けることによって，多くのことを学んだ．

　健康な生理学的に安定している子どもに対して感覚刺激を与えると，神経学的・身体的成熟にある程度有効に働く．小さな未熟児でも，手で触れ，ゆすったり，愛撫したり，抱いたり話しかけたりすると，呼吸停止回数は減少し，体重は増加し，退院後も数か月にわたって続く上位中枢機能の発達がさらに早く進むという[6]．

　2週間のあいだ，1時間につき5分間でも未熟児を抱くだけで，腸管の動きが良くなり，啼泣，活動性，成長が良くなってくる．また1日3回15分間，早産児にマッサージを行うと，ストレスの少ない行動をしたり，ブラゼルトン新生児行動評価値で優秀な評価が得られるようになり，更に重要なことは，8か月時点の発達評価で良い成績が得られたことである[7]．

　未熟児室のスタッフが子どものケア内容を計画するとき，最も難しいまた最も大切な問題は，刺激（stimulation）は子どもにとって

3. 未熟児がもつ個別のニーズ

はたして有益か有害かという点である．刺激は子どもの発達状態や個別的な必要性に応じた適切なものでなければならない．未熟な神経系に過剰の刺激を与えることは，かえって危険だからである．

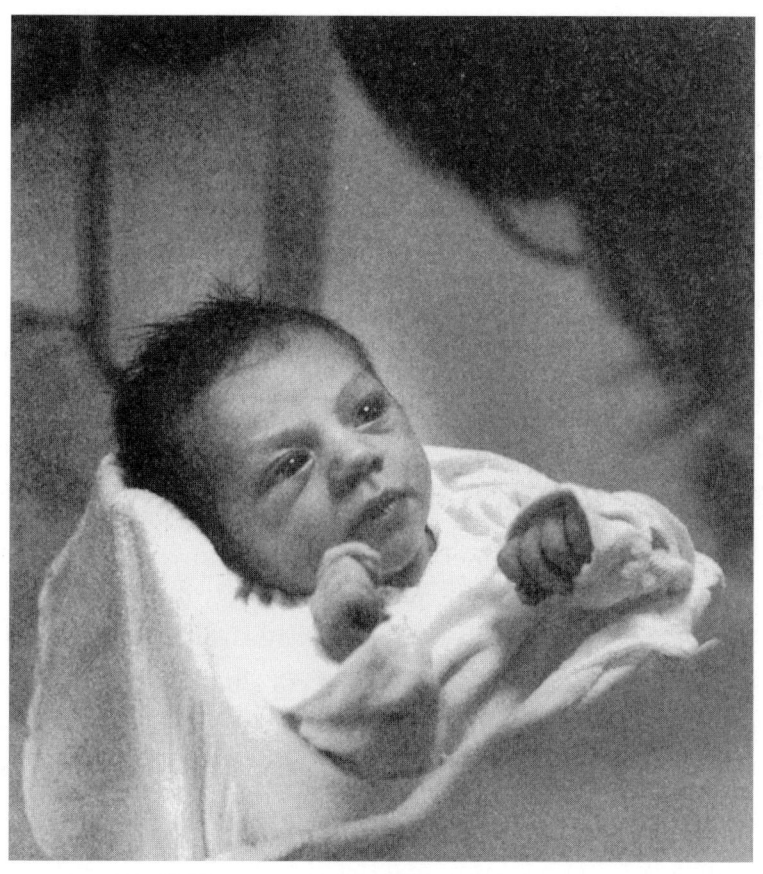

これこそ母親が見ている子どもの姿．写真はスーザン・アームズ (Suzanne Arms) による．

4．どうすれば両親が熱心になるか

　新生児集中治療室に入院しているあいだ，母親がわが子の世話をどの程度までできるかによって，母子関係に影響を与えることは明らかである．われわれは看護師がすばらしい独創性を発揮して経鼻細管栄養の未熟児を母親が抱いて世話する技術をいろいろ開発するのを見てきた．目盛り付きの注射器の筒を母親のガウンに付けて，子どもを両手で抱けば，栄養が子どもの胃内に流入してしまうまで抱いていることができる．赤ちゃんのベッドに，メモをくっつけているのをよく見かけることがある．たとえば「1時のボクのお乳は，ママのために残しておいてね．ママがお乳のためにやってくる．ママに会えるなんてうれしい！　スージー（のサイン）」

　乳児の発達を研究した結果によると，条件的刺激(contingent stimulation)〔すなわち，子どもからのきっかけ行動（キュー，cue）と関連した刺激〕は，子どもの発達を助けるといわれている．したがって，子どもが入院していなければ，母親が普通子どもに対してやるように，できるだけ多く，子どもを愛撫し話しかけるよう勧めている．

　ベンジャミンの場合，出生体重は約900gであったが，1人の人が一貫してこのような刺激を与えることがいかに重要であったかを示す例である．ベンジャミンは非常に未熟で，見た目にも弱々しく，頻回に無呼吸発作を起こすので，母親はそのことがいつも気になっていた．母親は，刺激することの重要性を教えられたので，毎日朝早くやってきて，正午までいて，昼食後また来て，夫が仕事を終える午後6時まで待っていた．彼女は子どものためにいろいろ工夫していたが，すべて子どもに非常によく適合したものであった．その

内容は，子どもに何回も話しかけたりなでてあげることであった．母親は徐々に子どもの授乳や世話の責任をもつようになった．ベンジャミンの無呼吸発作は有意に減少し，急激に体重が増加し始め，入院中だけでなくその後の発達も著しく改善した．スタッフは繰り返し「あなたの努力のおかげで」こんなに良くなったと話しかけた．心からそう思って話しかけたのは，事実子どもの成長ぶりが期待以上にすばらしかったからである．初めの数日間は，無呼吸発作が夜間頻回にみられていたのに，母親が来るようになってから，ほとんどみられなくなった事実を知って，いかに母親が役立っているかを，あらためてスタッフや母親自身も気づいた．この母親は，わが子とのあいだに2方向性の相互作用ができるようになったのである．母親は子どもをなでたり話しかけることによって，メッセージを発信し，そのお返しに子どもの活動性が変化したり，また開眼するなどのメッセージを受け取れるようになったのである．

　ピーター・ゴルスキー（Peter Gorski）[8]やT.ベリー・ブラゼルトン（T. Berry Brazelton）[2]らの未熟児に関する研究をみると，大人が子どもの視覚的関心に注目するようになると，未熟児によっては，その様子にすっかり魅了されてしまって，呼吸することも忘れてしまい，ときどきチアノーゼになることがあるという．われわれは，未熟児の知覚的ニーズや許容性について，さらに綿密に定義できるようになるまでは，未熟な子どもが刺激的な新しい体験をどのように処理するのか，ひきつづき観察しなければならない．アルス（Als）らが未熟児の個別のニーズに見合う環境を考えだしたように[9]，われわれもおそらく将来，未熟児の発信する信号を読みとることができるようになり，実際に彼らの環境をうまく調整できるようになるであろう．すでにいくつかの研究によって，新しいケアをめざしたアプ

ローチの可能性について，いくつかの事実が確認されている．その研究の1つに，保育器内の未熟児は，器内に入れた「呼吸様運動」をする小さなぬいぐるみの熊に接触していると，呼吸様運動をしないぬいぐるみの熊の場合よりも，よく動き，接触している時間が多くなったという[10]．興味深いことは，退院後8週の時点で，呼吸するぬいぐるみの熊と一緒だった子どもは，1日あたりの静睡眠時間がはるかに多くなったという．未熟児の初期環境をその子どものニーズに適合させたとき，その長期的な影響については，イギリスの研究者による次の研究で更に興味深くなってきた．彼らの研究では「成長期の保育室」の光を，退院2週間前のグループに対して，夜間は消して，もう1つの群には，従来どおりのままで過ごさせるようにした[11]．退院後5～6週間まで，両群ともまったく同じように経過した．その時点で，入院中2週間日夜のサイクルを経験した子どもは，24時間につき2時間長く睡眠し，毎日の授乳に1時間たらずの時間しかかからなかったという．退院3か月後，夜間も光をつけていた部屋の子どもと比較すると，体重に454gの差が認められた．

5．両親の参加による影響

ごく最近まで，両親が未熟児室へ入ることは許されていなかった．未熟児室へ両親を入れることが可能かどうかについて最初に研究されたのは，カリフォルニア州のスタンフォード大学である[12]．研究の対象になった問題は，未熟児の両親が入院中のわが子と長いあいだ物理的に分離されたことによる情動的剝奪で悩んでいるかどうかであった．2年間にわたり，出生後まもなく，母親（全部で44名）を新生児室に入室を許可し，まだ保育器に入っているうちから，最初

は触れ，ついで授乳させることがはたして実現可能かどうかについて研究が行われた．3群に分かれた母親は，すべて同様な社会経済的背景をもつ人たちであった．第1群の母親には，生後5日間，集中治療室の未熟児と接触できるように，第2群の母親には，生後3週間は見るだけの接触（視覚接触）（当時の慣例）が許されるだけで，母子は分離されており，第3群は，満期産児の母親で，3日間の入院中，授乳時に子どもと普通の接触ができるようにした．隔離されていた未熟児は，生後3〜12週で体重が4.75ポンド（2,152 g）になると退院準備室へ移され，退院時の体重が5.5ポンド（2,492 g）になるまで，そこで7〜10日間，母親には希望するだけ子どもと一緒に過ごせるようにした．哺乳びんの乳首からうまく飲めるようになると，母親には直接母乳哺育するよう勧められた．

　両親を保育室へ入室許可する際，従来から感染に対する恐怖が最大の抑止条件であった．この潜在的な危険を評価するため，母親には研究の全期間中入室を許可されていたので，各子どもについて週1回，臍部，皮膚，鼻腔から，また医療器機から培養を実施した．培養の結果，母親が在室したことによる潜在的に危険性の高い細菌の増加は何ら認められなかった．実際にはこの研究中，培養陽性数はむしろ減少した．研究者が見たのは，看護師や医師より母親のほうがはるかに頻回に，しかも徹底して手洗いをしていたことである．

　この3群の母親について，子どもとの相互作用を3回にわたって観察した．すなわち退院直前，退院後1週および1か月後である．満期産児の母親は，子どもに向かってほほえみかけることが多く，子どもと完全に接触を保つことが多かった．ところが一方，未熟児の母親では，分離群，接触群のいずれもその行動には差違は認められなかった．しかし，分離群中の初めての母親では，子どもの育児

能力に自信をもてない者が有意に多くみられた．

　母親が未熟児である自分の子どもに最初触れてもよいと許可されると，典型的な例は，保育器の周囲を回り始め，ついで指先で子どもの手足に触れるようになる．このような行動は，満期産児の両親の行動と相違する点で，最初の面会が終わるころには，母親は子どもの体幹を手のひらでなでるようになっていた．また満期産児の母親は，赤ちゃんの頭と母親の頭とを同一線上に並べる，いわゆる「顔と顔を見合わす」姿勢（"en face" position）をとることが多かった[13]．

　また興味あることは，接触群の母親22人のうち，わずか1人が，この研究進行中に離婚したが，分離群の母親22人中5人が離婚してしまったことである[14]．注目すべき点は，この研究に参加するときの必要条件は，両親が2人でわが子を養育しようと計画していたことである．しかし分離群の2例は，どちらの親も養育権を放棄したので，養子縁組に出されてしまった．

　クリーヴランド大学病院で行った研究では，未熟児の母親53人を子どもの出生時期に基づいて2群に分け，「早期接触」群と「晩期接触」群とした[15]．早期接触群の母親には，生後1〜5日に未熟児の子どもに触れ世話できるよう未熟児室に入室を許可した．晩期接触群の母親は，出産後21日間まで入室を許可されなかった．この群の母親は，最初の3週間，未熟児室の窓ガラスを通して眺めるだけの視覚接触は許されていた（1970年代としては，何も異常な規則ではなかった）．

　2群の母親とそれぞれわが子との授乳場面を微速度撮影で，退院前と退院1か月後に映像化した．早期接触の母親は，初回映像場面では，有意の差で長時間わが子を眺めていた．第2回目の授乳時の映像では，母親が子どもを見つめる時間量と生後42か月時のスタン

フォード・ビネー検査によるIQ得点数とのあいだには，示唆に富む相関が認められた．すなわち，子どもと早期接触した母親は，授乳中わが子を長時間眺めており，その子どものIQは有意に高値を示した．早期接触群の子どものIQは平均99，晩期接触群では平均85であった．

　研究者は，早期および晩期接触群の研究を未熟児室で同時に進めることは不可能であることがわかった．各研究は，晩期接触群をまず3か月間行い，続いて早期接触群を3か月間行い，未熟児室で晩期接触の母親が早期接触の母親を見る機会のないように努めた．結局のところ，両方の研究は中止されてしまった．看護師にとっては痛々しいことであり，母親に早期接触を許さないのは，不公平であると考えるようになったからである．この2つの研究によって，未熟児室のドアが両親のために開かれるきっかけとなった．

　現在では，新生児集中治療室への両親の訪問は認可されており，むしろ勧められているが，未熟児のほとんどの両親は，なお深刻な情動的変化に苦しんでいる事実を明らかにするため，研究が続けられている．このような不安にもかかわらず，両親は，新生児集中治療室でわが子と接触する機会があるのは，かけがえのないことと信じている[16]．

　ハイリスク新生児のため周産期センターが開設されるようになって，多数の母親が分娩前に集中治療室のある病院の産科部門へ搬送されるようになった．それによって，両親は産褥初期からわが子に面会し，世話できるようになった．この傾向によって，父親には家族を2か所の病院に入院させるという二重の悩みが解消され，両親は大いに助かるようになった．また集中治療のできる設備の整った病院では，ハイリスク新生児の早期治療の設備もはるかによく整っ

ているので，そこへ母親が分娩前に搬送されることは，乳児死亡率を有意に低下させることにもなる．分娩前に母親を搬送するのに十分な時間がない場合，われわれは母親を産褥初期に搬送することを強く勧める．母親が新しく生まれたわが子に触れて抱くことを代行できるものは何もない．そうすることによって，母親のわが子に対する絆が生まれるのを助け，母親の心配事を幾分でも減少させることができる．

　長年にわたり多くの国の未熟児室を見学させていただいた結果，われわれは，両親の面会には何も制限を加えるべきでないと信じている．柔軟性のない規則によって母親と父親が子どもから隔離されてしまえば，子どもの状態について不安が極端に高まる．母子同室制の有無にかかわらず，未熟児室は24時間両親が面会に来られるよう開放されなければならない．他の面会人，たとえば祖父母，同胞(話し合いと準備ができた上で)，そのほか援助してくれる親族および母親の友人（父親がいないか，面会に来られない場合）の面会に関する規定も，柔軟なものでなければならない．両親が入室する場合は，体調のよいとき，また上気道感染や他の感染性疾患がないかどうかを確認したうえで，入室前4～5分間，徹底的に両手を洗うようにして予防対策をとれば，感染は何ら問題とならない．

　未熟児の両親は，自分の子どもにすぐ接触できるだけでなく，スタッフから特殊な支援方法や指導法を受ける必要がある．まず第一に両親が赤ん坊の特殊なニーズに調子を合わせ，子どもを身近に感じられるためには，お互いに相互作用が成り立つよう援助が必要である．退院後は，自信をもってリラックスした状態で保育できるためには，未熟児の入院中から，両親にわが子のケアを許可し援助してあげることが大切である．また両親には，未熟児出産という危機

的状況にあって，2人で一緒に努力し，突然変化した環境に直面して困っていることがあれば，互いに話し合えるよう励ますことが必要である．

6．母子同室制

　母親と子どもが同じ部屋にいれば，早期の接触はさらに促進する．イギリスのハイウイカムにある地域の総合病院では，小児科医ドナルド・ガロー（Donald Garrow）によって，両親が病気の新生児や未熟児を早く受け入れるようにするため，先駆的なアプローチが開発されている[17]．特殊治療用20ベッドに対し，一度に8人の母親を収容でき，年間で250人の入院ができるようになっている．たとえ重症児であっても，約70％の子どもは，生後数時間からでも母親と同室することができたという．父親の夜間滞在も可能で，同胞は毎日希望すれば何回でも，面会することができる．母親用の部屋6室は，特殊治療室へ向かって直接開いており，両親は容易に子どもを見たり世話できるようになっている．父親，同胞，祖父母の入室を自由にした結果，感染が起こったことはない．しかし両親には，下痢，発熱，上気道感染症または伝染性疾患に接触したことのある子どもは，来院しないよう伝えている．出産後，多くの母親は，直接この特殊治療室に入院するので，治療室のスタッフは，母子ともにケアすることができる．普通，母親はみんなで一緒に食事することになっており，そのため母親同士が経験したことを話したり，相互に助け合う時間をもつことができる．子どもが死亡しても，その母親は1日か2日この病室にとどまることができるので，看護師と他の1人か2人の母親が，悲嘆過程を助けるのに大いに役立っている．

第 7 章　早産児の誕生と母子結合

　われわれがハイウイカムの病室を訪問したとき，スタッフが言ったことは，両親は，一緒に住み込むことができなかった以前よりは，はるかによく子どもの世話をひきうけて活発に動くようになり，スタッフをねたむことも少なく，よくしゃべるようになり，病気の子どもが生まれたことにもよく順応するようになったという．このハイウイカムのモデルは，米国においても大いに注目されており，ハイリスク新生児の治療に部分的ではあるが取り入れられている．

　世界中でいくつかの国，たとえばアルゼンチン[18]，ブラジル，チリ[19]，南アフリカ[20]，エチオピア[21]，エストニア[22]などでは，未熟児の母親は，未熟児室に隣接した部屋に住むか，あるいは同室制をとっている．このような設定にすると，複数の利点がある．母親は母乳哺育が続けられるし，子どもの世話を容易に引き受けるようになり，ケアするスタッフの時間が大いに節約され，また未熟児の母親がグループでお互いの状況について話し合うことで，学んだり，相互に援助し合うようになる．

　退院前，母親と子どもを同室にした場合，われわれはこの方法に「巣ごもり」（"nesting"）という用語を用いてきたが，どのようなことが起こるか研究してきた．子どもが 3.5 ポンド（1,586 g）から 4.5 ポンド（2,046 g）になると，すぐ母親と個室に入院させ，すべての世話をまかせてみた．母親の行動に印象的な変化がみられた．同室になる前，母親はすでに集中治療室で何回も授乳したり世話した経験があるにもかかわらず，最初の 9 人中 8 人の母親は，最初の 24 時間は睡眠することができなかった．ほとんどの母親は，部屋のドアを閉めてしまい，しばしば看護師がひやっとするほど驚いたことは，完全に観察の機会を遮断してしまったので，子どもの健康状態に強い責任を感じたという．興味あることに，母親は，部屋の家具，子

ども用ベッドや育児用品の模様替えをしてしまった．しかし，次の24時間のあいだに，母親は自信をとり戻し，保育の技術は大いに進歩した．この時点で母親は子どもが家へ帰ったときの準備を始めるようになった．計画されていたよりも早く退院したいと，強く希望する母親もいた．子どものほうは，母親の住み込み期間中，以前より静かにしていたようである．母親によっては，乳房の緊満が強くなり，母乳分泌が多少みられるなどの身体的な変化が認められた．また，われわれが父親に対して無制限に面会してもよいという特別許可を与え，気楽に座れる椅子や簡易寝台を提供すると，はじめて母親がこの住み込み式の方法を安心して受けいれるようになった．

最初のころは，同室制または「巣ごもり」制をとると，看護師の役割を明確にするのが難しくなった．看護師と母親の役割が明確にならないと，決定権をだれがもつかで大議論になってしまう．結局，われわれが確認したことは，母親に養育者としての責任があり，看護師はあくまでコンサルタントとしての機能を果たすということである．

7．カンガルーケア

カンガルーケアの概念は，コロンビアのボゴタ市で，未熟児室の過密と院内感染による高い死亡率の解消策として始まったものである．ボゴタの看護スタッフは，赤ん坊の生存のために不可欠な存在として母親を教育し動機づけることに専念し，感染に曝露されるのを最小限にするため，できるだけ早く退院させ，母子結合を勧め母乳哺育だけに限定し，また母親の着衣の内部で皮膚と皮膚の接触を保つことによって赤ん坊を暖めるようにさせた．赤ん坊がむせたり

誤飲するのを防ぐため，母親の乳房のあいだに子どもを立てた形で抱くようにした．

　発展途上国では，この方法で小さな低出生体重児を世話するのが無理のない方法かどうか，なお多くの疑問がある．しかし，注意深く行った研究結果では，アメリカ合衆国や他の工業国の新生児集中治療室では，2ポンド(900 g)以上の安定した未熟児であれば，皮膚と皮膚を接触させてうまく抱くことができるという．子どもの体温は，赤ん坊に帽子をかぶらせ，軽い毛布で覆えば，母親または父親の肌の暖かさで十分維持することができる．同じ研究でわかったことは，子どもと母親の皮膚接触を1日4時間まで行っても，子どもの血中酸素濃度はむしろ高めに好都合に保たれているという．このように小さな弱々しい未熟児との皮膚接触を生後間もなく開始すれば，同じ経験をしなかった母親と比較すると，未熟児室でも，また退院したあとでも，母親としての自信をもつようになるのは，ごく当然のことであろう．子どもが生後6か月のとき，カンガルーケアを受けた子どもは，受けなかった子どもより，啼泣が有意に少なかった．母子にとって安全であり有益であると保証されれば，さらに多くの保育室でカンガルーケアを行うようになるであろう．

　最近では，むしろ両親からすすんでこの経験を希望する人が次第に増えてきた．南米と北米，ヨーロッパでは，母親だけでなく父親も皮膚接触を保ちながら子どもを抱くことは，わが子に対する絆形成のうえで，特に役立つことがわかってきた[23]．最初の皮膚接触を経験する場合，母親はよく緊張するので，一番良い方法は，看護師が一緒にいて質問に答えたり，抱くときの姿勢や保温について必要な調整を手伝ってあげることである．何人かの母親は，このような経験は自分には一度で十分だと思ったという．しかし，ほとんどの

7. カンガルーケア

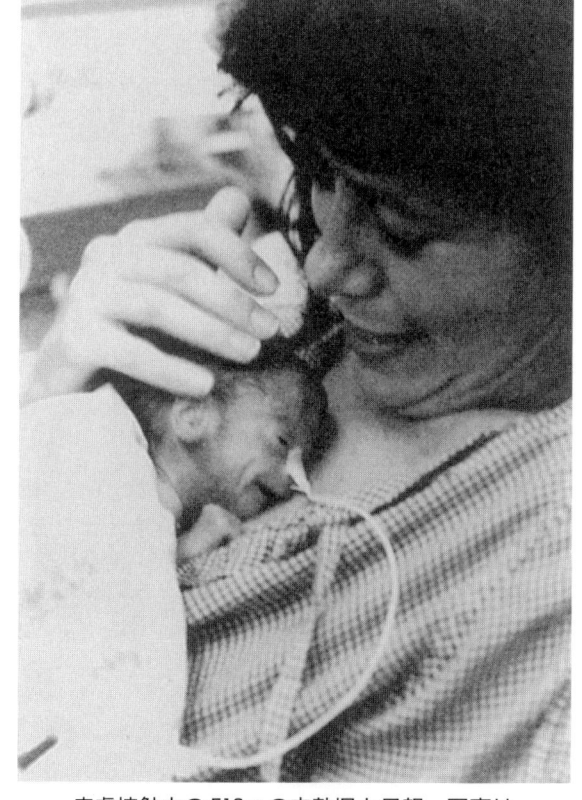

皮膚接触中の510gの未熟児と母親．写真はジョージ・マルチネス（Jorge Martinez）博士による．

母親は，この方法は特に楽しい経験として受け止めている．カンガルーケアを経験したあと，何人かの母親は，自分ははじめてわが子を身近に感じ，またこれこそ私の子どもだと実感できるようになったと述懐している．図22〜24は，皮膚接触をしていくうちに，母親と子どものあいだにみられるいろいろな接触段階を示したものであ

第7章 早産児の誕生と母子結合

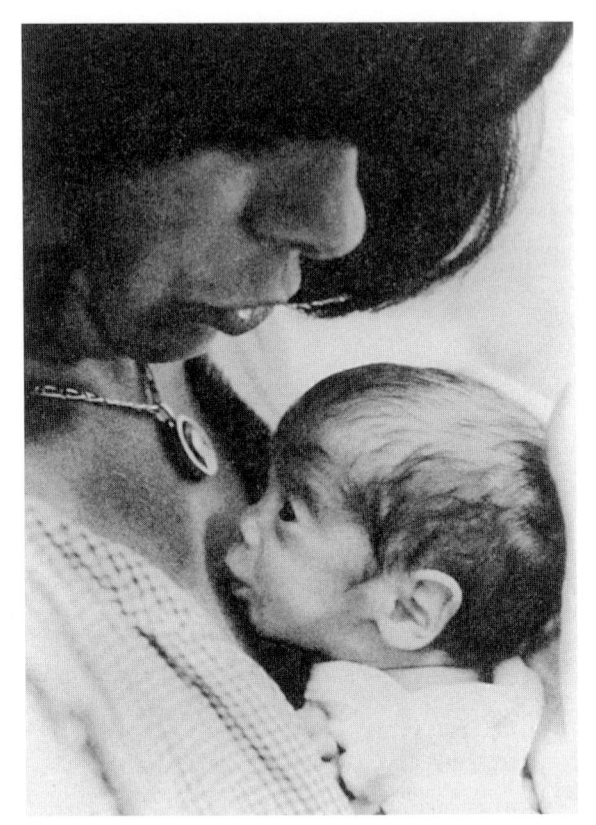

1か月後の同じ母子．写真は同博士による．

る．ある母親は，自分から進んで次のように述べている．自分はほかのだれもできない何か大切なことを，この子のためにやっているのだと思うと非常に感激しましたと．

　われわれは，この皮膚接触によるケアは，両親と子どもとの絆を形成していくうえで，大きな進歩だと考えている．カンガルーケア中の子どもの心拍数，呼吸数，体温について詳細な観察を行っているが，それによると，1日1時間から1時間半のカンガルーケア中，

7. カンガルーケア

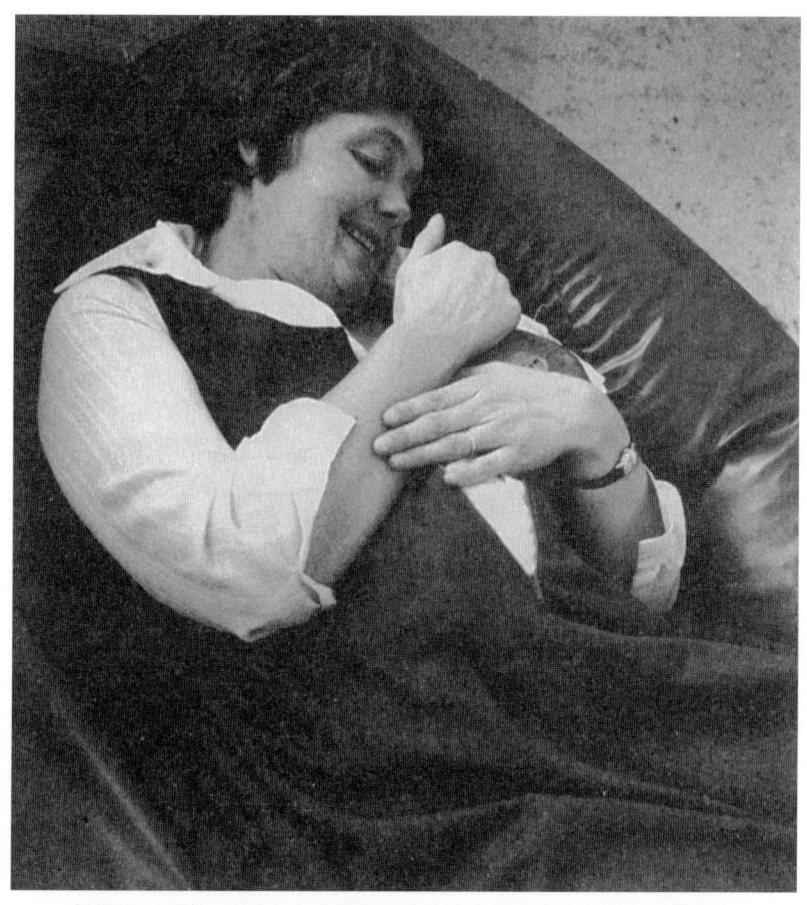

妊娠6か月半で生まれた未熟児の生後1か月のとき、集中治療室の片隅で、母親が自信をもってカンガルーケアをしているところ。写真はスーザン・アームズ(Suzanne Arms)による。

すべて安定しており、無呼吸発作も増加しなかったという。さらに、このケアによって、母乳哺育がうまくいくようになるだけでなく、母乳の分泌量も増加した[24]。

8. 両親へのケア

　多くの新生児集中治療室では，未熟児の両親のグループが，1週1回またはそれ以上一緒に集まって，自分たちの状況について話し合っている．両親は自分たちの気持ちを打ち明けたり，聞き比べたりすることで，気持ちの支えになったり，安心を覚えるようになる．このような集まりに参加した両親は，参加しない人よりはるかに多く入院中の子どもに面会に来ることがわかった[25]．また，このような両親は，子どもに話しかけたり，眺めたり，顔と顔を見合わす姿勢で子どもに触ることが多く，また育児能力測定法では，自分を能力ありと評価している．子どもの退院後3か月では，母親は授乳中子どもにかかわることが多く，全般的な発育についてもよく注意していることがわかった．

　著者らの1人のところへ，次のような興味ある手紙が送られてきた．この手紙は，1人の母親が他の母親に与えることができる深い直観的な支援を喚起しているように思われる．

　私の子どもはかなり早いお産で夜遅く生まれましたが，すぐに集中治療室のほうへ連れ去られていきました．私は中央産褥棟から離れたわきの病棟へ移されました．次の日，私は複雑な気持ちでベッドに横たわっていました．あれほどいつも妊娠中から相談できる人がいて，分娩を期待してきたのに，まったく何にもなしで急に1人にされてしまうと，変な気持ちでした．あの子は生きておりきっと私のもとへ帰ってくると，心の中ではわかっていたのですが，私の体は理解できなかったのです．

8．両親へのケア

　中央病棟から1人の女性が私のところへやってきました．彼女は私の友人で，お互い気心が知れた仲でした．彼女の赤ちゃんは2日前に生まれていました．彼女に私の子どもは生まれたかどうか尋ねられましたが，私は「そうだと聞いてますけど」と言ったのを覚えています．彼女は部屋を出ていきましたが，喜び一杯誇り一杯で自分の赤ちゃんを連れてきました．そしてその子を私の腕に無理やり抱かしてくれたのです．

　その子を抱いていると，私には驚くような強い解放感が生まれてきました．それはちょうど鍵がはずされたようで，緊張感が消え去り，前日の出来事が理解できるようになりました．私はその赤ちゃんを数分間強く抱き締め，すばらしい赤ちゃんだと誉めてから，その子を返しました．

　このことがあってから，すべてのことがまともに見えてきました．私はわが子の存在を信じ，心穏やかに手許に帰ってくるのを待ちました．

　私はこの変化を次のように考えて，自分自身に言って聞かせました．あの赤ちゃんを抱いたのがきっかけになって，何かあるホルモンが分泌されたのだと．それ以後，私の体がまったく違ったように感じましたし，何か必要な大切なことが起こったのだ，それがなかったから，産後にみられる普通の出来事や変化が起こってこなかったのだと思いました．この体験は，あまりにも強烈でしたので，それ以来，産後の最初の日に赤ちゃんを腕に抱き締めること，その子は必ずしも自分の子どもでなくても，それがどの母親にとっても欠かせないことではなかろうかと，考えてしまいました．私は他の母親の子どもに対して絆が生まれる危険はないと思うし，そんな感じはまったくありませんでしたが，何かが起こることによって，後日絆がふさわしい形で生まれてくるのだろうと思います．

9. 未熟児の発達段階

　小さな未熟児でも何日か経過し，成長し始めると，母親はわが子の生存の可能性を信じるようになってくる．母親は子どもの世話ができるようになってくると，かつて自分が想像していた子どものイメージを眼前にいる現実の子どものイメージにできるだけ近づけようと心の調整を行う．何らかの進歩の証拠，たとえば，ごくわずかな体重の増加，乳首による授乳，モニターやその他の医療器機の使用が減少するなどがあっただけでも，母親はよく，子どもがぐんと大きくなったように思うと述べる．大抵の両親は，カテーテルやモニターが取りはずされたり，体重増加が始まったり，授乳法がチューブから哺乳びんに変わっただけでも，スタッフは単なる普通に行う手順と考えても，子どもにとっては重要な発達段階と考える．しかし，進歩は必ずしも順調に起こってくるものではないので，子どもの体重がわずか数グラムでも減ると，こういうことは未熟児室ではしばしば起こることであっても，両親はすぐ心配するようになる．

　多くの母親は，授乳のとき，実際に自分で子どもを抱けるようになるまでは，子どもを身近に感じられないとか，自宅に帰って授乳するようになるまでは，ほんとうに身近に感じられないと言う．ガラス張りの保育室では，金魚鉢の中にいるようで，愛着感情が生まれるには一種の障壁になる．プライバシーがあればあるほど，わが子に対して温かい感情をもつことができる．可能であれば，母親が授乳したり子どもを愛撫したりできるよう，プライバシーを守るため，小さな部屋を提供すべきである．

　両親の進歩を知る最良の指標の1つとして，面会パターンがあ

る．面会回数は減っていないか，あるいは増えているのか．母親は子どもを家族の一員と考え始めているかどうか．両親は，子どものためにいろいろ計画し始めているかどうか？　たとえば，部屋の塗りかえ，必要なカーテンや器具を新しく買い始めたかどうか．子育て用の「巣」を準備し始めたかどうかなどである．子どもの進歩に無関心に見えたり，何も質問しなかったり，受け身で無頓着な楽天的すぎる母親は，医療スタッフにとっては気にかかる存在である．われわれは，何でも否定しがちな母親には注意することにしている．両親が子どもの世話に極端に自信をもち，質問をほとんどせず，看護師の忠告に耳を貸そうとしないような場合，これからの前途は必要以上に多難である．このような両親と子どもは退院してしまうと，異常なほど不安になり，保育室へ逆上した電話を何回でもかけてくるようになる．最初から問題に取り組んでいく両親は，適応過程をうまく乗り越えていくように思われる．

10.　過剰補償（overcompensation）

　未熟児の母親には，著者らの外来診療でみられた次のような問題をもった母親がいる．この事例はやや極端すぎる嫌いはあるが，子どもの未熟性をめぐってどんな未解決な問題が残るか，そのリスクは留意しておく必要がある．

　3歳の女の子クレアは，予測不可能な行動という理由でいくつかの保育所を断られてきたので，診察を依頼されてやってきた．彼女は攻撃的で怒りの爆発を抑えることができず，突然他の子どもに殴りかかることがあった．ほとんど我慢することができず，欲しいと思った物はすぐ欲しがった．クレアは，家庭ではもうこれで十分と

第7章　早産児の誕生と母子結合

満足する子どもではなかった．

　クレアは早産で生まれ，2日間サーファクタントと酸素治療を受け，その後の経過は良好であった．母乳で十分大きくなり，4週間後には退院した．母親のパティは，クレアが家に帰ってきて，自分で子どもの世話を全部ひきうけるようになって初めて，「自分の赤ちゃん」と感じられるようになった．クレアは最初の1年間は，やりやすい子どもであったが，母親が未熟児のことを本でよく読んでいたので，この子の発育は正常でないのではと心配していた．パティは，クレアが自分には関心を示したり，興味をもつようには思えず，むしろ父親に愛情を感じているように見えた．母親は，クレアは非常に要求の強い子で，自分はこの子が満足するようなことは何もできないのだと思っていた．パティは子どもが泣きだす前から，食べ物，おもちゃ，その他の品物を多く与えるようになった．母親は，自分はクレアのために何でもやり過ぎで，自分の力で解決するようなことは何もさせなかったことに気付いていた．彼女はほとんどの場合，自分よりクレアのほうが気持ちを抑えているように感じた．

　しばらくのあいだ，今までの経過を全部話し合ったところ，パティは自分が未熟児を産んだことを償うため，クレアにわざと限界を設けなかったことに気づいた．パティは自分が抑制がきかなくなったと思えば，当然怒りっぽくなってしまい，クレアに首尾一貫した躾ができなくなったことに気付いた．母親は，クレアには限界を設けることがいかに大切か，また未熟性について心配しても，それで娘の育て方を決めてはならないことを理解できるようになった．

　その後のインタビューの際，最初の1年間パティは娘とのあいだに確かに絆ができていると感じたことはなかった，また自分がクレアを身近に感じられないので，その過剰な補償行為としてクレアの

ために何でもやり過ぎるのだと納得がいくようになった．限界を設けることが重要であり，母親自身がそうしたくなかった理由を理解するようになると，クレアの行動が，家庭でも保育所でも目に見えて良くなった．クレアは次第に心が安定するようになり，自分の怒りをなだめる方法を新しく学習するようになった．

パティはひとたびこの過剰補償から解放されると，子どもから愛情を「剥奪する」のではといった不安や恐怖をもたずに，クレアのために限界を設けることができた．クレアが走り回ったり，大きな音をたてたり，物を荒っぽく引っ張ったりすると，母親のパティは，愛情をもってはっきりと子どもの気持ちを認め，何をしたいかよくわかるが，今はダメだということを話した．このようにして母親は，クレアのエネルギーや注意の方向を，もっと適切な活動へ変えられるよう手助けできるようになった．

未熟児の誕生の始まりが，弱々しく不安定であればあるほど，両親はいつまでも子どもを脆弱な存在と考え，はっきりした行動の限界を定めることが難しくなる．過剰に代償したいというこの気持ちは，ごく普通で理解できないことはないが，それには思いがけない危険が伴うことを自覚していれば，上述したような長期にわたる悪影響を避けることができる．

11．帰宅（退院）

長年にわたり，未熟児の退院時期は次第に早くなってきた．未熟児の体重が約 5.5 ポンド (2,500 g) になれば，早く退院させても，子どもの健康状態には何ら悪影響を及ぼさないことが研究者によって判明した．しかしこの場合，母親の行動，不安あるいはその後の子

どもの発達に関しては，系統的な研究は行われていない．看護師でしかも小児発達の専門家であるキャサリン・バーナード（Kathryn Barnard）は，早期退院によって起こってくる両親の計りしれないストレスについて，次のように述べている[26]．

　両親に必要な援助が与えられている限り，早期退院は適切なことである．退院すれば，両親には疑問点を電話で話し合える人，また子どもの状態や育児の仕方について安心して相談にのってくれる人がいなくてはならない．早期退院させても身体的には悪影響を及ぼさないが，生後間もない子どもで，授乳，保温，呼吸状態の不安定な子どもを退院させたとき経験する親の不安は大きく，親子相互作用やその後の発育に深い悪影響を及ぼす可能性がある．

　未熟児を退院させる前，両親には帰宅後つづけて行う投薬も含めて，全部の世話を経験できるような機会を数時間与える必要がある．2～3日間，1日24時間，両親がケアできるようにして，本章で述べた「巣ごもり」の体制をとれば，さらに良い退院準備が確保できる．この方法は，単独飛行をする前に，副操縦士と一緒に飛行法を学ぶことにたとえられよう．
　家族が全員そろうと，家族も養育する者も，母親が自信をなくしたり過度に不安になる状況を十分知っていなければならない．電話を頻回にかけてきたり，子どもはまったく正常なのに，時間外に一度ならず数回，救急治療室の診察を受けにくることがあれば，これは助けの必要な信号である．母親が数回救急治療室にやってきたり，何となく絶望的になっている場合，われわれは子どもを入院させ，母親が自分の不安を解消できるよう，子どもと一緒にいさせる

11. 帰宅（退院）

ことが大切だと考えている．

　予後の追跡調査を行う場合，われわれは母親の愛着行動や自信の有無について注意している．検診中，母親は子どもの近くに立っているか，子どもが取り扱われているのを見ているか，子どもが泣くとなだめようとするか，また母親は気持ちが離れて，診察室を眺め回したり，別のことに気を奪われていないかどうか？　われわれが気にする徴候は，子どもをだらしなく，体から離して抱いている場合である．赤ちゃんが母親の腕に抱かれているか否かにかかわらず，哺乳びんを物で支えて授乳していないか，また哺乳びんを手で持っていないので，乳汁が乳首から流出していないかどうか，などである．それとは反対に，このとき，授乳中の目と目を合わす接触，体の密着度，愛撫，キス，なでる，鼻をこすりつけるなど多くの愛着行動を観察する．

　退院後数日または数週間でも，両親には援助が差し伸べられていることを，自分で記憶していなくてはならない．われわれは，母親と父親は，子どもが退院して1か月後，元気で体重が増加していても，小児科医に面会するよう勧めている．またこの時期に，出産前後や子どもの入院中の最初の数日間の出来事を両親に詳細に思い出してもらうようにしている．その結果驚いたことに，最初の数分間，数時間の思い出が2人のあいだで大きな差があり，起こっていたことの内容についても，まちまちで，看護師や医師の心配とはまったく違った心配をしていることがしばしばみられたことである．この1時間に及ぶインタビューは，全部のことをカバーするには十分な時間とはいえないので，ひきつづき夫と妻のあいだで詳しく細部まで話し合って，後日われわれと，このインタビューについて話し合えるよう，電話するように勧めている．

第7章　早産児の誕生と母子結合

　クラウス・マインド（Klaus Minde）らは，出生後最初の3か月間，病院と家庭で一連の独創的な研究を行っているが，32人の母親とその低出生体重児との相互作用について観察を行っている[27]．子どもが入院中よく面会に来たり電話してきた母親は，積極的に相互作用を行い，家庭にいるときのほうが子どもを刺激することが多かった．一方，入院中子どもを刺激することがほとんどなかった母親は，面会や電話をかけてくることが少なく，家庭でも子どもを刺激することはほとんどなかった．

　イギリスの研究者によると，体重3ポンド（1,360 g）の未熟児の母親の多くは，子どもの退院後，最初の6か月のあいだに，3つの段階を経過することがわかったという[28]．まず最初は，「ハネムーン」の時期である．退院7～10日後，最初の外来診察に来たときは，両親は普通，幸せ一杯の状態で，興奮がみなぎっている．しかしこの多幸期が消退していくと，極度の疲労期がやってきて，子どもの取り扱い，特に授乳に関して小さな訴えが多くなってくる．母親は疲労困憊したように見えるだけでなく，実際に疲労しきっている．授乳に関する問題がしばしば最大の問題になる．子どもが微笑したり反応するようになるまでには，ほぼ2～3日から数週間かかるが，この段階はそのころまで続く．この段階に関連して，心理学者のティファニー・フィールド（Tiffany Field）は，次のように述べている．「新生児集中治療室卒業生（未熟児）の両親について，われわれが経験したことは，いわゆる"ハネムーン"の後，子どもがやりにくくなり，両親が疲れ果てたときこそ，両親に外部からの援助が最も必要なときであるのに，ほとんど支援が得られていない．おそらくわれわれの資源のいくつかを，もっと家庭訪問計画に使用すべきであろう」[29]．

12. 未熟児の社会化（socialization）

　D. W. ウィニコット（D. W. Winnicott）は彼の論文「小児発達における母親と家族の鏡としての役割」のなかで，「生後数か月において，子どもが自分の養育者の顔の中に観察するものは，子どもの自己に対する概念を発達させるのに役立つ」ことに注目している[30]．ウィニコットは，「赤ん坊が母親の顔を見つめるとき，赤ん坊は何を見るのだろうか．私は，いつも子どもが見るのは自分自身であると説明している．言い換えれば，母親は子どもを見つめており，そのとき母親がどのように見えるかは，母親が赤ん坊をどのように見ているかにかかわってくる．もちろん，このことはすべてあまりにも当然のことである．ただし自分の子どもを育てている母親であれば，これをごく自然にうまくやれるといっているわけではない」と述べている．さらにもう1つの点について，こう書いている．

　「しかし多くの赤ん坊（未熟児または疾病児）は，自分が与えるものを取り戻せないという経験を長いあいだしなければならないのは確かである．赤ん坊は見るが，自分自身を見ているのではない．そこにはいくつかの結果が生じてくる．まず第一に赤ん坊自身の創造力が低下し始めるが，いずれにしても，自分の周囲から取り戻せるものを得るための他の方法を捜し求める．」

　彼はまた盲目の乳児は，視覚以外の感覚を通して，反映された自分自身をとらえる必要があると述べている．ウィニコットの洞察力に満ちた観察で重要なのは，彼の取り扱った正常な母子二者間で，しばしば母親が子どもに従う，あるいは「模倣している」ということである．

これらの観察結果は，後日コリン・トレバサン（Colwyn Trevarthan）の研究によって裏づけられた．彼は高速度撮影法と精密分析法を用いて母親と子どもを観察した．その結果，母親は子どもとの自然な遊びの場面で，赤ん坊を模倣していることがわかった[31]．母子間の相互作用とコミュニケーションを維持しているのは，母親が子どもの行動を模倣しているのであって，その逆ではないことを示唆している．二者が反応している様子を時間を追って詳細に分析した結果，母親は子どもの表情を，0.1〜0.2秒の時間差で慎重に模倣していることがわかった．このようにして赤ん坊がペースをつかんでいくのである．

ティファニー・フィールド（Tiffany Field）によると，自然な遊びの場面では，母親とその正常満期産児とは，その時間の約70%を相互作用に費やしているという[32]．しかし，母親に注意をひきつけるような行動を多くするように求めると，母親の働きかけはその時間の80%に増加したが，驚いたことに，子どもの見つめる行動は50%まで減少した（また子どもは一部目をそらしてしまった）．それとは逆に，母親に子どもの動きを模倣するように求めたところ，母親のペースはずっと遅くなり，子どもの注視時間が増加した．

フィールドはハイリスク未熟児を生後3か月の時点で家庭で観察した結果，次のことを明らかにした．すなわち，自然な状況下では，母親から働きかける時間は90%にまで上昇したが，子どもからはわずか30%見つめているだけであった．同じ母親に，注意をひきつけるような行動をとるように指示すると，母親の行動は90%以上に増加しても，子どもの注視時間はさらに減少した．子どもの表情と動きを母親に真似るように言って母親からの働きかけが減少すると，成熟児の場合と同様，子どもの注視は著しく増加した．言い換えれ

12. 未熟児の社会化（socialization）

ば，両親が未熟児から反応をさらに多く引きだそうとして努力しても，その努力が度を過ぎると，逆の結果をまねくことになり，子どもの反応を減少させてしまう．このようにして，未熟児の母親は自らを窮地に追い込んでしまうが，これはごく自然なことである．母親は未熟児室で習ったように，子どもに刺激を与えようとするかもしれない．子どもの反応性が乏しいのがいやで，反応をひき出そうと努力するかもしれない．母親は生まれながらの直観的な代償性反応として，このように働きかけを高めようとするのかもしれない．

刺激に関してわれわれは非常に興味ある観察をしてきたが，その1つにわれわれの新生児室の看護師のルイーズの研究がある．彼女は，生後1年か2年で問題をもつ可能性のある子どもを見つけ出す際に，いつも普通ではみられない勘の良さと感受性を発揮した．反応性の乏しい未熟児が器外保育されるようになると，彼女はいつもその子のケアを受け持っていた．彼女が数日間にわたって世話をすると，子どもたちは生き生きとして，周囲を見回したり，顔を追うようになり，活動性が高まってきた．ルイーズの行動を綿密に撮影してみると，彼女は人目につくような行為はほとんどしておらず，自分の顔から30 cm前後離して子どもを抱き，感知できない程度に動いているようであった．ウィニコット，トレバサン，フィールドの研究結果から考えると，ルイーズは，直観的に未熟児の動きをほんの少し模倣して，子どもに自分自身を気づかせようとしていたのかもしれない．注意しなければならないのは，ひとたび人間が自己抑制のできる個人となり，また完成された自我を獲得してしまうと，どのような模倣でも個人の完全性を犯すことになるということである．しかし子どもの自我が不完全な状態にある生後3か月間は，子どもの動作を模倣しても，子どもが自分自身を発見するのに役立つ

ようである．

　これらの観察はすべて，われわれが未熟児に対して家庭で刺激を増すよう勧める場合,慎重でなければならないことを示唆している．それどころか，もっと適切にいえば，母親は子どものペースに合わせて動くようにしたほうがよいということである．母親が子どものニーズをもっと感じとれるようになれば，子どもは心から喜びを表出し，母親は子どもとの親密な遊びのなかに喜びを感じるようになる．子どもが気持ちの上で圧倒されてしまって，「そっぽを向いて」しまえば，母親や父親は興味をもたなくなってしまう．小さな未熟児とうまくコミュニケーションできるようになったときの喜びは，初めて自転車に乗れるようになったときの喜びとある程度似ている．このような楽しい心の交流は，子どもにとっては人格の基礎であり，発達を助けるものである．

　最近多数の未熟児を対象にした研究がいくつか行われているが，それらによると，幼児発達の専門家による家庭訪問が非常に効果的であることがわかってきた[33]．これらの訪問による効果とは，未熟児が退院後数週間・数か月間してコミュニケーションがはじまったとき，彼らがみせる微妙な行動のきっかけや個別のニーズを両親が感知できるようになることである．母親と父親が乳児発達の専門家の助けによって，子どもを見つめる機会がもてるようになると，子どもと気楽に過ごせるようになり，子どものほうも円滑かつ急速に発育するようになる．またこの家庭訪問によって，両親にはいろいろ質問する機会が与えられる．

13. 勧告

 以下に述べることは，未熟児または疾病新生児のケア上の全般的な勧告である．これは親子の強い絆を築き上げるための環境づくりを目的としたものである．両親はこれらをもとに，何を聞けばよいかが理解できるし，また専門職の人には，自分たちの置かれている状況を評価するための参考となるであろう．

 1. 生後1時間．体重1,800 gから2,500 gの未熟児でも，呻吟や呼吸困難がなく元気で，医師が診て一般状態が良い場合は，生後1時間以内でも母子に温熱パネルを上から当て，近くに看護師がいて，母親のベッドで20〜60分過ごすことができれば，母親にとって有益である．

 2. 病室の配置．理想的には，母親と子どもは，同じ病院の同じ階で互いに近くに置かれるべきである．早期の母子接触が長期的にみて重要であることを考慮すると，現行の規則や受持ち区域の伝統的なやり方にはある程度柔軟性をもって対応すべきであり，通常それは可能である．さらに，母親が病棟の近くか，あるいは病棟に接続した個室で，母子ともにプライバシーを保って過ごすことができれば，さらに親密な愛着を育むことになろう．

 3. 搬送．われわれの搬送システムでは，子どもが集中治療室のある病院へ移る必要がある場合は，子どもに呼吸困難があり酸素フードの中にいても，母親に子どもを見たり触れたりする機会を与えることが有益だということがわかった．搬送医が搬送用保育器を持って母親の部屋に立ち寄り，母親が希望すれば，子どもに触れ間近でよく見るように勧めている．そのときに子どもの強さや健康そ

うな様子についてスタッフの言った言葉は，いつまでも記憶に残り，感謝されるものである．子どもを母親のもとへ連れていくときは，皮膚がピンク色で適切な換気が行われている必要がある．呼吸困難でチアノーゼがある場合は，蘇生手段をとり，搬送中の安全が確保されるまで，搬送チームはその病院にとどまる．多くの地域では，母親と子どもを一緒に新生児集中治療室のある医療センターへ搬送することが，ますます増えてきている．この傾向は，出生直後や長期にわたる母子関係に有益であるので，勧めていくべきである．

4．父親の参加．子どもを搬送する必要がある場合，子どもに起こっていることを父親が見られるように，われわれは病院まで父親が搬送チームについてくるよう勧めている．われわれは，父親がこの時間のあいだに，病棟の看護師や医師と知り合いになり，子どもがどのような治療を受けているかを知り，子どもの今後数日間の様子や治療法について気楽に医師と話し合うよう積極的に勧めている．父親に新生児室に入るよう許可し（しばしばコーヒーを勧め），子どもの様子を全部詳しく説明するようにしている．また，父親にわれわれと家族または依頼病院との橋渡し役をしてもらい，子どもの様子を病院にいる母親のもとへ知らせるようお願いしている．たとえ子どもに人工呼吸器がつけられていても，父親がポラロイド写真を撮っておけば，子どもの治療されている様子を母親に詳しく説明することができる．こうして撮った写真は，互いに物理的に離れていても，わが子との何らかの接触が保たれるので，母親にとってどれだけ大切な写真だったか，われわれによく話すことがある．

5．新生児室での最初の面会．母親が何とか動けるようになったら，できるだけ早く未熟児室に入ってもらい，母親が続けて面会できるようになれば，子どもの発育を促すことを伝える．最初の面会

のときは，母親が子どもを見て失神したり，めまいを起こすことがあることも母親に伝え，心得ておいてもらうことが大切である．しかし，母親の面会中，看護師がそばにいて，各種の処置および器機（呼吸・心拍モニター，臍帯カテーテル，栄養のための静脈ライン，保育器，人工呼吸器，気管内挿管チューブなど）について詳細に説明することにしている．

　6．帝王切開による出産．帝王切開で分娩した母親が，退院後1日1回以上も面会するのは，疲労が激しく無理なことがわかった．このような母親には，1回の面会時間を延長すればよいが，最初の週は面会時間が何時間もかからないようにすることが大切である．

　7．家族の面会．われわれは，祖父母，兄弟姉妹，その他親類の人には，新生児室のガラス窓を通して赤ん坊を見るよう勧めている．そうすれば，その人たちも子どもに対して愛着を感じるようになるからである．われわれは両親が希望すれば，祖父母，その他親しい親類や友人が入室して子どもに触れることを許可している．父親の助けが得られない場合，母親が，母親の母親か，その他の親類，または親しい友人と一緒に新生児室で面会するように勧めている．

　8．両親との話し合い．われわれは少なくとも1日1回，子どもの様子について両親と話し合うようにしている．子どもの状態が悪い場合は，少なくとも1日2回話し合う．母親が子どもの身に起ころうとしていることを，どう考えているのか，またその問題について本からどんな知識を得ているか，医師に話してもらえば大いに助かる．逆に，医療者は1人ひとりの母親のニーズを敏感に察知すべきであり，われわれが話すことを母親がすべて理解できるように，話し合いのときは，母親のペースに合わせて話を進めるよう心がけている．

9．電話によるコミュニケーション．医師が母親と電話で子どもの状態を話すときは，父親も別の電話に出て，同じ内容が聞けるようにしておけば非常に役立つ．このグループ・コミュニケーションは誤解を減らすだけでなく，両親が2人で話を全部聞いていることを保証する上で有益である．

　両親には，昼夜にかかわらずいつでも病棟に電話するよう勧めている．こうすれば，両親は子どもの状態，動き，皮膚の色などに関する最新の情報を得ることができる．この方法でも，時には混乱が起きることがある．それは数時間のあいだに数人の看護師が同じ子どもの状態について報告し，しかも少しずつ違った言葉を使用するからである．同じ1人の看護師が両親と話すのが理想的である．しかし8時間で勤務交替するので，これも実際的でないが，両親にはこのようなどうしても避けられない違いに十分気づいてもらうことも大切である．普通，子ども1人に対して，プライマリケアに全責任をもつ看護師1人が決められ，また各シフトごとにプライマリナースが1人選ばれる．日勤の秘書は，手元に子どもの毎日の体重表を持っているので，電話をかけてきた母親が看護師と話すのを待っているあいだに，秘書は子どもの体重をすばやく伝えるようにするとよい．

10．手で触れる(タッチング)．未熟児が急性期を過ぎると，父親と母親は子どもに触れ優しくなでてあげるとよい．それは両親が子どもを知る助けとなり，無呼吸発作（もしそれが問題になっている場合は）を減少させ，体重を増加させ，子どもの退院を早める（子どもが重症の場合，子どもに触れたり抱いたりすると，血中の酸素レベルが低下することがある．したがって両親によるタッチングは，子どもの状態が安定化し看護師または医師が同意するまで，始めて

はならない.)

11. 子どもからのフィードバック. 両親が子どもに対して親密な愛着を築こうとして，子育て行動をすると，それに対して子どもから確かにフィードバックを受け取っていると，われわれは信じている．子どもが両親の目を見たり，反応して動いたり，静かになったり，両親の努力に反応して何か行動を示すことがあれば，それによって両親の愛着の気持ちは強められる．実際的に言うと，母親が子どもの目の動きをすばやくとらえ，それに応えて子どもを抱き上げたり，なだめようとして声をかけるなどして働きかけると，それがきっかけとなって子どもは反応して静かになることに気づくようになる．したがって，われわれは，両親が子どもに対してメッセージを送るようにすれば，それに答えて子どもから何らかの反応を受けとることができると考えるように勧めている．われわれが両親にこのことを言うと，彼らは笑ってしまう．冗談を言っていると思うからである．そこで，われわれは次のように説明している．たとえ小さな未熟児でも目が見えており，特に模様のある物に興味を示すこと，成人と同じように耳が聞こえており，またメッセージを受け入れることによって大いに成長に役立っているという事実について説明している．

赤ん坊はしばしば2～3時間眠っており，目を覚ましているのはほんのわずかな時間なので，この短い時間に両親が出くわすには，新生児室に長時間いなくてはならないことがある．またこのためには，看護師か他の世話する人の特別の助けが必要になる．しかし努力するだけの価値があるのは，目と目を合わせることによって子どもに対する愛情が生まれてくるからである．

12. カンガルーケア. 母親が自分の胸に直接わが子を抱いて，皮

膚と皮膚を接触させることは，非常に報いの多い体験である．もちろん未熟児室で最初に面会するときは，看護師に抱くときの姿勢や支え方を教えてもらい，さらには勇気づけも必要になってくる．カンガルーケアをしているあいだに，母親はよく子どもに対して特別な温かい感情を抱くようになることが多いし，乳汁の分泌も有意に増加してくる．

13. 母乳哺育．母乳を与えるという実際的な貢献ができることは，母親には大いに助けとなる．母乳は入院中も退院後も子どもが遭遇する多くの感染症や他の合併症を減らすことができる．われわれは患児を紹介してくる産科医全員に対して，子どもに必要な栄養を満たすためには，その母親自身の母乳をいくらかでも与えるよう，ぜひ勧めてくれるよう依頼している．未熟児の母親は，母乳哺育を計画していなかった人が多く，そのためにある程度困難が伴う．しかし，たとえ少量の母乳分泌でも，大いに貢献していることになる．一方，母親が子どものために十分な母乳が出なくても，また他の理由で母乳をやめることになっても，何も失望することではない．

母親間の非公式な助け合いは，友人やラ・レーチェ・リーグのような組織の人から得られるので，母乳哺育に関しては未熟児の母親には非常に役立つ．母乳哺育のことで解決しにくい問題があれば，授乳コンサルタントと予約をとって相談することができる（母乳哺育に関する詳しい内容については，第5章を参照）．

14. 看護師・母親間の相互作用．母親が初めてわが子の面倒をみる場合，看護師の指導，援助，励ましに十分信頼していただきたい．看護師が抱き方，衣類の着せ方，授乳法まで指導してくれるので，非常に役立つ．母親が育児を楽しむようになるまでは，特別な勇気づけや寛大さが必要である．ある意味では，看護師は母親業の基本

的な技術を教えて,母親自身の母親の役割を果たしているのである.

● 文献

1. D. Prugh, "Emotional Problems of the Premature Infant's Parents," Nursing Outlook 1 (1953)：461.

2. D. N. Kaplan and E. A. Mason, "Maternal Reactions to Premature Birth Viewed as an Acute Emotional Disorder," American Journal of Orthopsychiatry 30 (1960)：539.

3. L. F. Newman, "Parents' Perceptions of Their Low-Birth-Weight Infants," Paediatrician 9 (1980)：182.

4. M. Green, "Parent Care in the Intensive Care Unit," American Journal of Diseases of Children 188 (1979)：1119.

5. H. Als, G. Lawhon, F. H. Duffy et al., "Individualized Developmental Care for the Very Low-Birth-Weight Preterm Infant," Journal of the American Medical Association 272 (1994)：853.

6. A. Korner, H. Kraemer, and M. Haffner, "Effects of Waterbed Flotation on Premature Infants：A Pilot Study," Pediatrics 56 (1975)：361；L. Kramer and M. Pierpont, "Rocking Waterbed and Auditory Stimuli to Enhance Growth of Preterm Infants," Journal of Pediatrics 88 (1976)：297.

7. F. Scafidi, T. Field, S. Schomberg et al., "Massage Stimulates Growth in Preterm Infants：A Replication," Infant Behavior and Development 13 (1990)：167.

8. P. Gorski, "Premature Infant Behavioral and Physiological Responses to Caregiving Interventions in the Intensive Care Nursery," in Frontiers of Infant Psychiatry, ed. J. D. Call, E. Galenson, and R. L. Tyson (New York：Basic Books, 1983).

9. Als et al., "Individualized Developmental Care."

10. E. B. Thoman, E. W. Ingersoll, and C. Acebo, "Premature Infants Seek Rhythmic Stimulation, and the Experience Facilitates Neurobehavioral Development," Journal of Developmental Behavioral Pediatrics 12 (1991)：11-18.

11. N. P. Mann, L. Haddow, L. Stokes, S. Goodley, and N. Ruther, "Effect of Night and Day on Preterm Infants in a Newborn Nursery：Randomized Trial," British Medical Journal 293 (1986)：1265-67.

12. C. R. Barnett, P. H. Leiderman, R. Grobstein, and M. Klaus, "Neonatal Separation：The Maternal Side of Interactional Deprivation," Pediatrics 45 (1970)：197-205.

13. M. H. Klaus, J. H. Kennell, N. Plumb, and S. Zuehlke, "Human Maternal Behavior at First Contact with Her Young," Pediatrics 46 (1970)：187-92.

14. A. D. Leifer, P. H. Leiderman, C. R. Barnett, and J. A. Williams, "Effects of Mother-Infant Separation on Maternal Attachment Behavior," Child Development 43 (1972)：1203-18.

15. M. H. Klaus and J. H. Kennell, Parent-Infant Bonding (St. Louis：Mosby,

第7章　早産児の誕生と母子結合

1982), 172.

16. R. G. Harper, C. Sia, S. Sokal, and M. Sokal, "Observations on Unrestricted Parental Contact with Infants in the Neonatal Intensive Care Unit," Journal of Pediatrics 89 (1976)：441-45.

17. D. H. Garrow, "Special Care without Separation：High Wycombe, England," in Parent-Baby Attachment in Premature Infants, ed. J. A. Davis, M. P. M. Richards, and N. R. C. Robertson (New York：St. Martin's, 1983).

18. J. H. Kennell and M. H. Klaus, "The Perinatal Paradigm：Is It Time for a Change?" in Clinics in Perinatology (Philadelphia：Saunders, 1984).

19. J. Torres Pereyra, "The Sotero Del Rio Hospital Santiago Chille," in Parent-Baby Attachment in Premature Infants, ed. J. A. Davis, M. P. M. Richards, and N. R. C. Roberton (New York：St. Martin's, 1983).

20. E. Kahn, S. Wayburne, and M. Fouche, "The Baragwanath Premature Baby Unit—An Analysis of the Case Records of 1000 Consecutive Admissions," South African Medical Journal 28 (1954)：453-56.

21. N. Tafari, N. and G. Sterky, "Early discharge of low birth-weight infants in a developing country," Environmental Child Health 20 (1974), 73-76.

22. A. Levin, "The Mother-Infant Unit at Tallinn (Children's) Hosital, Estonia：A Truly Baby-Friendly Unit, "Birth 21 (1994)：39-45.

23. G. C. Anderson, "Current Knowledge about Skin-to-Skin Kangaroo Care for Preterm Infants," Journal of Perinatology 11 (1991)：216-26.

24. A. Whitelaw, G. Heisterkamp, K. Sleath, D. Acolet, and M. Richards, "Skin-to-Skin Contact for Very Low-Birth-Weight Infants and Their Mothers：A Randomized Trial of 'Kangaroo Care.'" Archives of Diseases of Childhood 63 (1988)：1377-81.

25. K. Minde, B. Shosenberg, P. Marton, J. Thompson, J. Ripley, and S. Burns, "Self-Help Groups in a Premature Nursery—A Controlled Evaluation," Journal of Pediatrics 96 (1980)：933-40.

26. K. Barnard, quoted in Parent-Infant Bonding M. Klaus, and J. H. Kennell (St. Louis：Mosby, 1982), 180.

27. K. Minde, S. Trehub, C. Corter, C. Boukydis, L. Celhoffer, and P. Marton, "Mother-Child Relationships in the Premature Nursery：An Observational Study," Pediatrics 61 (1978)：373-79.

28. A. Blake, A. Stewart, and D. Turcan, in Parent-Infant Interaction, Ciba Foundation Symposium 33 (Amsterdam：Elsevier, 1975).

29. T. M. Field, "Effects of Early Separation, Interactive Defects," Child Development 48 (1977)：736-71.

30. D. W. Winnicott, "The Mirror Role of Mother and Family in Child Development," in Playing and Reality (London：Tavistock, 1971).

31. C. Trevarthan, "Descriptive Analyses of Infant Communicative Behaviour," in Studies in Mother-Infant Interaction, ed. H. R. Schaffer (New York：Academic Press, 1977).

32. Field, "Effects of Early Separation."
33. D. Spiker, J. Ferguson, and J. Brooks-Gunn, "Enhancing Maternal Interactive Behavior and Child Social Competence in Low-Birth-Weight, Premature Infants," Child Development 64 (1993): 754-68; M. E. Barrera, P. L. Rosenbaum, and C. E. Cunningham, "Early Home Intervention with Low-Birth-Weight Infants and Their Parents," Child Development 57 (1986): 20-33.

第8章
奇形をもつ子どもと親子結合

　先天奇形をもった赤ん坊が生まれると，出産にかかわったすべての人は壊滅的な一撃をくらったような経験をする．両親にとって新生児は，最善の努力をつくした究極の成果であり，未来への希望が具現された存在であるはずなのに，一度に悲嘆と調整，新たな養育法を学ぶ必要性が，重荷となって降りかかってくる．先天奇形をもった子どもの誕生は，ケア提供者にも患児とその家族をどうケアするか，複雑なチャレンジとなってくる．

　両親の心理的反応はかき乱されてしまい，親密な親子の絆が成立していく過程は破壊されてしまう．この状況は，次のブルーノ・ベッテルハイム（Bruno Bettelheim）の言葉に要約されている．

　　子どもたちは，障害をもって生活することを学んでいく．しかし彼らは，両親が無条件に自分たちをいとおしく思ってくれているという確

第8章　奇形をもつ子どもと母子結合

信なくしては，十分生活することができない．——両親がわが子の障害を知っていながら，その子を今も愛していれば，将来他人も自分を愛してくれると信じることができる．この確信があるからこそ，その子は今日でも十分生活できるし，来たるべき年月も信じることができるのである[1]．

　正常妊娠の場合，その経過中に母親と父親は，自分たちの子どもの姿を心の中で想像する．どこまで具体的な形で想像するかは，人によって違いはあるが，それぞれ子どもの性別，外見，皮膚の色などを心に描く．すでに述べたように，子どもが生まれたとき，まず親として最初になすべき課題の1つは，このように理想化された子どものイメージと，現実の子どもの実際の姿との相違を埋めることである．想像上の子どもは，両親自身の経験から生まれた印象と希望の混じり合ったものである．両親が異なった文化的背景をもっていると，イメージを現実と調和させる作業はもっと複雑になってくる．しかし，子どもが奇形をもって生まれてきた場合，両者の食い違いはよりいっそう大きくなり，両親はそれに必要な適応をするために，多大な努力をしなければならない．
　両親の反応と将来の愛着形成の困難さの程度とは，奇形の性質によってある程度影響を受ける．

- 完全に治せるものか，治せないものか？
- 目に見える奇形か，見えないものか？
- 中枢神経系をおかすものかどうか？
- 生命の危険はないか？
- 子どもの将来の発育に影響するだろうか？
- 生殖器をおかすものかどうか？　目はどうか？

- 1つの奇形か多発性の奇形か？
- 家族性のものかどうか？
- 何度も入院を繰り返す必要があるだろうか，また医師や施設に何度も通わねばならないのか？

1．初期の反応

　奇形が目立てば目立つほど，直ちに心配と困惑が起こってくる．頭部や頸部であれば，ちょっとした奇形であっても，体の他の部分のものより，将来の発育に関して強い不安をひき起こしてくる[2]．このことは，成人でも外から見える障害をもつ人は，目に見えない障害をもつ人よりも，人間関係において大きな破綻を経験することでもわかる．

　親によっては，最初は自分の子どもを見るのを躊躇することがあり，また自分の経験していることが強烈すぎるので，気持ちを和らげたいと希望することがある．このような両親でも自分の子どもに面会するやいなや，あたかもそれが転機となったように，それまで全然みられなかった養育の感情が誘発されてくる．いくつかの研究報告によると，両親が初めて自分の子どもを見たとき，想像していたほどひどい奇形には見えなかったという．子どもを見ることによって，両親の不安がある程度軽減されたのである．われわれの研究で，ある1人の親は次のように述べている．「私たちは想像であらゆる種類の奇形をあれこれ考えていました——どの内臓にも何か悪いところがあるかもしれないというように．しかし実際に見たとき，わが子は比較的正常な赤ん坊でした．」他の研究者たちも，同じような両親の反応について報告している——子どもに何か問題が

あると知らされるほうが，実際に子どもを見ることよりはるかにショッキングなことであったという．母親にとっては，先天奇形があると知らされてから，実際に子どもを見るまで待たされた時間のほうがはるかに耐えがたいことであったと報告している．母親も父親も，実際に自分の子どもを見たときにやっと安心できたという．

　エセル・ロスキーズ（Ethel Roskies）は，サリドマイドによる奇形をもつ子どもの母親について研究している[3]．彼女は，子どもを施設に入れるかどうかを話し合っている4人の母親について記載している．母親たちが自分の子どもを見て，自分で「かわいがって育てる」ことができる部分が残されていることがわかったとき，その問題は解決した．「ある母親は，子どもの目をのぞきこんだとき，その子が見捨てないでほしいと嘆願しているように見えた」と述べている．われわれの研究では，目に見える奇形をもつ子どもの両親のほうが，目に見えない奇形をもつ子どもの両親よりも，ショックと否認の期間が短かった．目に見える奇形をもつ子どもが誕生すれば，それだけショックは強烈で耐えがたいものであるが，できるだけ早く両親に子どもを見せることによって，愛着の気持ちを起こさせるのを助けることができる．

　二分脊椎の子どもの母親194人に面接した結果，母親の3分の2は，できるだけ早い時期に診断名を知らされたほうがよいと考えており，奇形について説明された内容に関しては満足していた[4]．告知が少しでも遅れると，母親の不安は高まる傾向がみられた．母親は，一方では，最初不必要に悲惨な状態として告げられることには反対するが，他方では，最初は病気の重篤さを最小限にした説明を受け，あとになって実際はもっと重篤であるとわかることにも反対した．たとえば，ある母親が髄膜脊髄瘤のある子どもに関する説明とし

1. 初期の反応

て，赤ちゃんには「背中にちょっとした小さなおできがありますが，別に心配することはありません」と言われたという．われわれの経験では，両親は医療および看護スタッフのやり方や全般的な態度が非常に重要であると考えている．両親は，看護師や産科医，あるいは小児科医の言葉は覚えていないことが多いが，その人たちの全体的な態度はよく覚えているという．母親は，見たところ同情心が欠けているように見えたため，一度気持ちが傷つけられてしまうと，スタッフの無愛想な態度を親切心の欠如と考えがちであり，ショッキングな情報を伝えるのが難しかったからだとは受け取らなかった．しかしほとんどの母親は，看護および医療スタッフから寄せられた親切や同情に感銘を受けている．ちょっとした親切な行為でも，何年も後まではっきり記憶されているものである．

われわれがかつて臨床で経験した例であるが，ある母親がダウン症の娘を産んだとき，次のように最初の気持ちを実に感銘深く話してくれたことがある．彼女とその夫は，受持医が彼らと話し合う数時間前に，すでにその子と一緒に過ごしていた．「妊娠中は，母親ならだれでも"元気な赤ちゃんを生みたい"と思うでしょうが，またひょっとしたら異常のある子どもを産むのではないかと考えるのも確かです．でも私の場合，精神発達の遅れについては考えてもみませんでした．自分の赤ん坊に問題があるとすれば，いつも考えていたのは，身体的な問題でした．娘が生まれたとき，すぐに見ましたが，五体満足で手足の指はそれぞれ10本そろっていました．"問題ない"と思いました．娘が私たちのところへ連れてこられたとき，よく見ましたが，身体的には何もないようでした．もちろん，ちょっと首回りの大きな女の子が生まれたという以外，何もおかしいとは思いませんでした．しかしこのことがきっかけで，その子を観察す

ることになり，よくよく調べたり，うつ伏せにして眺めたり，またじっくりと子どもを見つめたり，かわいがったりしました．そして私たちには，すでにあの愛情みたいなものが生まれ始めていました．」

　両親がその子どもとこのような良いスタートを始めたということは，重要なことである．このことによって，両親は妊娠と出産の過程を完結することができたのである．母親は，自分の積極的な母親としての愛情をそそぐ対象，はっきりした特徴をもった「現実」の赤ん坊をこの世に送り出したのである．したがって，母親が赤ん坊について悪い知らせを聞いたときも，その子に対する絆がうまくできあがっていたし，また拒否反応と拮抗しながら同時に情愛の反応を示すような必要はなかった．彼女はすでに母親として積極的に対処しており，またこのことは複雑な感情を処理する上に役立ったわけである．赤ん坊がダウン症だとわかったとき，直ちに家族に告げるほうがよいのか，あるいは数時間待ったほうがよいかについては，現在なお議論されているところである．われわれは，何も決定的なデータをもっているわけではないが，経験に基づいていえば，自分たちの診断が確定的になるまではしばらく時間をかけて，しかも両親に悪い知らせを伝える前に，両親がその子としばらく一緒に過ごせるようにすることが望ましいと信じている．

2．順応の各段階

　われわれの研究では，子どもの奇形の種類や両親の背景が広範囲にわたって異なっていても，両親と彼らの反応について話し合った中から，驚くほど共通した多くのテーマが浮かび上がってきた[5]．一般的には両親は，お産をめぐる出来事と自分たちの反応を非常に詳

しく覚えていた．両親は，はっきりした幾つかの情動的反応の段階を経験する．特定の段階でそれぞれの問題を処理するために，両親が必要とした時間の長さはさまざまであるが，各段階の発生順序は，大多数の両親が奇形をもつ子どもに対して示した反応の自然な経過を反映したものである．

a．第1段階：ショック

　自分の子どもに奇形があることを知ったとき，両親が示す最初の反応は，耐えがたいショックである．両親には普段の感情が急に崩れ落ちるような反応と感覚であったと，その様子を説明している．ある母親は，「それはとても大きな打撃で，私を粉々につぶしてしまいました」と述べている．父親の1人は，「それはまさにこの世の終わりといった感じでした」と説明した．多くの両親が打ち明けたことは，この初めの時期は不合理な行動をする時期で，よく泣いたり，どうしようもない気持ちになったり，時には逃げ出したい衝動に駆られたりしたという．

b．第2段階：否認（disbelief/denial）

　両親の多くは，自分の子どもに奇形があるのを認めるのを避けようとしたり，大きな打撃を何とか和らげようとする．2人ともそのような状況から逃げ出したい，あるいはその衝撃を否定したい気持ちがしたと告げている．ある父親は，彼の否認の感情をありありと次のように述べている．「私は気がつくと，"それは本当のことじゃない"と何度も何度も繰り返していました．」また奇形の子どもが生まれたという知らせを聞いたとき，そんなことってありえないと思ったという両親もいる．父親の1人は，「こんなことが私に起こる

なんて，とても信じられなかった」と告白している．両親は全員とも，否認の感情を表明したが，拒絶反応の強さにはかなりの幅が認められた．

c．第3段階：悲しみ，怒り，そして不安

　否認の段階には，強い悲しみと怒りの感情が伴ったり，それにひきつづいて起こってくる．最もよくみられる情動反応は，悲しみである．母親の1人は，「私はとてもつらく感じました．どんなにしても泣けてきました．ずいぶんたってからでも泣けてきました．」多くの両親ではないが，何人かは怒りの感情を報告している．ある父親は，「だれかを蹴とばしたいような気持ちでした」と述べている．またある母親は，怒りっぽくなり，「子どもが憎く，私自身にも憎しみの感情をもつようになりました．私が悪いんですから」と告げている．ほとんどの場合，母親はどれほど強く保証されても，子どもは助からないのではないかと恐れていた．母親の1人は，最初のころは自分の子どもが「人間でない」ものと感じていたという．「あの管のついたわが子を抱くのがいやでした．初めは，そうするのが母親の務めだと思って抱いていました．」奇形の子どもをもつ母親のほとんどは，自分の子どもに愛着をもつことに躊躇を覚えるという．

d．第4段階：適応（equilibrium）

　両親は，不安と強い情動反応が徐々に薄れていくと述べている．情動的な混乱が静まるにつれて，自分たちの置かれている状況に慣れ，子どもの世話ができるということに自信を覚えるようになる．親によっては，出産後数週間でこのような適応段階に入るが，数か月かかる親もいる．うまくいっても，この適応段階は不完全なまま

続いていく．ある親は「子どもが生まれてから何年もたっているのに，いまだに涙がこぼれてきます」と言っている．

e．第5段階：再起 (reorganization)

この段階になると，両親は子どもの問題に責任をもって対応するようになる．何人かの母親は，「子どもに問題が起こったのは，何も私のせいではない」と自分自身にいい聞かせる必要があったと述べている．長期にわたって子どもを積極的に受け入れていくためには，両親が出産以来ずっと相互に支え合っていくことが大切である．多くの夫婦は，初めのころは互いに深く信頼し合っていたと述べている．しかし何例かは，危機的な子どもの誕生が原因となって離婚するという．両親によっては，子どもの誕生を互いに責め合うことがある．夫からの別居を望む母親もいて，「だれにも会いたくありません．1人きりになりたいのです」と述べている．

各種の奇形に対する両親の反応には，以上のような類似性がみられることは重要な点であるが，両親が反応の各段階を経過する仕方にはそれぞれ違いがみられる．ある両親は，ショックや情動的な動揺といった初期の反応については語らずに，子どもの問題を知的に解決しようとしたり，子どもの病気に関する事実に注意を集中しようとする傾向がみられる．また他の両親は，奇形の子どもが生まれたという強い情動的反応にうまく対応できず，結果的に十分な適応の段階に到達することができない．すなわち，出産後長いあいだ悲しみの状態にとどまったままである[6]．

小児科医ジャック・ションコフ（Jack Shonkoff）らによる最近の研究によると，父親と母親はそれぞれ違った内容のストレスをもっているという．父親は，子どもに対する愛着感情に関する強いスト

レスをもっており，母親は親業としての養育面に関するストレスを多くもっているという[7]．

　子どもの病気の診断について話し合う機会を欠くと，両親はどうしていいのかわからなくなり，子どもの異常について現実的な判断ができない状況に陥ることがある．もし悲嘆の過程が固定してしまい，それが家庭の雰囲気として持続するようになってしまうと，切望し期待していた健康な子どもの幻のため，家族が奇形の子どもに適応していくのをいつまでも妨げられることがある．これらの所見は，精神分析医のアルバード・ソルニット（Albert Solnit）とメアリー・スターク（Mary Stark）による研究[8]を追認するものである．彼らの研究は，奇形児の両親に対する治療的アプローチの大部分の基礎になっている．彼らの分析は，次の要素から成り立っている．

1. 実際の子どもは，両親が想像し，また計画していた子どもとは完全に異なったゆがめられた存在である．
2. 両親は生きている奇形の子どもに十分な愛着を感じるようになる前に，まず想像上の望んでいた子どもの喪失を悲しむ必要がある．――その過程は数か月にわたる場合がある．
3. この悲嘆の過程とともに，罪責感という大きな問題がある．これは多くの形をとって現れる(たとえば，母親が家族の他の構成員を無視して，子どもの世話のために「絶え間なく，わき目もふらずに献身し尽す」といった形をとる)．また両親は同じ質問を何度もし，同じ問題を繰り返し述べるので，家族を援助する人には，強い忍耐力が必要である．
4. 両親には恨みと怒りがある．看護師，小児科医，産科医は，それが自分たちに向けられる場合があるので，その対応に迫られることも多い．

5. 両親には，自分たち自身の感情を表明し，悲嘆を十分経験できるよう時間を十分とれる機会が必要である．
6. 母親は期待していた完全な子に対する強い感情を取り消そうと試みるが，新しく生まれてきた不完全な子どもの要求によって妨害されてしまう．奇形の子どもに愛着を示していくという課題，さらに子どもにとって日々必要な身体的な世話を続けていくという課題は，身体的にも心理的にも疲れている出産前後の時期には，両親にとっては耐えられないことがある．
7. 障害をもった子どもが生き延びるとなると，悲しんでばかりいられなくなる．この子どもが日々母親に与える衝撃は厳しく，母親が子どものために費やす時間と労力は膨大なものである．

　以上のような状況にあって，ストレスは避けられないとしても，家族は奇形の子どもの誕生によってひき起こされる強い情動的体験に対処しなければならないが，子どもを家族の中へ受け入れ，進んで子どものニーズに応じ始めるのは注目すべきことである．その他の危機的状況の場合も同じであるが，危機をうまく克服できれば，他の面における人々の対応能力を強めることになる．先天性切断症（congenital amputation）の男児をもつ父親は，その子どもの誕生後，特に困難だった時期をどう切り抜けたか，治療機関をどのようにして見つけたか，生活をどのように管理したかについて，自信と誇りをもって次のように述べている．「すべてが終了するまで，自分が家族の必要としているものを与えたかどうかはわからないでしょう．しかし私はがんばって，かなりのことはできていると思っています．」両親と障害児は，家族以外の人々と出会う際に多くの問題に直面するので，他の人であれば，自分の子どもとの日常生活のなかで，処理に困ったり悩んだりするような出来事を処理するのに，彼

ら独特の交流技術を身につけるようになる[9]．障害児の両親は，このような出来事をごくあたりまえのように扱うすべを学ぶ．この特別な資質は，「分別」と「自己犠牲」という特徴をもっており，欠陥をもつ人々の心の中には「深い悟性」が発達するということを理由づけるものである．両親のアイデンティティは，子どもの出産によって非常に危くなるが，次第に変化していき，その結果よりいっそう肯定的な自己像の形をとる．しかしこのような精神的な成熟は，ゆっくりと現れてくる[10]．

　この複雑な問題を解決しようと苦闘する際，適切な解答が期待できないような多くの課題を切り抜けなければならない．たとえば，罪責感と怒りが解決されないままになると，両親は子どもに対して過保護になり，その結果子どもの発達が妨げられることがある．また動揺する感情を抑えようとして，奇形という痛々しい事実を否定しても，何ら適切な解決にはならない．もし両親が悲嘆過程を避けようとして，罪責感から子どもに対して愛着を築きあげようとすれば，家族の他の者が顧みられなくなってしまう．悲嘆の過程が次第に収まっていかずに長引いたり，それが高じて自責的なうつ状態になっていくと，両親は家族に対して積極的に寄与することができなくなってしまう[11]．

　異常をもつ子どもの出生に対応することは，あいまいな状況が伴ってくるので，非常に難しくなってくる．たとえば，過保護と子どもの特殊なニーズに応えることとはどう違うのか？　1人の母親の言葉を引用すると，「母親らしいとはどういうことで，責任をもって子どもを引き受けるとはどういうことかをはっきりさせるのは，時には難しいことです．子どもが望むだけ，また必要とするだけ助けてやりたいと思いますが，子どものことにだけしがみついていた

くありません.」[12] 現実問題として，こういう子どもに必要な身体的な世話は，普通の子どもに比べてはるかに多い．ある子どもには，何度も入院が必要であり，またある子どもはどこまで発育するのか確かでない．このような状況のため，親の心配は増大し，一貫性のある計画を立てることは不可能になってしまう．そのため，両親はどういう時に境界を越えて過保護的な行動がとれるかを決めることは難しい．

　もう1つ考慮すべき点は，最善の適応とはどのような特徴を備えているかに注目することである．悲しみ，抑うつ，怒りが出生に対する自然な反応であり，このような感情を引き起こしている子どもが生き続ける場合，どのような状態になれば，悲嘆と受容が正しいバランスを保っているといえるだろうか．S・オルシャンスキー（S. Olshansky）は，知恵遅れの子どもに適応していくとき，両親に反応のある面が長く続くことを表現するため，「慢性的悲嘆」という用語を用いた[13]．ある種の知恵遅れの子どもの場合のように，子どもがいつも両親に依存していると，ある程度の慢性的悲嘆が持続的に存在する．この悲しみの感情は「解消される」ものと仮定しても，家族の受けた痛ましい衝撃が消失するものと期待することは，かえって両親が，援助してくれる専門家に本当の気持ちを表すのを控えさせてしまうことになる．

　多くの両親はこのような問題に悩み，なぜこんなことが自分たちに起こったのか，その説明を求めようとする．時には問題の正確な原因について懸念を抱くことがある．そのとき，もし原因がわからなければ欲求不満に陥る．子どもの先天奇形に対して満足な医学的説明がない場合には，両親の遺伝的な適正さが問題になってくる．両親は罪責感から逃れようとして，奇形の原因として特別な非遺伝

的な原因を必死になって見いだそうとする．出生後に起こった髄膜炎のような疾患が原因となって知恵遅れになった場合，その子の両親は，生まれつき知恵遅れの子どもをもつ両親よりも，はるかに適応しやすくなる．

　障害をもつ子どもの親として新しい役割を担おうとする場合，両親がみせる苦悩に満ちた反応を分析してみると，次のような典型的な反応がいくつかみられる．たとえば，両親が原因の追究を始めると，時には「医師を渡り歩く」("doctor shopping") ようになるが，それは医師の診断能力に対する不満からよりも，両親がそうすることで自らの罪責感を和らげようとするためである．さらに治療機関が分散しているので，しばしば治療の場所を「積極的」に探すことが必要であり，両親の力ではどうしても元へ戻せない危機を和らげる1つの方法でもある．

　両親は，自分たちが強い情動的な混乱に陥っているのに，専門家には親切心が欠けていると感じられることがあると，つらい思いをすることになる．医師の客観的な専門家としての態度は，時には同情心の欠如と誤解され，両親に対する侮辱と受け取られる場合がある．医師の多くは，専門家としての正しい行動基準を維持しながら，同時に支援を求める両親のニーズを満たすことができる．たとえば，医師が子どもを両親に見せる場合，その子の正常な外的特徴や積極的な特性を強調するようにする．アルバート・ソルニット (Albert Solnit) は次のように述べている．「両親は病院スタッフから子どもを見せられたり，子どものことについて聞かされる前に，恐れや疑問，恨みの感情を表出する必要があり，上述のように正常な部分を強調する方法は，医師や看護師が，このような親の感情を「そらす」ために利用しない限り，有用である[14]．両親は子どもの世

話や治療計画に参加することによって，子どもから満足すべきフィードバックを受けることができる．治療に関して両親と専門家とのあいだに，有効な協力関係の基礎ができるのも，この初期の段階においてである．看護師と医師は，新生児期において，また子どもが成長するにつれて，両親が奇形をもつ子どもに愛着を感じるようになるのを助けることができる．

　両親は自らが情動的混乱のなかにあるにもかかわらず，周囲の人々の要求や期待に対応しなくてはならない．両親は，正常な子どもを産む能力を疑われながら，しかも精神的な余裕を失った状態で，祖父母，友人，近所の人たちと接しなければならない．この場合，親族の死や近隣の災害といった危機の際に得られるような社会的支援は，ほとんど得られない．たとえば，正常な子どもが生まれると，友人や親族は病院にお祝いの品やカードを送るが，子どもが異常なときは，どうしてよいのか適切な方法がわからないので，電話したり物を送るのを忘れてしまう．両親は誕生のお知らせをしたり，名前を付けることさえ気が進まなくなってしまう．その結果，出産以後の数日間は，強い孤独感を味わうことになる．

　すでに述べたように，両親は奇形児の出生という危機に際し，互いに助け合いコミュニケーションをとって事態に対応する結果，2人はより親密になる可能性がある．また一方，われわれが研究した多くの家族では，子どもの出生や子どもの世話に日々必要なことが，両親のあいだにみぞをつくる場合がある．2人が責任を分け合っていない場合は，特にそうである．われわれは，異なった適応の段階を異なったスピードで通過する両親を表現するため，「非同時的」(asynchronous)という言葉を用いている．こういう両親は，通常お互いの気持ちをわかり合おうとせず，お互いの関係が難しくなって

くる．この非同時性は，両親に一時的な情動的分離を生み，家族の大きな危機の後にみられる高い離婚率の重要な要因になっている．小児科医は，両親の関係に注意を向け，親がどの適応段階に達しているかを評価し，それぞれの親が相手の経過をどうとらえているかを知って，家族の適応を援助する立場にある．子どもは成長とともに，次第に正常な点が明らかになるので，両親がそれに気付くことが自分たちにとってどれほど大切であるかをしばしば語っている．小児科医は，このことを教えるのに非常に有利な立場にある．

最後に，多くの両親は，この困難に対処するのに最も効果的な方法は，その日その日のことに取り組むことだと述べている．親たちは，不確実な未来のことについては心配しすぎないように努め，過去の衝撃的な出来事について考え込まないようにする．時にはそうすることが，防衛的な否認と誤解されることがある．しかし，毎日の子どもの世話や治療計画に影響しなければ，この種の反応は，耐えがたい苦痛から両親を保護する役割を果たすようである．

ある母親が次のように述べている．「私は毎日ほんの少しずつやりやすくなったと思いました．そして現在，私たちは将来大変だと思うときが多くなることを覚悟はしています．」さらに彼女は，「私には大変すばらしい日，特別な日がありました．その日ディック（彼女の夫）は事務所から帰ってきました．ディックが私を見るたびに，彼が落胆しているか，あるいはその日はいやな日であったかどうか，いずれにしても，彼は私が最終的には何でも解決できることを知っていたし，その日はディックが初めてがっかりした日だったんでしょうね．あの金曜日は，一組のカップルが私たちに会いにきてくれたすばらしい日でした．というのは，彼らはディックの元気をとり戻してくれて，人の気持ちをすっかり良くしてくれたからで

す.」この夫婦は,お互いのニーズや強さをつかむ直観力をもっている.他の夫婦であれば,悲しみの過程にあって,互いに励まし合ったり,互いの立場を理解し合うのがもっと困難なことがある.

奇形をもった子どもが誕生すると,両親がどのように変化するか,その一部を1人の父親が次のように述べている.「どれくらい,それぞれの子どもさんと一緒にいられるかわかりません.あなた方は,毎日一緒にいる子どもさん1人ひとりのことを考えてあげるべきです.そう考えて私は息子のジョシュア(今回生まれた子ども)と一緒に,もう少し多くのことをしてやったのです」

「君(妻)は,今は少しはその点で問題はなくなったと思うが,最初のころはちょっとしたことで傷ついていた.最初から何か特別なことを期待することは,非常に危険なことだ.君は他の子どもをあまりにも保護しすぎている.少なくとも私自身そうしていることに気づいたんだ.だから,君もそのうちもっと気楽にやれるようになれば,あんな弱気もある程度なくなると思う.」これらの言葉のなかには,子どもが与えた家族全体への衝撃に対して父親の驚くほどの感受性が現れている.

小児科医モリス・グリーン(Morris Green)は,奇形をもった新生児に対する両親の適応について言及し,次のように述べている.「それはあたかも出産が受胎になったかのようである.その子の新しいイメージが,両親の心の中に育ち始めたのである.」この適応過程のいろいろな段階を通じて大切なことは,両親相互間のサポートと理解であると同時に,親切で支援的で有能な専門家のケアであるとモリスは強調している[15].特に大切なことは,子どものケアに関与するすべての人のあいだに有効なコミュニケーションがあることである.なかでも彼は退院後,定期的に行われる家庭訪問,外来受診を

第8章　奇形をもつ子どもと母子結合

含むケアの継続性を強調している．医師，看護師，両親を指導する人，そして両親の全員がかかわり合っていくことから，子どもとその家族の最善の利益に役立つ一種の協力関係が生まれてくる．

3．勧告

1．最初の接触．できるだけ早く子どもを両親のもとへ連れていくことを，極力優先させるべきだとわれわれは考えている．そうすれば，両親が子どもを見て，異常なところと同時に正常なところにも気付くからである．少しでも見せるのが遅れると，そのあいだ両親は子どもに何か問題があるのではないかと疑ったり，また問題があることを知りながら，子どもを見ることができないので，不安は極度に高まり，悪いほうばかりに想像してしまう．子どもは実際は元気で問題は唇裂だけなのに，両親は子どもは死んでしまったとか，死にかけているに違いないと思い込んでしまう．親が子どもを見るまでの時間が長ければ長いほど，子どもの状態に関する親の考えはゆがみ，固定されたものになる．

2．良い点を強調．見てすぐわかる奇形の子どもを最初に見せるときは，正常な部分もすべて見せ，子どもの強さ，活発な動き，機敏さなど，子どもの良い点を強調することが大切である．ときどき驚くことであるが，医師にとって明らかに，目立った，異様な奇形であっても，両親には，びっくりするほど不格好な奇形としては映らないことがある．

3．精神安定剤の使用を避ける．われわれは，先天奇形の子どもの両親に精神安定剤を与えることは，できるだけ避けることにしている．精神安定剤は，両親の反応を鈍らせ，問題に対する適応を遅

らせる．しかし睡眠を助けるため，作用時間の短い鎮静剤を就寝時に与えることは，しばしば有効である．

4．特別の看護． ほとんどの産科病棟は，正常な母親と子どものために設計されている．したがって，先天奇形のような問題をもった子どもが生まれた場合，その母親の気分や要求によっては，病棟の日常業務のテンポが乱れてしまう．通常は，奇形をもつ数少ない子どもの両親のニーズを満たすような用意はできていない．しかし，このような親は，多数を占める丈夫で完全無欠な子どもの親用として組まれた，流れ作業的な日課の犠牲となってしまう．医師や看護師は，子どもに問題があるため新生児室に残されていることや，他の病院や病棟に移されたことを忘れてしまって，陽気に部屋に入ってきて，子どもの様子を尋ねることがある．われわれは先天奇形をもつ子どもの母親には，努めて1人の決まった看護師を付けるようにしている．この看護師は，長時間母親のそばに付き添い，母親が泣いたり，しばしば危機的で否定的な激しい気持ちについて話すのに，じっと耳を傾ける能力をもっていなければならない．

5．接触時間を延ばす． 母親が子どもに慣れることができるように，初めの数日間，母と子を一緒にしておくのがよいとわれわれは考えている．特別な手術のため他の病棟や病院へ子どもを急いで移すことはよくない．緊急手術が必要な場合は，手遅れにならないようすぐ実施すべきであるが，その場合でも，子どもを母親のところへ連れていき，奇形の部分以外は子どもは正常であることを見せ，もし可能であれば，母親に子どもに手で触れさせることが望ましい．父親は，子どもについて話し合う場合，また子どもと接触するときは，必ず参加できるようにすべきである．子どもの状態について，良いところも悪いところも含めて知ることができるように，わ

れわれは母親と父親が子どもとできるだけ長いあいだ，一緒にいることができるよう取り計らっている．正常な子どもの母親は，自分が期待し心に描いていた子どもの姿を，自分が産んだ現実の子どもの姿に，1〜3日かけて次第に再調整していく．子どもに奇形がある場合は，現実への再調整という課題はさらに困難であり，そのため母子接触にはより長い時間が必要である．研究結果によると，奇形をもった子どもが手術まで短時間でも家庭でいた場合，その後の面会の頻度が著しく多くなることが認められたという[16]．子どもが2週間以上家庭にいた場合，65%の新生児が，入院中の面会日数が90〜100%になった．2週未満しか家庭にいなかった新生児の場合は，統計的に著しく減少した．同一頻度の面会を受けた新生児は，せいぜい20〜25%であった．

6. 面会．産科棟では，父親が自分の妻と十分な時間をともに過ごせるように，面会時間を長くするよう勧めている．そうすることによって，両親は互いの気持ちを確かめ合い，次々に起こる情動的反応にできるだけ初めから同時に対処することができる．われわれの病院では，父親が母親と一緒に住み込み，一晩中付き添えるような方針をとっている．

7. 質問．比較的良好な適応をしている両親は，多くの質問をし，時には子どもの看護の詳細な点にまで立ち入り過ぎるように見えることがある．このような両親は時にはうるさく感じられるかもしれないが，われわれは両親のこのような行動を見るとむしろ安心する．われわれが心配するのは，あまり質問せず，ぼんやりしており，子どもの問題に呆然として圧倒されてしまったように見える親である．

8. 適応．両親がわが子をうまく育てられるようになるまでは，奇形に対する適応過程には，長い期間が必要である．その初期段階で

は，両親は期待していた理想の子どもの喪失を悲しんでいるので，簡単なことでもうまくできないことがある．たとえば，細管栄養は2〜3か月もすれば簡単にできるようになるが，最初の数日ないし数週間，かなり上手な両親でもうまくできないことがある．

9. 状態の説明．両親がよく理解していなければならない点は，奇形のある子どもや病気の子どもの問題の多くは，両親だけでなく医師や看護師にとっても，大いに心を悩ませる問題だということである．事がうまく運ばないと，医師や看護師も両親と同じように，敗北感や悲しみ，怒り，予期的悲嘆などを経験することがある．両親は，できるだけ子どもの問題に対処し，それを理解しようとして多くの質問をしても，それがかえって医師にはフラストレーションになることがある．特に最初の3〜4か月の間，両親が同じ質問を何度も繰り返す場合がそうである．時には否認という心理的反応が非常に強いため，腎臓の問題，知恵遅れのこと，奇形の遺伝性の可能性など，少なくとも1時間ほどの時間をかけて，数回話し合ったにもかかわらず，両親がそんなことは聞いたこともないと主張する場合である．情報を全体として理解するためには，どうしても時間が必要である．

10. 発育遅延の可能性．たとえ子どもが知恵遅れになる可能性があっても，その障害がほとんど確実でない限り，そのことについて両親と話し合うべきではないと，われわれは確信している．このような議論の余地ある勧告をあえてするのは，以下のような理由による．すなわち，優れた医師が知恵遅れになる疑いがあることを両親に告げ，後になってそれが間違いだったとわかったとき，子どもは正常であるということを，数年たっても両親を説得できない例が多いからである．両親からあたかも，知恵遅れであるかのような取り

扱いを続けてきたために，その結果子どもが発育上の障害を経験することがある．それに，生後数週間でこのような子どもの将来を予測することは，非常に困難である．われわれ自身のハイリスク新生児室で，新生児学と神経学のそれぞれの専門医が，よく用いられる医学的方法をすべて用いて診断した結果，合併症のあったハイリスク新生児において，正常になるか異常になるかの予測が正しかったのは，50%だけであった．

11．両親のペースに合わせること．両親には，子どものいくつかの大きな問題について情報をすべて同時に吸収することは難しい．そこでわれわれは，両親のペースに合わせて，一度に1つの問題を示すようにしている．もし医師側が性急になり過ぎると，両親は逃げ腰になる傾向があり，医学的な事柄をすべて消化することができなくなる．

12．両親との話し合い．奇形をもった子どもの誕生にひきつづき起こってくる一連の反応は，それぞれの親がそれぞれ異なったペースで，ショック，否認，怒り，罪責感，悲嘆，適応，再起の各段階を通過していく．両親がその子どもに対する反応や感情を互いに話し合うことができないと，彼ら自身の関係に重篤な破綻が起こってくることがある．したがって両親には，医師と数回にわたって個別的に会い，母親は毎日どのように過ごしているか，夫の対処の仕方をどう思っているか，また夫は子どもをどう感じているか，どう対処しているか，夫は妻の対処の仕方をどう思っているかを尋ねるよう勧めている．このようにして，両親はお互いのことだけでなく，自分たちの適応についても考え始める．このような話し合いを1～2回すると，両親のあいだのコミュニケーションが良くなることが多い．

13. 両親間のコミュニケーション. 両親のコミュニケーションが比較的うまくいっている場合には，夕食後のひとときを2人だけで過ごし，子どもの誕生以来，時々刻々をどのように感じてきたかを振り返り，自分自身の感情や印象について，たとえそれがどれほど言いにくいことであっても，2人で話し合うよう勧めている．どちらか一方が，相手について意外な新事実を発見して驚くこともあるし，しばしばこのような話し合いをもってはじめて，お互いが同じような考えをもっていながら，それを口に出して言うのが怖かったのだということがわかってくる．

14. 家族の結合を図る. 産褥期に話し合う大きな目標の1つは，この初期のあいだでもその後の年月でも，家族の結合を助けるということである．それを行うには，できるだけ早く問題を発見するように努力し，難しい思いや感情が生まれてくる度に話し合うよう両親を勇気づけることである．自分たちの問題を自分たちで互いに分かち合うことが大切である．以前は親密にみえなかった2人が，適応の過程を経験して互いにより親密になる場合もある．他のつらい経験をした場合と同様，このような気持ちを共有した後では，両親がより強くなることがある．

15. ストレスへの適応. それぞれの親の適応は，その親の背景と過去における経験によって決まる．若い人々にとっては，今まで経験したことのない最も難しい問題であることが多い．しかし彼らの過去の行動や家族としての経験を知ることによって，彼らがどのように反応するか，また個人としての適応過程はどのようなものかを予測する手がかりを得ることができる．親によっては，小さいころに，自分の母親や父親とすさんだ生活を送った人もいる．ストレスにあうと，彼らはその時期の行動や問題に立ち帰る可能性がある．

また奇形が親族の人や自分自身のもっている奇形と似ていると，親は自分が奇形の原因になったと思い込み，強い罪責感をもつこともある．ほとんどの場合，この点について十分話し合ってみると，そうでないことが明らかになる．これまで両親がストレスに対してどのような反応をしたかを尋ねることも大切である．

● 文献

1. B. Bettelheim, "How Do You Help a Child Who Has a Physical Handicap?" *Ladies Home Journal* 89 (1972)：34-35.

2. N. Johns, "Family Reactions to the Birth of a Child with a Congenital Abnormality," *Medical Journal of Australia* 1 (1971)：277-282.

3. E. Roskies, *Abnormality and Normality：The Mothering of Thalidomide Children* (New York：Cornell University Press, 1974).

4. E. D'Arcy, "Congenital Defects：Mothers' Reactions to First Information," *British Medical Journal* 3 (1968)：796-98.

5. D. Drotar, N. Irvin, J. H. Kennell, and M. H. Klaus, "The Adaptation of Parents to the Birth of an Infant with a Congenital Malformation：A Hypothetical Model," *Pediatrics* 56 (1975)：710-17.

6. M. Dorris, *The Broken Cord* (New York：Harper Collins, 1989).

7. J. Shonkoff, P. Hauser-Cram, M. W. Krauss, and C. C. Upshur, *Development of Infants with Disabilities and Their Families：Implications for Theory and Service Delivery,* Monograph of the Society for Research in Child Development, serial no. 230, vol. 57, no. 6, 1992.

8. A. J. Solnit and M. H. Stark, "Mourning and the Birth of a Defective Child," *Psychoanalytic Study of the Child* 16 (1961)：523-37.

9. M. Voysey, "Impression Management by Parents with Disabled Children," *Journal of Health and Social Behavior* 13 (1972)：80-89.

10. M. Pollak, *Textbook of Developmental Paediatrics* (Edinburgh：Churchill Livingston, 1993), 483-91.

11. S. S. Cook, "Impact of the Disabled Child on the Family," in *Dying and Disabled Children*, ed. H. Dick, D. Roye, Jr., P. R. Buschman, A. Katscher, B. Rubinstein, and F. Forstenzer (New York：Harcourt Press, 1988).

12. L. L. Daniels and G. M. Berg, "The Crisis of Birth and Adaptive Patterns of Amputee Children," Clinical Proceedings, Children's Hospital, Washington, D. C. 24 (1968)：108-17.

13. S. Olshansky, "Chronic Sorrow：A Response to Having a Mentally Defective Child," *Social Casework* 73 (1962)：190-93.

14. A. Solnit, quoted in *Parent-Infant Bonding*, ed. M. H. Klaus and J. H.

文献

Kennell (St. Louis : Mosby, 1982).

15. M. Green, quoted in *Parent-Infant Bonding*, ed. M. H. Klaus and J. H. Kennell (St. Louis : Mosby, 1982).

16. J. Lampe, M. A. Trause, J. H. Kennell, "Parental Visiting of Sick Infants : The Effect of Living at Home prior to Hospitalization," *Pediatrics* 59 (1977) : 294-96.

第9章
親子結合
独立への道程

　われわれの日常の臨床では，子どもを生んだ男女が本格的に親になってくると，次の2つの点が心配だと話す両親が多かった．1つは，「私の両親と同じように，うまく親の役目を果たすことができるでしょうか？」ということであり，もう1つは，「私が育てられたようには，自分の子を育てたくない」ということである．両親が子どもに対して絆をつくりあげ，また子どもが両親に対して愛着をもつようになる過程について知識が増えるにつれて，親業（parenting）としての子育ての形は受け継がれていくという考え方には，十分根拠があるように思われる．多くの研究によって明らかになったことは，乳幼児期，小児期を通してどのように育てられ，養育されたかによって，他の人々との相互交流の仕方と同様，子育ての内容も影響を受けるという．このような研究によって，われわれは両親と子どもから成人に至る世代的な影響を，広範囲にわたって正しく理解

第9章 親子結合—独立への道程

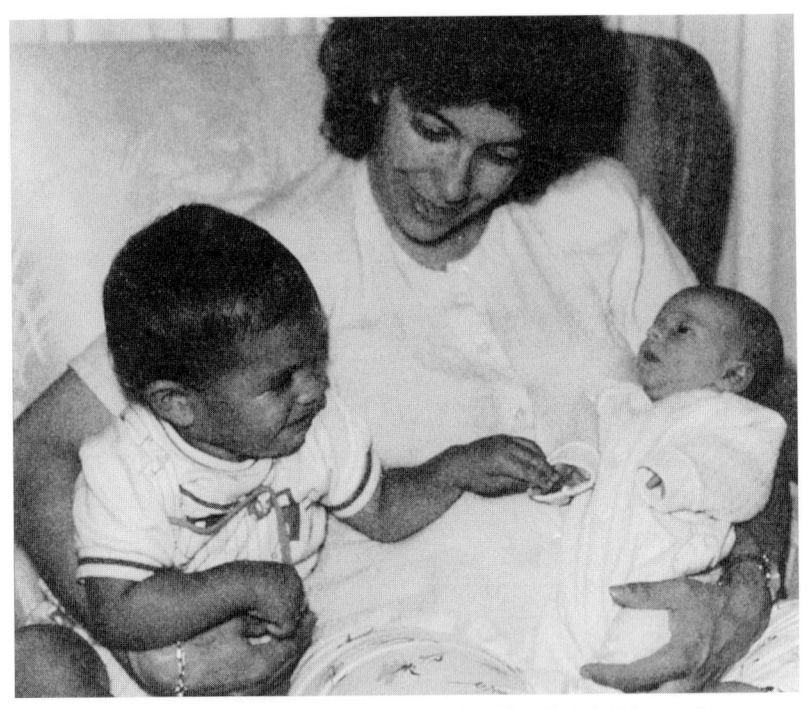

18か月の男の子は母親にしっかり抱かれ，妹に興味を示している．
写真はスーザン・アームズ（Suzanne Arms）による．

できるようになった．すなわち親業の内面的なモデルは，しばしば次の世代へ伝えられ，子どもが成人となったとき使用する子育てのシナリオになるように思われる．

　しかし同時に，成長と再生には多くの機会があることも事実である．われわれはケア提供者として，家族の人々にぜひこの可能性に気づいてもらいたいと希望する．妊娠，出産，産褥期という周産期は，助言，支援，新しい知識と理解が意義深い変化を受ける時期で，この時期の「開放性」（"openness"）のゆえに感受性の高い時期である．そこには，過去の傷の癒し，修復，あるいは変化，——内面に

おける再組織化の可能性があり，両親に，ついで子どもにみられる心理的および行動的変化を新しい形につくり変える可能性がある．

われわれの生活における愛着や絆形成の意味は，最近米国の新聞紙上で劇的に次々と報道されていた話，すなわち長いあいだの別離生活のあと，生みの親によって養子または里子を取り戻そうとするときの各人の心的外傷に関する報道に現れている．新聞には，「ジェシカ」と呼ばれる2歳になる女の子の写真が載せられており，彼女を生物学的な両親のもとへ取り返そうとして，2年間育ててくれた養父母の許から連れ去られていたが，自分から養父母のもとへ帰ったときの様子を示していた．この写真を見た人はだれでも，ジェシカのことをよく理解し愛してくれた養父母のもとから無理に連れ返されたとき，この子が経験した測り知れない苦痛をみて，深く心を動かされ，悲しみを味わった．

ジェシカの写真が報道されたときは人々の注目のまとになったが，その後数日たったころ，何人かの親がこの話を聞いて，どれだけ強く心が痛んだかをわれわれに語ってくれた．そう反応した主な理由は，話を聞いたとき，自分たちの子ども時代の経験の記憶がよみがえってきたことである．たとえば，ある女性は，その写真を見て一日中泣きつづけたという．彼女のそんな反応の原因を調べたところ，同じ年齢のころ，自分1人でいても泣かないよう母親に言いつけられて，よく子ども用ベッドに泣きながら放置されたときに経験した見捨てられた感情に思いあたった．確かにこのときの状況は特別で，母親は親類の病人の面倒をみていたため，家の中を静かにしておきたかったのである．しかし，子どもはそれを拒絶，喪失および遺棄として経験した．彼女自身，現在2歳の娘をもっており，もしその子が連れ去られてしまったら，どんな気持ちになるか十分

第9章　親子結合─独立への道程

理解できたのである．彼女はいつの間にか娘が大丈夫かどうか何回も繰り返し娘の部屋を確認していたという．

　もう1組のカップルは，新聞に出た写真に心を痛め，事態の法的判断に過剰に反応してしまい，裁判官の決定に立腹し，互いにがみがみ言い合った．自分たちがなぜこんなに腹を立てているのか，話し合い始めて，2人で気づいたことは，同じ年ごろの娘をもっており，もし自分たちから連れ去られたら，娘はどんな恐ろしい気持ちになるかと想像していたのである．自分たちが無意識のうちに，わが娘とジェシカを同一視して，お互いの上に悲しみを置き換えていたのである．またこの2人は，自分たちには気持ちの上では何の支えにもならなくなった母親や父親と自分たちとのあいだに，見捨てられた気持ちがあることを思い出した．

　このような状況下にあると，この人たちはそれぞれ自分が出身家族のなかにいて，しっかりした愛着を感じ情動的に安定していなかったので，彼らの幼児期に体験したことが，すぐ同じ不安と過剰に結びついて，それを無意識のうちに自分の子どもの上に投影させてしまったのである．ときどき両親は，自分の子どもを通して，自分自身の子ども時代に経験した未解決の喪失を再現したり，再演したり，修復しようと努力する．それによって，わが子のことに過度にかかわったり，過度に心配するようになってしまう．養子にした子どもを連れ去るといった事例について読むと，彼らは子どもとしての自分自身の経験（喪失または別離の恐怖）を自分の子どもに投影してしまう．このため，他の子どもの悲しみに満ちた写真を見ると，痛みと喪失の強い感情が爆発するようになる．しかしもう一組のカップルは，自分たちの生活経験と関連させることなく，ジェシカの悲劇的な状況に対して強い感情移入をしながら，彼女の悲しみ

に反応したのであろう．彼らは自分たちの幼少時代には，どれだけ愛され，心が安定していたかを思い出し，ジェシカにも同じことをどれだけ望んでいたかを認めたのであろう．

　以上のことは愛着と絆形成について，われわれに何を語っているのだろうか．幼少時代の経験は，それが積極的なものであれ，消極的なものであれ，共に人の一生を通じて反響（reverberation）する可能性のあることは，最近ますます評価されるようになった．子どもの発達に関するわれわれの現在の知識では，子どもは喪失に深く影響されるので，順応を助ける必要があると考えている．ジェシカの状況は，この問題がどれだけ広く認識されているかを示している．大衆が同情したのは，養父母がジェシカと強い絆で結ばれていたので，彼女を手許に置こうとして，苦しい結果になるまで法廷で闘ったのをみたからである．

　このような絆から生まれる安心感，その後の保護と養育というテーマについては，すでにいくつかの章で述べてきた．このような安心感またはその欠如は，生涯のはるか後年にまで反響していく．われわれに人間らしさを付与するものは，感受性，感情に動かされる能力，意義深い過去の出来事を意識的にも無意識的にも記憶する能力などである．初期の体験は，思いがけなくよみがえってきたり，われわれがその源を認識できなければ，不幸な反応をひき起こしてくる．ジェシカの「心理的両親」から彼女を分離させたことは，状況を理解できたすべての人の，もっと正しく言えば，自分自身の経験がどこかで共鳴した人々の，心の琴線に触れたのである．

　「絆の形成」（bonding）という用語は，すでに理解してきたように，両親の子どもに対する情動的没入（emotional investment）を表す．それは意義のある楽しい経験を繰り返すことによってできあがり，

成長していく過程である．同時に，通常「愛着」と表現されるもう1つの絆は，両親や自分の世話を手助けしてくれる他者に対して，子どものなかに生まれてくるものである．まさにこの情動的なつながりから，子どもは自分がだれであるかという感覚をいだき始め，そこからこの世界に向けて自分を発展させ，大胆に行動することができるようになるのである．もし乳児期に確立された安全基地がなければ，人は子ども時代から成人に至る生涯を通じて，この世界は不安定であり，他者を心から信頼できないという信念を育み，それに固執するようになる．親がこの情動的な結びつき，子どもに対する絆を感じるとき，それは授乳したり，おしめを替えたり，子どもの世話に対してもつ単なる興味以上のものである．それはケアすること——子どもの場所に自分自身を感じること，子どものニーズ，それは身体的なものでも情動的なものでも，それを感知し反応することである．子どもは，この情動的没入によって強力な影響をうけることになる．

1．絆形成と愛着

　母子結合（絆形成，bonding）と愛着，この2つの概念の関係については，長い歴史がある[1]．それはルネ・スピッツ（René Spitz）が半世紀前に行った研究で述べたことから始まる[2]．孤児院にいる赤ん坊に食べものを十分与え，衣類も着せて暖かくして育てたが，情動的な思いやりを注がなかったところ，彼のいう「ホスピタリズム」という症候群がみられた．子どもの身体的成長と精神的発達が遅延または停止し，食欲と体重増加も減少した．しばらく経過すると，相互の働きかけにも興味をもたなくなり，しばしば死亡するものも

1．絆形成と愛着

出た．

　ジョン・ボウルビー（John Bowlby）は，子ども時代の経験は，それは単なる心霊的な力ではないが，自分が親として養育する場合，どのように反応し，能力を発揮し，行動するかに影響を与えることを最初に注目した人である[3]．彼はさらにこの過程を，彼の愛着モデルを用いて説明している．子どもはどのように養育されたかによって，「自分自身の内的表象モデルをつくりあげる」という．後年になって，困難なことが起こってくると，この内面化したモデルによって，自分で困難を切り抜けることができ，また援助を受けるにふさわしいと感じることができる．幼少時代には，この自分自身に対する確信，また養育者に対する安全感覚によって，保育所や幼稚園にいくときに，両親から離れられるばかりでなく，独立して自由に探索することができるようになる．このようにしてわれわれは，幼少時代，親にどのようにして養育されたかによって描かれた，いわば内的「青写真」をもっているのである．

　メアリー・エインズワース（Mary Ainsworth）は，愛着に関するわれわれの理解に欠くことのできないすばらしい発見をした[4]．彼女は，生後数か月にわたって，家庭を背景にして母親が子どもの発する多くの信号，啼泣，微笑，授乳，目と目の接触の場面で，どのように反応するかを，ボルティモアとウガンダの2か所で観察し記録している．子どもの母親に対する愛着の質を調べるため，彼女は現在よく知られている研究方法，すなわちエインズワースのストレンジ・シチュエーション法（Strange Situation Procedure）を開発した[5]．家庭から離れた場面で，母親との分離と再会を行うとき，おもちゃを置いた部屋にいる子どもを観察した．母親から分離する場面の1つには，見知らぬ人がいて，他の場面では子どもだけにした．

第9章 親子結合—独立への道程

　1歳児について，その子が母親と部屋にいるとき，また分離と再会をしたときの子どもの反応と行動を観察した．エインズワースの発見した点は，見知らぬ状況に対する子どもの反応は，3つのタイプに分けられること，また最も重要な点は，子どもの反応が，各家庭で前もって観察していた両親の養育の仕方と関連性があるという点である．1つの1歳児群では，子どもは部屋に入ってきて，しばらくすると，おもちゃを調べ始める．母親が部屋を出ると，子どもはしばらくは泣くが，母親が帰ってくると，母親のもとに両手を伸ばしてやってくるが，その後おもちゃに戻ってしまう．エインズワースは，このグループを「安定群」と呼んだが，子どもの60～65％がこれに属した．20～25％のものは，「回避群」と名付けられたが，彼らは母親がいることに対して無関心で，再会時にも母親を無視したような態度をとるのに対し，母親がいなくなると，「安定群」よりも，泣き叫び，分離不安を示した．家庭での観察では，子どもの母親は，観察者によって，拒否的，無頓着，または干渉的と評価されていた．10％の子どもは「アンビバレント群」と評価されたが，彼らは部屋の探索も恐れて行おうとせず，分離時にはいつまでも泣き続けて，不安や混乱を示す．母親が帰ってくると，母親に強く接触を求めるが，同時にしばしば背中を反り返らせるような姿勢をとる．

　母親が生後1年間，赤ん坊の独特なニーズに注意深く敏感に応えていれば，生後13か月のとき，実験場面では普通安定した愛着をもっている様子が観察される．このような安定型の子どもでも，ある程度の相違がみられ，それは子どもの性格，生まれながらの特性その他の因子と相関しているが，彼らの行動は，幼少時の親の養育タイプと強い相関がみられた．同じような応答性や感受性は，出生直後から子どもと早期接触を経験した母親にみられることは，興味

深いことである．

　特に注目すべきことは，次の点である．すなわち未熟児および疾病新生児に関する2つの研究と，分娩時分離された正常成熟新生児に関する1つの研究結果では，生後13か月の時点では，安定した愛着行動の発生率はいずれも正常であったことである．対象24人の新生児について行った1つの研究結果では，分娩後，未熟性または重篤な病気のため長期間分離されていたにもかかわらず，その子どもたちは，分娩後分離を経験しなかった子どもの行動と同じような愛着パターン（安定，不安定型など）を示している[6]．未発表の観察結果であるが，31人の未熟児群で生後11か月のとき，同じような観察結果がみられた．同様に，生後数日間母親との早期または長期接触のなかった30人の健常成熟新生児でも，生後13か月時の愛着行動は正常であったという[7]．分娩中ドゥーラのいた母親は，同様の支援のなかった母親と比較すると，はるかにリラックスして，わが子を早く身近に感じ，子どもについて楽天的な見方をすることがわかっているので，このような子どもについても，生後13か月時の愛着行動を研究することが重要である．全般的にいえることは，早期母子接触の程度と，生後13か月で観察した子どもの愛着行動の質とのあいだに，強い関連性のあることを確認するためには，さらに研究する必要がある．

　心理学者アラン・ストラウフ（Alan Stroufe）は，エインズワースの研究を再確認し，さらに発展させた人である．彼は生後13か月で安全基地のある子どもは，6歳時でも安定した愛着をもっており，生後13か月で回避型の子どもは，6歳でも回避的なことを証明している[8]．現在実証されていることは，生後13か月時に，愛着面で安定群，回避群またはアンビレント群と判明した子どもは，成人にまで

第9章 親子結合―独立への道程

　これらのパターンを持続するということ，しかし当然子どもと両親にプラスおよびマイナスの影響を与える出来事によってかなりの例外があることはいうまでもない．ストラウフが注目しているように，生後2年間の安定した愛着関係には，2つの行動特性が存在する．それは，①自分に親しい養育者を見つけ，安心できる子どもの能力と，②養育者の存在を保証された環境を，探索し精通しようとする子どもの意欲である[9]．

　しかし，安定した愛着でも，成人にはまったく無意味と思われるような出来事によって損なわれることがある．ここでわれわれの臨床経験から一例を提示する．チャーリーと呼ばれる赤ん坊は，人をひきつけるような笑顔のすばらしい元気な第1子の男の子であった．育児相談の外来を受診したときは，母親に快く反応する赤ちゃんであった．15か月で受診したとき，予防注射を受け号泣したが，母親が微笑みかけ，抱いてあげると，すぐ落ち着いて，母親が持ってきていたおもちゃで遊んでいた．この受診後，外来看護師は，チャーリーのことを私のお気に入りの子だと言い，「あの子は確かに母親とは安定した愛着をもっている」とコメントしている．

　2か月後，受付に連絡してきたとき，母親の声は苦しそうで，怒りすら感じられた．「チャーリーは，ずっとひどい状態でした．寝ようとしません．駄々っ児で，一日中私にくっついて離れません．以前のように食べないし，手伝ってやろうとすると，泣いたり足で蹴ったりするんです．」何か起こったのではないかと聞いてみると，母親は夫と2週間フロリダですばらしい休暇を過ごしたことを話してくれた．チャーリーは，近所の人が紹介してくれた人と一緒に家で過ごしたという．その人が言うには，子どもは最初の2日間，夜も昼も泣いたり泣きやんだりしていたが，後はずっとおとなしく協力

1．絆形成と愛着

的であったという．母親が休暇から帰ってきたとき，チャーリーは「私を知らない」様子だったと訴えた．これらすべてのことは，分離の影響によるのではなく，この子にみられる何か説明不可能な態度にあるのだろうと考えられた．小児科医の助けもあって，数週間かかって就眠と摂食問題は徐々に改善したが，その後6か月間は，多くの行動上の問題が続き，母親はチャーリーを気むずかしい，怒りっぽい「問題児」だったと報告している．その後この家族はその町を離れたが，2年後20か月のブライアンという新しい子どもを見せたくて，前述の小児科医と看護師に会うため帰ってきた．母親は，今回3日間の週末旅行に夫と出たときは，15か月のブライアンに前もってベビーシッターに会わせ，1か月間かけて徐々に慣れさせるようにしたという．「私たちが帰ってきても，ブライアンの協力的な態度は変わっていませんでした」と述べている．

　チャーリーの分離に対する反応は，ごく普通にみられることである．しかもその原因についてはしばしば両親には理解されないことがある．彼の変化は，チャーリーの両親がいなくなって，母親に対する信頼が喪失したとき，見捨てられたことへの彼の深い恐れによるものと思われる．もちろん多くの因子も含まれているであろう．チャーリーとブライアンとでは，遺伝的にも気質的にも違っている．ブライアンは両親と離れていた期間も短く，1人でいたのではなかった．見慣れたベビーシッターだけでなく，兄のチャーリーとも一緒にいたわけである．チャーリーの母親が，子どものことにそれほど熱心でなく，深い絆をもっていなかったなら，子どもの苦しみは続き，もっと深刻になっていたかもしれない．

第9章　親子結合―独立への道程

2．過度の分離ストレスを避ける

　分離反応は，どんな場合でも必ず起こってくるものである．いかに親子関係が親密であっても疎遠であっても，また分離の形または長さが違っていても，最初の分離また50回目の分離であっても，必ず起こってくる．この反応は，よくみられる反応で，複雑で変動するものである．ボウルビーは，母親からの分離は，どんなものであっても，子どもにとって重要であると述べている．彼は，母親からの分離は――見捨てられる恐怖であり――人類の原初的恐怖であると考えている．
　しかし母親からの分離は，子どもにパニックをひきおこすような緩和不能な緊張状態でなければ，適度の不安を感じさせることは，かえって教育的効果がある．子どもは自らを慰め自己規制する新しい方法を見つけるたびに，自分で満足することを学習する．子どもは自分の信頼する母親から委託を受けた人なら，自分の世話をしてくれ，親しく交わってくれることに気付く．
　分離に対する反応には，一般的なパターンが存在する．生後5か月以内は，親がいなくなっても明白な反応を示すという証拠は，通常存在しない．しかし生後6か月以後になると，子どもには人見知りがみられ，分離に対して明らかな反応がみられる．分離不安は，紛れもなく現れるようになり，――子どもによっては生後9か月までに現れ――，ぐずるようになったり，しがみついたり，長時間号泣したり，慰めになる品物を利用して手放そうとしなくなる．スピッツの孤児院でみられたように，もし分離が延長されると，生後9か月以前でも，喪失感覚が激しくなってくる．普通どの子どもにも

2．過度の分離ストレスを避ける

みられるパターン化された反応は，生後18か月，時にはそれ以上まで，その強さと頻度が次第に高まっていく．生後1年以内の子どもでも，母親からかなりの期間分離を経験すると，ごく早い時期でも反応が現れる．しかし満1歳ごろになると，ほとんどの子どもにはっきりした形で現れてくる．

人見知りとは，見知らぬ人が接近したり，新しい声を聞いただけでも，子どもは静かになり，顔つきが次第に暗くなり，激しく泣きたてるような反応であるが，これは，生後6か月ごろから現れ，通常生後1年までみられる．1歳半以後になると，ほとんどの子どもは分離によって圧倒的な影響を受けることは少なくなるが，2歳半までは分離に対して強く反応してくる．しかし，18か月以後になると，抗議の方法は，次第に母親をいやがらせたり，母親を支配するような行動に変わっていくように見える．2歳の子どもなら，母親が電話で話をしたり，他の人に話しかけても，彼女の注意が自分から離れることに強く抗議するようになる．3歳の終わりごろまでには，ほとんどの子どもは，普通の状況であれば，分離を受容できるようになる．

ボウルビーは，幼若児の分離に耐える能力には，かなりの個人差がみられると述べている[10]．両親と小児科医は，いつでも特別傷つきやすい子どもを特定できるとはかぎらないが，ここである程度の予防対策的な考えを述べておこう．賢明な小児科医なら，母親，父親，子ども，家族環境などの違いを考慮して，次の提案を修正した形で適用するであろう．子どもが分離不安を克服するのを助けられるのは，両親であるということである．まず第1段階として「バイ・バイ」を手で示して子どもに教えるのも1つの方法であり，それによって参加と克服の感覚を学ぶという理由から重要な方法である．「いな

い，いない，ばー」は，子どもが自分の意思で母親を出したり隠したりできるので，子どもを安心させるゲームである．次第に子どもは母親が部屋を離れたり，帽子をかぶってドアの外へ出ていっても，また帰ってくると母親を信頼することを学習していく．

特に生後18か月間は，言語によるコミュニケーションがないので，2日以上にわたる不在の準備をすることは，まず不可能である．1歳半から2歳半までの年齢では，子どもの分離に対する抗議は，かなり激しくなってくる．しかし子どもの観察結果からみると，18か月以前の子どもでも，分離に反応して激しい不安に陥ったり，絶望して静かになってしまいやすいので，もっと破壊的な影響を受けることがあるという．当然長期にわたる分離のトラウマは，できるだけ減少させるようにすべきで，見慣れた身内の人が子どもと一緒にいる程度までにとどめるべきである．しかし一方，午前中または午後だけの分離期間であれば，その後もっと長時間不在になっても，子どもには心の準備ができてくるであろう．

3．休暇の問題

若い両親が，小さい子どもから離れて「休暇らしい休暇」をとろうとすると，肉親や友人，時には医師から，しばしばいろいろ説得を受けることがある．息抜きの重要さを主張することは当然のことであるが，両親が子どもの脆弱さを理解すれば，慣例的な1〜2週間の休暇の代わりに，短い耐えられる範囲の不在期間にすべきであろう．どうしても長期にわたる分離が避けられない場合でも，子どもが自分の家にとどまることでその影響を和らげることができる．

分離後再会したとき，両親は子どもに無視されて傷つくと，しば

しばつい同一手段で報復したり，怒りをあらわにしたくなる．しかし両親のこのような反応は，子どもの喪失に対する恐怖を増強させる．分離後に両親を無視するような反応は，ごく普通で自然な反応であると聞けば，両親はひと安心する．子どもによくみられるもう1つの反応は，怒りの爆発である．この場合親は，この子は間違いなくスポイルされていると考えたり，人からそう教えられることがある．両親によっては躾を厳しくすることで，つい子どもの訴えに対抗しようとする．しかし，そうすることは，かえって子どもの喪失感を増強してしまうので，ほとんどの場合間違っていると考えられる．一方，両親が自分たちが不在だったことに罪悪感をもっていて，子どもに悪態をつかせたり，気ままにさせておくと，新たに慢性的な問題が発生してくることがある．日常的な普段の育児に戻りながら，中庸のやり方で接することが，最善の方法である．

過去10〜20年ごろまでは，多くの小児精神科医や心理学者は，子どもは3歳から保育所に徐々に慣れさせていくべきで，それまでは永続的な養育者と家庭にとどまるべきであると，強く主張してきた．このような主張にもかかわらず，数こそ少ないが，3歳以後でも，両親から分離することができない子どもがいる．過去30年のあいだに女性の役割と責任に大きな変化がみられるようになり，ほとんどの子どもに対して，もっと早い時期に，もっと頻回に分離が行われるようになり，その子どもたちが現在，統制群をとらない全国的な実験に参加するようになった．この結果が出るまで多くの年月がかかるであろう．驚くべきことは，子どもは，もっと若い年齢でも両親からの分離に耐えられるようになったことである．しかし，学問的研究の多くは，質の高いデイケアや保育所の子どもについて主として研究されており，大多数の乳幼児にその結果を適用できる

第9章　親子結合―独立への道程

かどうかは明らかでない．専門家のあいだでは，生後1年以内の子どもが，はたしてこのような分離経験にどれだけ耐えられるかについて，なお熱心に論議されているところである．家庭で養育者のいる子どもについては，1人の永続的な思いやりのある愛する養育者がいて，最初の2年ないし3年間関係をもつことは，どれだけ利点があるか繰り返し述べられてきた．しかし，生後2年または3年の間に，その養育者がいなくなったとき，子どもに対してどのような不安をひきおこし，破壊的に働くかについては，ほとんど何も知られていない．しかも永続的な養育者のいないことが，例外でなくごく普通のことになってきている．子どもに対する影響は，家にずっといた母親が，数日間家にいなかった場合と同じ反応がしばしばみられる．すなわち母親を怒ってたたいたり，母親のご機嫌とりに対する抵抗，みじめな絶望的状態，長期にわたる啼泣，騒ぎ立て，いらいらした気分や食欲不振，体重減少，睡眠障害，トイレのしつけの退行などである．乳幼児は成人のような時間感覚はもっていない．1時間または1日が，彼らにとっては，まさに永遠である．言語が十分発達し，時間といった抽象概念が理解されるようになる前には，言葉による準備や説明は，せいぜい部分的にしか理解されていない．

　非常に感受性の高い最初の3年間，特に生後1年半から2年間という言語による理解力に限度のある時期に，分離された子どもを援助するのに，われわれは一体何がわかっていると考えているのだろうか．

1．両親か，両親以外にも誰かがいて，そのうちの1人か2人が永続的な愛情ある養育者としてケアすることが，きわめて大切である．

3．休暇の問題

　ロシアの諺では「母親（親）が子どものために無料で自然にやっていることを，他人がやったとしても，お金で支払えるものではない」という．両親が2人とも共働きか，通学しているとして，3歳から5歳の幼稚園の時期に，両親のどちらか1人また2人が，たとえフルタイムより短い時間としても，はたして家庭から離れることができるだろうか？　3年から5年間，子どもと一緒にいて，永続的な愛情あるケアを期待できるような理想的な人は，そう簡単に確保できるものではない．しかし，年上の女性が養育者になると，その人の生活は，若い女性の生活よりは安定していることが多い．子どもの世話は，他の需要・供給事業と同じく経済的な圧力を受けやすく，優れた養育者でも，豊かな経済と良い生活環境を提供してくれる家族があれば，その誘惑に負けてしまう．子どものことをよく知っている祖父母か隣人が養育者であれば，両親のどちらか1人が子どもと一緒にいる時間が十分とれなくなっても，永続的な養育者の1人がいなくなった危機を子どもを助けて何とか切り抜けることができる．その親にとって目標とすることは，愛情ある永続的養育をできるだけ多く提供することである．そしてまた，その養育者が家にいなくても，数日間，数週間子どもの行動に対して，感受性豊かで，思慮深い，同情心のある，忍耐深い態度がとれることが，決定的に重要なことである．

　2．両親の仕事，学業またその他の家庭外活動のため分離が起こって，そのため子どもがさまざまな経験をしても，それにはある程度の利点があると考えられてきた．子どもの年齢が低い段階であっても，両親以外の養育者，たとえば教育者，ベビーシッター，または乳母が，愛情深く，気配りがあり，祖父母や隣人がやるように，子

どもの生活のなかに徐々に慣れていくようにすれば，ほとんどの子どもは，その人に愛着をもつようになることが証明されている．両親が不在になることが前もってわかっている場合は，その2〜3週間前から，両親の援助を受けつつ，長時間接触をしながら徐々に慣れていくようにすれば，子どもの味わう苦痛を十分減少させることができるという．その子が1歳半から2歳（あるいはそれ以上の年齢）であって，たとえこのように徐々に準備ができていても，不在中子どもがひどく苦しんでいれば，両親がいつでも電話で話ができるようにしておくのが最善の方法である．当然のことであるが，両親は，子どもにはまだお気に入りのぬいぐるみの動物や，就眠儀式の品物が必要かどうかを確かめておく必要がある（1歳半までの子どもであれば，分離の苦しみを表現するときは，長時間めそめそしたり，号泣したり，ひきこもって静かになってしまうことがある）．

3．生後2年のあいだ，子どもは通常1人または2人の人に，最初の愛着をもつようになる．よちよち歩きをするころは，3人ないし4人の大人と良い関係を保ち，愛着をもっているように見えても，疲労したりおびえたときは，一番愛着を抱いている人は，1人の人——それはしばしば母親であるが——だということがはっきりする．

両親は自分たちの子どもの育て方に影響するような経験を生涯の初期にしていても，新しい方法の助けをかりると自分たちの「青写真」を変更することができる．たとえば，妊娠中，生涯の初期に経験した片親の死亡からくる悲嘆について，治療専門家と短時間でも話し合う機会があれば，それによって妊婦として新しい出発をする

3. 休暇の問題

ことができる．そうすれば，新たに親となる夫または妻は，わが子とのあいだによそよそしい感情をもたなくてすむことができ，また両親は，生まれてくる子どもを，不安をもつことなく待ち望むことができる．第1章で述べたデブラは，自分の個人的な青写真をある程度書きかえることができた．彼女は生涯の初期体験がいかに自分の心像に影響していたかを理解するようになると，自分自身の初期体験から，生まれくるわが子を解放することができたのである．このように話し合いの機会を何回かもった後，彼女は自分自身の体のことを心配するようになり，生まれてくる子どもに対して，温かい気持ちをもつようになった．

　もう1つの事例であるが，ある母親が息子に対して強い絆をもっており，その子どもは，安定した愛着を母親にもっているようにみえた．そして特別なんの苦労もせずに，デイケアへ移行する時期もなんとか切り抜けられるようになっていた．しかし相談にやってきたとき，両親が気にしていたことは，2歳になる子どもの悩みであった．問題が起こったのは，デイケアのため，父親がその子を預けにいったときのことで，子どもを父親からなかなか離すことができなくなったのであった．そのような行動は父親と一緒のときだけみられ，母親といるときは何も問題はなかったという．父親の気持ちを深く探っていくうちに，父親がごく小さいときに，彼の父親が家族を見捨てていった子ども時代の経験を思い出して，自分が息子の上に，ある程度の不安と分離感情を投影していることがわかった．父親は，安全でないという隠されたメッセージを息子に与えていることに気づいたとき，彼はこの混乱したメッセージを与えることを中止し，今度の新しい場所なら，息子の安全と安定が保たれるともっと気楽に考えるようになり，子どもも容易に順応することができる

第9章 親子結合―独立への道程

ようになった．

　以上に述べた事例でみられるように，脆弱性と開放状態が親の心的体系内に生まれていたが，適切な援助と支援によって事態が変化し，母親，父親そして子どもにとって重要な内的変化がつくりあげられていたのである．このように，子どもが自分自身をどのように感じ，またこの世界にあってどれだけ安定していると感じるかについて，多くの青写真がつくりあげられたり，また子どもが，幼少時代にどのように取り扱われたかによって，青写真に影響が出てくるのである．子どもの養育者は，一貫性のある基盤に立って，感受性豊かに対応することができなければならない．同時に，赤ん坊の気質は，両親の反応を形づくることがある．たとえば，多くの両親は，ある特定の子どもが，おとなしい，よくむずがる，あるいは活発すぎると気づいたら，それに応じて自分たちの行動を変えなければならない．しかし，よくむずがる子どもは，すでに疲れはてた両親にとっては，腹立たしくなってしまい，なんとか助けることができればと思っても，その子どもを援助する方法がわからなくなってしまう．親によっては，こういう子どもに対して，自分たちの怒りやフラストレーションをもっていることは認めても，それに対しては何も適切な対応をしていないことに気づく．また別の親は，知らないうちに，自分たちの過去の経験や信念に基づいて，子どもに否定的な特性を投影してしまうことがある．このような状況になった場合には，両親には，その困難を解決するため，何らかの指導，カウンセリング，その他の援助が必要である．

　オランダの心理学者ディンフナ・ヴァン・デン・ブーム（Dymphna van den Boom）が行った大規模な研究は，検討に値する内容のものである[11]．ヴァン・デン・ブームは，100人の赤ん坊を対象にしてい

3. 休暇の問題

るが(全員,出生時からブラゼルトン評価法を用いて,「むずかりやすい」子どもと評価されたもの),50人ずつ2群に分けた.この子どもたちは,「気むずかしい」気質以外にも多くの問題に対してリスク因子をもっていた.この子どもたちは,多くの社会・経済的問題をもった貧困で無学な家庭に生まれた.研究者らは,生後1年間,子どもが6か月から9か月のとき,各家庭を3回訪問し,1回について2時間カウンセリングを1群の母親に行い,もう1群の母親にはカウンセリングを行わなかった.介入戦略として,目標は安定した愛着を促進することであり,方法は,それぞれの母親が自分の子どもの信号をキャッチできるよう母親の能力を高め,その信号を正確にモニターし,適切な反応を選び,ついでその反応を実行してみるというものであった.「むずかりやすい」子ども2群とも,生後13か月で,エインズワースのストレンジ・シチュエーション法によって検討した.「むずかりやすい」子どもをどうすればよく理解できるかについてカウンセリングを受けた母親群の子どもは,68%に安定した愛着がみられ,一方何の処置も行わなかった群では,28%であった.これは重要な研究結果であるので,当然再検討されなければならない.

　もう1つ有望な介入研究として,小児科医エリザベス・アニスフェルド(Elizabeth Anisfeld)による研究が報告されている[12].彼女の観察によると,貧困でストレス下にある都市部人口を対象にしているが,ほとんどの母親は,子どもを生後1年間ずっと硬いプラスチック製の椅子に入れておくことから,1歳時に調べると,安定した愛着行動の発生頻度の低いことがわかった.非工業社会では,ほとんどの赤ん坊は,日中ずっと母親の体に乗せられて移動し,夜は母親と一緒に寝ているが,乳児はほとんど泣くことがない.アニスフェル

ドらは，以上のような観察と，身体的接触が増えれば，母親の反応性が高まるだろうという考えを根拠に，次のような研究を行った．第1群の赤ん坊は，できるだけ身体的接触ができるように，軟らかいベビー・キャリアー（スナグリ，Snugli）に入れて母親が運べるようにし，もう1群には身体接触の少ない硬い子ども椅子を使って，両者を比較した．子どもが3か月になったとき，スナグリーを使っている母親は，子どもが泣いたり他の信号を出すのに対して，よく反応することがわかった．全部の子どもが13か月になったとき，エインズワースのストレンジ・シチュエーション法で調べたところ，驚くべき結果が得られた．母親が軟らかいキャリアーに入れて運んだ赤ん坊の83%が，安定した愛着を示したのに対し，硬い子ども用椅子を使用した群の子どもでは，39%であった．もっと低いリスク人口で同じような効果がみられるかどうか，研究する必要がある．これらの研究によって，われわれには，変化し成長するすばらしい力と能力のあることが示されており，またわれわれは，ある決められた順路を永久に従うべく運命づけられているのではないことを明らかにしている．

4．自立

多くの親は，スポイルされた子どもは欲しくないと言い，子どもに人前で泣かれたり，ぐずられたり，またすぐしがみつかれたりすると，恥ずかしく思い，またこのような行動をする子どもを「治すため」，お尻を叩きにかかることがあるが，このことは，子どもの「自立」がいかに重視されているかを表している．すでに引用したエインズワースやストラウフの研究は，子どもは生後数週間，数か月間

に，両親や養育者の注意深い愛情ある応答性があれば，通常1歳ですでに安定した愛着が生まれることを明らかにしている．安定した愛着をもつ子どもは，両親の愛情に自信をもち，両親が自分のニーズを理解し満たしてくれると信頼しており，この世界を安全な場所としてみることができる．この確信があるから，安定した愛着をもつ子どもは，恐ろしいエピソードがあったり，軽いけがをしても，両親に抱きついたり，心強い顔や言葉に接することができれば，すぐ慰められてしまう．生後数か月以内に依存関係があれば，後日の自立が可能となってくる．両親があまりにも早期から，自立を促すように努力しても，結果的には生涯にわたる依存関係と恐怖感が続くことになる．

　両親は，子どもが自分たち自身の情動的状態にいかに微妙に調子を合わせているかを知って，しばしば驚くことがある．エドワード・ツロニック（Edward Tronick），T.ベリー・ブラゼルトン（T. Berry Brazelton）らは，すでに述べた実験室での研究で，母親が顔の表情を全く変えずに，3か月になるわが子の信号に反応しないようしたときの子どもの様子を観察した[13]．子どもは最初は一生懸命母親の注意をひきだそうとして熱心に反応するが，1～2分後には，ぐずったり泣きだしたり，さらにいらいらしはじめ，最後には子ども椅子のなかで疲労してぐったりなってしまう．このように，親子のあいだには，生後間もなくから微妙な情動的交流が生まれていて，生後数か月で，すでにはっきりと目に見える形になってくる．赤ん坊は，短い時間の欲求不満であれば，すぐに解消することができる．しかし，もし母親が数日間にわたって悲しんでいたとすれば，赤ん坊には苦痛となって怒りっぽくなってしまう．赤ん坊は，大人とは少し違った形で，自分の感情を表現してくる．すなわち授乳を拒否した

第9章 親子結合―独立への道程

り，ぐずりやすくなり，しばしば睡眠のパターンも変わってくる．

　子どもが母子間の交流を促進できるのは，たとえ生後数日であっても，子どもには母親の匂いや声，接触，さらには顔の視覚的印象によっても母親を同定する能力があるからである．子どもが親密な愛着をもつようになるのは，子どもの発する信号，たとえば唇を鳴らしたり，見つめたり，短い赤ちゃん言葉，体の動き，目を擦る，またすでに述べたような顔の表情などの信号に対する母親の応答性によるものであろう．この信号の1つひとつは，子どもの内的状態を変えたり，慰めを求める感情によって活性化され，母親はそれぞれ子どもの個々の特性や気質に応じて反応していく．

　しかしこのような反応パターンは，少し逸脱するようになると，さらにはっきりした形で認められるようになる．一例をあげてみよう．生後4か月半の赤ちゃんが受診してきたが，その理由は，反応性の欠如，発達遅延，体重増加が遅いことを両親が危惧したためである．その子には，斜視のあることがわかった．両親と医師がまず心配したことは，このような症状は精神発達遅滞と関係があり，斜視は脳の異常による二次的な症状ではないかということであった．われわれは母親と子どもを一緒に観察することにしたが，繰り返し気づいたことは，2人は決して目と目を見合わすことがなかったことである．この点について母親に質問すると，「この子はどちらの目を使っているかわからないので，目と目を合わせてこの子を見るのをやめてしまいました」と答えた．斜視の起こっている目を試験的にしばらく覆うようにしたところ，母親は覆っていない目ばかり見るようになった．その後斜視の起こる目の手術が行われた．術後，赤ん坊の両目が正常に動くようになると，母子の相互作用に著しい変化が起こり，その結果，1か月以内に急激に発達が進み，よく笑う

4. 自立

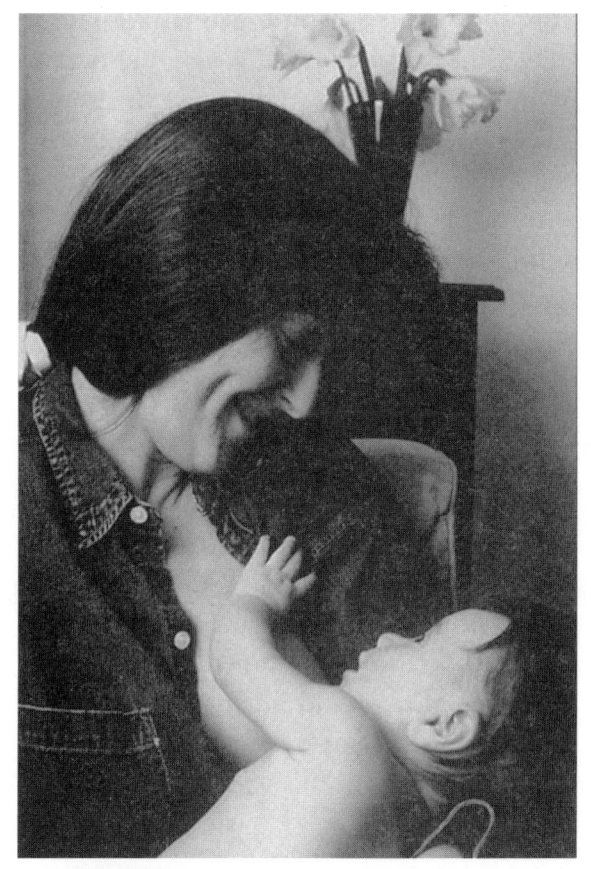

写真はドロシー・リツル・グレコ（Dorothy Rittell Greco）による.

ようになり，反応性も大いに改善された．1歳になると，この子は正常な成長曲線をたどるようになり，予定どおり発達し，母親とのあいだに温かい関係が成立した．

　すでにみてきたように，両親は自分の子どもの示す特別な信号を学習する必要がある．たとえば，自分の赤ん坊が，びっくりしやすい子どもの場合は，静かに語りかけ，優しく抱いてあげるようにし，

第9章 親子結合―独立への道程

反応性がすぐにできあがることを期待してはならない．そうすることで，赤ん坊に時間的余裕を与え，環境も静かになってくる．1人ひとりの子ども固有の気質やニーズは，このように適切な対応を受けるようになると，赤ん坊にはますますコミュニケーションが多くなってくる．

　われわれの子どもに対する親業の仕方は，紛れもなく，子どもたちの彼ら自身に対する感じ方や，また親として期待し，彼らのためと思っている生活への順応の仕方に影響を与えていく．しかし同時に，われわれの親業のスタイルも，いくつか他の条件によって影響を受ける．たとえば互いのパートナーによって援助されているという感じ，出産時に得られる支援，また産褥期に育まれる親子関係などである．これ以外にも，自分たちが親にどう育てられたか，また過去の重大な経験，現在の生活の中にあるストレスの原因，さらにわれわれの文化的な価値や慣習によっても影響されてくる．これらの因子すべてが，われわれの子育ての方法や，子どもたちをどう受けとめているか，意識的または無意識的に子どもたちに与えているメッセージに影響を及ぼしてくる．新しい両親のこのような変化する影響力と心の開放性によって，親子関係を調整する機会がたくさん生まれてくる．われわれは，両親およびケア提供者は，自分たちには支援的な親業ができる潜在能力のあることを，新たに自覚して勇気をもってほしいと希望する．

　両親が自分たちの世話の仕方に一貫性をもち，赤ん坊が発信する特別な信号に注意を向けるとき，その子どもは両親を（またこの世界を）信頼できる人，また自分の個々のニーズに応えてくれる人として体験できるような，すばらしい環境を提供していることになる．子どもはそれに応えて，両親に対して情動的な結びつきを感じるよ

うになるに違いない．子どもの特別な泣き方，抱いてもらいたいという欲望，授乳やおむつの交換を通して慰めてもらおうとする努力，これら1つひとつが，親の注意をひき愛情を求める信号であることを，母親と父親は気づくようになってくる．両親が試行錯誤して，わが子のニーズを理解し，それに適切に応えるようになると，子どものほうは両親の注意を喚起した行動をやめ，静かになり，目と目を見合わせ，微笑するかリラックスするので，両親はますます努力をするようになる．赤ん坊はこのように情動的なまた身体的なニーズが満たされ，繰り返し安心するようになると，次第に基本的信頼感を築き始めるのである．

● 文献

　　1. R. Karen, *Becoming Attached* (New York : Warner Books, 1994). (Contains a detailed and beautifully written account of the studies of attachment.)
　　2. R. Spitz, "Hospitalization : An Inquiry into the Genesis of Psychiatric Conditions in Early Childhood," *The Psychoanalytic Study of the Child*, vol. 1 (1945), 53-74.
　　3. J. Bowlby, *A Secure Base* : *Clinical Applications of Attachment Theory* (London : Routledge, 1988).
　　4. M. D. S. Ainsworth, *Infancy in Uganda* : *Infant Care and the Growth of Love* (Baltimore : Johns Hopkins University Press, 1967).
　　5. M. D. S. Ainsworth, M. C. Blehar, E. Waters, and S. Wall, *Patterns of Attachment* : *A Psychological Study of the Strange Situation* (Hillsdale, N. J : Erlbaum, 1978).
　　6. S. E. Rode, P. Chang, R. O. Fisch, and L. A. Stroufe, "Attachment Patterns of Infants Separated at Birth," *Developmental Psychology* 17 (1981) : 188-91.
　　7. B. Myers, "Mother-Infant Bonding : The Status of the Critical Period Hypothesis," *Developmental Review* 4 (1984) : 262-63.
　　8. L. A. Stroufe, N. E. Fox, V. R. Pancake, "Attachment and Dependency in the Developmental Perspective," *Child Development* 54 (1983) : 1615-27.
　　9. L. A. Stroufe, "Socioemotional Development," in *Handbook of Infant Development*, ed. J. Osofsky (New York : Wiley, 1979).
　　10. J. Bowlby, "Separation Anxiety : A Critical Review of the Literature," *Journal of Child Psychology and Psychiatry* 1 (1961) : 251.

第9章 親子結合―独立への道程

11. D. van den Boom, "The Influence of Temperament and Mothering on Attachment and Exploration : An Experimental Manipulation of Sensitive Responsiveness among Lower-Class Mothers with Irritable Infants," *Child Development* 65 (1994) : 1457-77.

12. E. Anisfeld, V. Casper, W. Nozyce, and N. Cunningham, "Does Infant Carrying Promote Attachment? An Experimental Study of the Effects of Increased Physical Contact on the Development of Attachment," *Child Development* 61 (1990) : 1617-27.

13. E. Tronick, H. Als, L. Adamson, S. Wise, and T. B. Brazelton, "The Infant's Response to Entrapment between Contradictory Messages in Face-to-Face Interaction," *Journal of Child Psychiatry* 17 (1978) : 1-13.

索引

●欧文
Ainsworth, Mary 15, 241
attachment 11
Bibring, Greta 16
bonding 11
Bowlby, John 14, 241
Brazelton, T. Berry 16
Fraiberg, Selma 15
Newman, L. F. 162
Prechtl, Heinz 53
REM；rapid eye movement 56
REM 睡眠 57
Robertson, Joyce 14
Rubin, Reva 79
Spitz, René 15, 240
Stroufe, Alan 243
Winnicott, D. W. 14, 137, 195
Wolff, Peter 53

●あ行
アタッチメント 11
愛情的結合 14
愛着 11, 240
愛はいつ始まるのか 72
医療的介入の影響 35
育児経験 5
ウィニコット, D. W. 14, 137, 195
ウルフ, ピーター 53
エインズワース, メアリー 15, 241
エントレインメント 99
会陰切開 38
オキシトシン 36, 102, 119

●か行
カンガルーケア 181, 203
家族中心のケア 17
家族の面会 201
過剰補償 189
過度の分離ストレスを避ける 246
看護師・母親間の相互作用 204
感受期 84
帰宅 191
期待に伴う問題 144
絆 11, 12
—— の形成 239
—— の形成過程 10
絆形成と愛着 240
休暇の問題 248
急速眼球運動 56
嗅覚と触覚 103
極小未熟児 160

ケアの学習 3
結合 11
子育ての心積もり 2
硬膜外麻酔 37

●さ行
サリドマイドによる奇形 212
再育児 11
最新の医療技術が絆形成に与える影響 17
産後うつ病の子どもへの影響 151
産褥期のうつ病 148
産前学級 23
視覚接触 96
出産計画の作成と実行 29
集中治療室 159, 160
順応の各段階 214
情動的支援 46
新生児室での最初の面会 200
新生児集中治療室 162, 172
新生児の意識状態 53
新生児の知覚能力 58
人工破膜 35
ストラウフ, アラン 243
ストレンジ・シチュエーション法 241

263

索引

スピッツ, ルネ 15,240
生活上の大きな変化 134
生後1時間 199
早期接触の強さ 76

●た行
ダウン症 213
胎児モニタリング 36
退院 191
父親 16,89
—— の新しい役割 139
—— の参加 200
超未熟児 160
手で触れる（タッチング） 202
帝王切開 24,38
—— による出産 201
電話によるコミュニケーション 202
ドゥーラ 22,23,29,40,44
ドゥーラ効果 47

●な行
ニューマン, L.F. 162
二分脊椎の子ども 212
妊娠に対するカップルの反応 2
妊娠に対する反応 6

●は行
破水 35
母親の愛情 14
母親の原初的没頭 137
母親の声と赤ちゃんの泣き声 98
搬送 199
ビブリング, グレタ 16
ピトシン 36
病室の配置 199
フライバーグ, セルマ 15
ブラゼルトン, T. ベリー 8,16
プレヒトル, ハインツ 53
プロラクチン 102
不安やストレスに対する援助 9
分娩中の情動的支援 39
分離反応 246
ホルモンの値 102
ボウルビー, ジョン 14,241
母子がともに過ごす最初の数時間 94
母子結合 240

母子同室制 17,83,179
母乳哺育 204

●ま行
まず母親を育てる 130
未熟児
—— がもつ個別のニーズ 169
—— の社会化 195
—— の出生に対する両親の最初の反応 161
—— の発達段階 188
未熟児出産への順応 163
模倣 104

●ら行
ラ・レーチェ・リーグ 204
両親との話し合い 201
両親の参加による影響 174
両親へのケア 186
ルビン, レバ 79
ロバートソン, ジェームス 14
ロバートソン, ジョイス 14